Xiaolan Zhao
mit Kanae Kinoshita
Der Schein des Mondes auf dem Wasser

Für meine Großmutter,
die mich so vieles gelehrt hat.

Xiaolan Zhao
mit Kanae Kinoshita

DER SCHEIN DES MONDES AUF DEM WASSER

Traditionelle Chinesische Medizin für Frauen

Aus dem Amerikanischen von Katy Albrecht

IRISIANA

Website von Xiaolan Zhao:
www. chinesehealing.com

Bitte beachten Sie: Die Information in diesem Buch ist als Ergänzung konzipiert und bietet keinesfalls Ersatz für kompetente medizinische Versorgung und Beratung. Sie sollten in jedem Fall einen Arzt konsultieren, bevor Sie mit einem Behandlungsplan beginnen. Weder Autorin noch Verlag können für eventuelle Nachteile oder Schäden, die aus den gegebenen Hinweisen resultieren, eine Haftung übernehmen.

Um die Privatsphäre zu schützen, wurden die Namen aller Patientinnen und Patienten in diesem Buch geändert.

Bibliografische Information der Deutschen Bibliothek:
Die Deutsche Bibliothek verzeichnet diese Publikation in der Deutschen Nationalbibliografie; detaillierte bibliografische Daten sind im Internet unter http://dnb.ddb.de abrufbar.

Übersetzung: Katy Albrecht
Umschlaggestaltung: Weiss/Zembsch/Partner, Werkstatt München
unter Verwendung eines Motivs von Anka Czudec, © Anka Czudec / Studio Anka
Produktion: Inga Tomalla
Satz: EDV-Fotosatz Huber / Verlagsservice G. Pfeifer, Germering
Druck und Bindung: GGP Media GmbH, Pößneck
Printed in Germany

ISBN 978-3-7205-5002-4

Inhalt

7 Vorwort von Dr. Carolyn DeMarco
9 Einleitung

19 **Kosmische Orchideen**
21 Wie im Himmel, so auf Erden
39 Das Gleichgewicht halten

59 **Das Himmlische Wasser**
61 Wie ich das Himmlische Wasser kennenlernte
71 Das Himmlische Wasser ins Gleichgewicht bringen
89 Unser Verhältnis zu uns selbst
93 Selbsthilfe in der Zeit des Himmlischen Wassers

115 **Lotusblüten**
117 Die Pflege der Brüste
127 Was am oberen Ende des Kontinuums getan werden kann

149 **Wolken und Regen**
151 Sex und Wohlbefinden
157 Sexuelle Erfahrungen von Frauen

173 **Die Frucht reifen lassen**
175 Die Saat ausstreuen
189 Die Frucht erhalten
213 Von den Mühen und Wehen, loslassen zu können

231 **Der Goldene Monat**
233 Unterschiedliche Traditionen
251 Das Herz öffnen

257 Zweiter Frühling
259 Auf dem Weg zur Ganzheit
293 Ein natürlicher Übergang

327 Schlusswort

331 Danksagung
335 Bildnachweise
337 Textnachweise
339 Rezepte
341 Register

Vorwort

Als ich vor vielen Jahren zum ersten Mal in Xiaolans Praxis kam, betrat ich gleichsam heilende Räume, ich fühlte mich umsorgt und verstanden. Von Xiaolan erhielt ich Akupunktur und Massagen, eine wunderbar heilsame Behandlung. Seitdem sind viele meiner Freunde, Verwandten und Patienten bei ihr gewesen – genau genommen ist sie die einzige Ärztin, zu der mein Mann überhaupt geht.

Xiaolans neues Buch *Der Schein des Mondes auf dem Wasser* ist ein Akt der Liebe, der die heilende Atmosphäre ihrer Praxis in die Welt hinausträgt, jede Frau sollte es auf dem Nachttisch liegen haben. Dieses erhellende und unschätzbar wertvolle Buch bietet einen überwältigenden Einblick in die unterschiedlichen Lebensphasen einer Frau und es beinhaltet einen wahren Schatz an praktischen Ratschlägen, mit denen diese Phasen im Einklang mit den Rhythmen der Natur durchlebt werden können. Auf diese Weise wird die Gesundheit erhalten und Krankheiten vorgebeugt.

In der westlichen Medizin betrachten wir die natürlichen und gesunden Lebensphasen der Frau zu medizinisch. Wir verschreiben viel zu oft die Pille, Hormonbehandlungen, Beruhigungsmittel, Antidepressiva und andere Medikamente – zum Nachteil für die Gesundheit der Frauen. In der chinesischen Medizin dagegen werden die Lebensphasen der Frauen geehrt und gefeiert. Die Menstruation wird als Himmlisches Wasser bezeichnet, von der Schwangerschaft spricht man als Erhalten der Frucht, das Wochenbett heißt Goldener Monat und die Menopause Zweiter Frühling. Während des Goldenen Monats werden Mutter und Baby von der Familie in einen Kokon aus Liebe und Fürsorge eingebettet, Tag und Nacht umsorgt, damit die Energiereserven, die während der Geburt aufgebraucht wurden, wieder aufgefüllt werden können. Ich glaube, dass es im Westen zu wesentlich weniger Wochenbettdepressionen und Entbehrungen bei Frauen käme, wenn man sich zumindest an einige dieser Grundzüge anlehnen würde.

Das althergebrachte Wissen der chinesischen Medizin ist in unserer Gesellschaft heute wichtiger als je zuvor, da die Frauen zunehmend in die Rolle von Superfrauen gedrängt werden und in unerträglichem Maße erschöpft, gestresst und schlaflos dastehen. Zudem sind Brustkrebs und Herzerkrankungen auf dem Vormarsch. Beide sind Autoimmunkrankheiten, mit denen der Körper das eigene Gewebe angreift.

In der chinesischen Kunst des Feng Shui gestalten wir unsere Umgebung harmonisch, damit die Lebenskraft Qi fließen kann. Unser wertvollster Besitz, unser Körper, der das Haus darstellt, in dem wir leben, sollte in ähnlicher Weise ausgeglichen werden, damit unsere Gesundheit stabilisiert wird und wir einen gesunden und dynamischen Zweiten Frühling erleben. Dieses Buch versetzt Sie in die Lage, gut für Ihren Körper zu sorgen und Ihr Leben darin in vollen Zügen zu genießen.

Dr. Carolyn DeMarco
Autorin des Buches *Take Charge of Your Body: Women's Health Advisor*

Einleitung

Im Jahr 1986 arbeitete ich als Chirurgin in der Notaufnahme des größten Krankenhauses in Kunming in China. Eines Tages wurde eine vierundzwanzigjährige Frau namens Jiayu eilig hereingebracht. Sie erbrach hellrotes Blut; aufgrund der Farbe nahm ich an, die Ursache sei eine Blutung in den oberen Verdauungswegen. Gemeinsam mit meinem Team operierte ich sie sofort, aber ich konnte den Ursprung der Blutung nicht finden. Drei Stunden später erbrach Jiayu erneut Blut.

Verwirrt und besorgt baten wir den Krankenhausdirektor, den höchstrangigen Arzt, um Rat. Er schlug vor, eine weitere Operation durchzuführen, um die Blutung zu finden, diesmal jedoch weiter unten im Verdauungstrakt bis hin zu Dünndarm, Leber und Galle. Nachdem wir sie eine oder zwei Stunden lang operiert und alle medizintechnischen Geräte, die uns zur Verfügung standen, genutzt hatten, war es uns noch immer nicht gelungen, die Ursache von Jiayus Blutung zu lokalisieren. Alle waren ratlos. Wir hatten in akuten Fällen schon zahllose Operationen im Bauchraum erfolgreich durchgeführt, aber diesmal wussten wir nicht weiter. Nach einigen Stunden erbrach Jiayu wieder Blut.

Wir beschlossen, für diesen Notfall die besten Chirurgen des Krankenhauses einzuberufen. Es war mitten in der Nacht und alle fünf waren zu Hause und schliefen. Dennoch waren sie alle bald im Krankenhaus und schlüpften in die OP-Kittel. Gemeinsam operierten wir ein drittes Mal und überprüften erneut all jene Stellen, an denen wir bereits nachgesehen hatten. Aber es gab keine Wunde, keine innere Blutung, alles war sauber. Mittlerweile waren fast 24 Stunden vergangen, seitdem Jiayu eingeliefert worden war, und wir hatten noch immer keine Ahnung, weshalb sie Blut erbrach. Wir fühlten uns hilflos.

Jiayus Familie war die gesamte Zeit über im Krankenhaus geblieben. Bis heute kann ich mich gut an ihren Mann erinnern, der verständlicherweise außer sich war, unfähig aufzustehen und einen Gedanken zu äußern. Alles, was er konnte, war, seine Liebe zu seiner Frau herauszuschluchzen. Für sich und die hübsche, acht Monate alte Tochter sah er alle Hoffnung schwinden. Der Krankenhausdirektor kam schließlich zu mir und sagte: »Xiaolan, tun Sie das, wovon Sie denken, dass es hilft. Wir haben sie fast verloren.« Er wusste, dass ich auch in Traditioneller Chinesischer Medizin (TCM) als Ärztin ausgebildet war und forderte mich auf, von diesem Wissen Gebrauch zu machen, um Jiayu zu retten.

Ich hatte von verschiedenen Kräutermischungen, die Blutungen stillen sollten, gehört. Eine bestimmte kam mir sofort in den Sinn, das Gelbe-Erde-Dekokt. Ich ging in mein Büro, um das Rezept in einem Lexikon nachzuschlagen. Danach gab ich Jiayus Familie die Zutatenliste und die Anleitung zur Zubereitung. Sie sollten die Medizin zu Hause zubereiten und zu uns zurückbringen, denn im Krankenhaus hatten wir keine Möglichkeit, Kräuter zu kochen. Vier Stunden später kehrten sie mit der Kräutermedizin zurück.

Inzwischen hatte Jiayu so viel Blut verloren, dass sie nicht mehr bei Bewusstsein und schon sehr schwach war. Sie wurde nur noch durch den Tropf und die Blutkonserven am Leben gehalten. Wir verabreichten ihr die Kräutermedizin durch einen Schlauch, der durch ihre Nase führte, und warteten ab. Zwei Stunden vergingen und sie erbrach nicht. Drei Stunden vergingen, dann sechs, zwölf und schließlich vierundzwanzig. Irgendetwas in der Kräutermedizin hatte die Blutung gestoppt.

Es ist kaum möglich, die TCM zu verstehen, wenn man durch die Brille eines westlichen Mediziners sieht. Denn die TCM entstand vor mehr als 5 000 Jahren, also 4 500 Jahre bevor man im Westen begann, die Medizin wissenschaftlich zu betrachten. Und sie entstand in einer Kultur mit einem einzigartigen Weltbild, das verbot, Menschen zu sezieren. Die Ärzte im alten China verließen sich daher auf ihre Beobachtungsgabe und auf Versuche, um ein medizinisches System und eine besondere Terminologie zu entwickeln. Dadurch entstand ein völlig anderes Verständnis des menschlichen Körpers und seiner Krankheiten als im Westen. Nach jahrhundertelanger Taxierung und Begutachtung aber hat die TCM ihren Platz behauptet. Sie ist auch heute noch ein essenzieller Teil des chinesischen Gesundheitssystems und wird in zahlreichen Krankenhäusern parallel zur westlichen Medizin angewendet. Auch dauert in China die Ausbildung der Ärzte in Traditioneller Chinesischer Medizin ebenso lange wie die in westlicher Medizin. Die Ärzte beider Ausrichtungen sind auch gleichermaßen hoch angesehen. Die Chinesen suchen, abhängig von der Art ihrer Beschwerden, entweder einen westlich oder einen in TCM ausgebildeten Arzt auf. In akuten Fällen wie bei einem Herzinfarkt geht man in die Notaufnahme eines Krankenhauses, um sich nach westlicher Art behandeln zu lassen. Bei chronischen Beschwerden aber wie Arthritis oder Migräne gehen die meisten zu einem TCM-Therapeuten. Jede Fachrichtung hat ihre besonderen Stärken, deshalb kann es sinnvoll sein, beide zu verbinden. Es kommt in China häufig vor, dass westlich ausgebildete Ärzte in bestimmten Fällen einen TCM-Therapeuten zu Rate ziehen und umgekehrt.

In westlichen Ländern dagegen betrachtet man die TCM noch immer als Alternativmedizin. Allerdings sind in den vergangenen Jahrzehnten Hunderte von Studien angestellt worden, um die Wirkung der TCM wissenschaftlich zu begründen. Eine Reihe von anerkannten Studien zur Akupunktur hat deren Wirksamkeit bei der Behandlung verschiedenster Beschwerden bewiesen, unter anderem bei Kopfschmerzen, Schmerzen im Lendenwirbelbereich, Karpaltunnelsyndrom, Schlaganfall, Suchtkrankheiten, Unfruchtbarkeit und bei der Linderung der Nebenwirkungen von Krebsbehandlungen. Im Jahre 2004 zeigten die Ergebnisse einer wegweisenden Studie, die von den National Institutes of Health, dem US-Gesundheitsministerium, in Auftrag gegeben wurde, dass Patienten, die an Osteoarthritis in den Knien leiden, nach einer Akupunkturbehandlung eine um 40 Prozent verbesserte Beweglichkeit zeigten.

Die westliche Wissenschaft hat also bewiesen, *dass* die Akupunktur hilft, kann aber noch immer nicht erklären, *wie* sie funktioniert. Nicht akzeptiert wird nämlich die angeblich irrationale Erklärung der TCM, dass die Akupunkturnadeln, die an bestimmte Punkte unserer Meridiane gesetzt werden, Blockaden lösen und die Lebensenergie Qi, die für unsere Gesundheit wichtig ist, wieder ungehindert fließen lassen. Manche Phänomene sind zwar unerklärlich, besitzen aber dennoch eine ungeheure Kraft, die auf uns wirkt.

1992 kam ich nach Kanada und eröffnete in Toronto eine TCM-Praxis, in der ich heute mehr als 7 000 Patienten behandle, die so die Heilwirkung der chinesischen Medizin erfahren. Die meisten haben Schwierigkeiten, die Linderung oder das Wohlgefühl, das sie empfinden, auszudrücken. Sie sind oft nicht in der Lage, die Vorgänge in ihrem Körper logisch zu erklären, aber sie gewinnen Zutrauen zur chinesischen Medizin, die ihnen helfen kann.

Eine große Zahl meiner Patientinnen kommt mit ähnlichen gesundheitlichen Beschwerden zu mir. Ich lasse mich ganz auf sie ein. Ich sehe Frauen, die mit Erschöpfungszuständen, Depressionen, Menstruationsproblemen, Unfruchtbarkeit, chronischen Schmerzen oder Krebs, meist Brustkrebs, kämpfen. Ich behandle sie mit einer Kombination aus Akupunktur, Tuina und chinesischen Kräutern. Wenn sie spüren, dass die Behandlung wirksam ist, möchten sie mehr über chinesische Medizin erfahren. Ich fand daher, dass ein Buch wie dieses hilfreich sein könnte, indem es sich auf den weiblichen Körper konzentriert und den Leserinnen die chinesische Medizin nahebringt.

Vielen Menschen in westlichen Ländern erscheint die chinesische Medizin kompliziert und esoterisch. Sie finden Erörterungen über Yin und Yang und die Lebensenergie Qi eher befremdlich. Tatsächlich aber ist die chinesische Medizin sehr klar, leicht verständlich und einfach anzuwenden. Sie bezieht sich auf die Natur und auf altes Wissen über Kräuter und die ureigenen Heilkräfte des Körpers. Manchmal, wenn ich Herzrhythmusstörungen mit Eukalyptus oder anderen gängigen Kräutern behandele, sagt mitunter die Patientin: »Das riecht ja genau wie das, was mir meine Oma früher immer gegeben hat!« Die chinesische Medizin fußt zu einem großen Teil auf Intuition und gesundem Menschenverstand.

Es ist bekannt, dass man mit chinesischer Medizin Krankheiten behandelt, aber ein Teilbereich, auf den ich in diesem Buch viel Wert lege, ist das Vermeiden von Krankheiten. Im alten China bekamen die Ärzte nämlich nur dann Geld, wenn ihre Patienten gesund blieben. Denn wenn sie krank wurden, konnten sie nicht mehr arbeiten gehen und auch kein Geld verdienen, um den Arzt zu bezahlen. So war es natürlich in jedermanns Interesse, Krankheiten zu vermeiden.

Dieser präventive Ansatz unterstreicht den Wert von Harmonie und Ausgeglichenheit für unser tägliches Leben. Wir erreichen dies, wenn wir darauf achten, was wir essen, welchen Sport wir treiben, wie wir mit unseren Gefühlen, unserem Sexualleben, unserer Arbeit und unserem Schlaf umgehen. Nur wenn es uns gelingt, all diese so unterschiedlichen Dinge im Gleichgewicht zu halten, verfügen wir über ausreichend Energie und bleiben länger gesund. Die Traditionelle Chinesische Medizin verlangt von uns, dass wir selbst Verantwortung für unsere Gesundheit übernehmen und unterstützt uns in diesem Prozess. Und genau dies finde ich an diesem Ansatz so wertvoll: Bei der TCM geht es nicht nur darum, Krankheiten zu behandeln, sondern vor allem darum, dass wir mehr Ausgewogenheit, Selbstbewusstsein und Lebenskraft in unser Leben bringen.

Vielen Frauen fällt es schwer, auf ihren eigenen Körper zu hören und die positiven Aspekte des weiblichen Lebenszyklus anzunehmen. Unabhängig davon, in welchem Land wir leben, sind unsere Erfahrungen in einer von Männern dominierten Gesellschaft doch sehr ähnlich: Es gibt kaum Traditionen, mit denen wir Frauen durch die entscheidenden Übergänge im Leben begleiten. Dies ist der Grund, weshalb es uns so schwerfällt, auf unseren Körper zu hören und die positiven Aspekte des weiblichen Lebenszyklus anzunehmen. In westlichen Gesellschaften nehmen wir die Menstruation oftmals nur als Plage oder Schmerz wahr und nicht als Möglichkeit, eine neue Beziehung zu unserem Körper aufzubauen. Vielleicht sehen wir sogar die Geburt unseres Kindes eher als Unterbrechung in unserem Leben statt als Ereignis, das uns eine ganz neue Art der Verbundenheit erschließt. Auch die Menopause betrachten wir wehmütig als endgültiges Ende der Jugend statt als Beginn einer Zeit spirituellen Wachstums und ganz neuer Freiheiten. Die weibliche Sexualität wird in westlichen Gesellschaften oft mit Jugend und einem bestimmten Körperbild gleichgesetzt: Bis zur Pensionierung sollen wir alle Größe 34 tragen, danach hat sich das mit dem Sex für uns sowieso erledigt. In der chinesischen Medizin dagegen wird die Sexualität als lebenslanges, existenziell wichtiges Mittel für den Erhalt der Gesundheit und für ein langes Leben angesehen. Sexuelle Energie ist nur ein Strang im großen Energiestrom, der durch unseren Körper zieht und uns stark macht.

Viele Patientinnen, die in meine Praxis kommen, sprechen dort offen über die Dinge, die ihr Gefühlsleben belasten, denn die Akupunktur regt den Energiefluss im Körper an, sodass Gefühle stetig zutage treten. In der TCM betrachtet man Körper und Geist als untrennbar miteinander verbunden, sodass chronische Beschwerden oftmals als Ausdruck unbewältigter Gefühle gesehen werden können. Ich bin immer wieder erstaunt darüber, welche Ängste und Befürchtungen meine Patientinnen in Bezug auf ihren Körper, ihr Sexualleben, auf Krankheiten und die Aussicht, älter zu werden, erleben. Diese Ängste beeinträchtigen ihre Gesundheit und machen sie depressiv. Nach der Lehre der TCM begünstigen solche Gefühle die Entstehung von Krankheiten.

Aber wie sollen wir auf unsere Gesundheit achten, wenn wir unserem Körper und den verschiedenen Phasen im Leben einer Frau nicht einmal ein Minimum an Respekt entgegenbringen? Mit diesem Buch möchte ich Frauen ermutigen, ein freundschaftlicheres, liebevolleres Verhältnis zu sich selbst zu entwickeln. Wir können uns neue Wege zu uns selbst und unserem

Körper, zu unserem Herzen und unserem Geist erschließen. Diese Art der Ermutigung ist in meiner Praxis ganz zentral, und ich stelle Fragen: Wie können wir wieder an unser ursprüngliches Wesen anschließen? Wie können wir uns selbst davon überzeugen, dass der Rhythmus unseres Körpers ganz natürlich und, so, wie er ist, gut ist?

Mir liegt ungeheuer viel daran, das Geschenk, das die TCM darstellt, weiterzugeben. Ich möchte meinen Leserinnen zeigen, wie sie die TCM nutzen können, um Krankheiten vorzubeugen, ihre Lebenskraft zu schützen und sich darüber klar zu werden, dass sie selbst die Fähigkeit besitzen, sich gesund zu erhalten und zu heilen. Die TCM hat einen Zugang zur Gesundheit, der unsere Mithilfe verlangt und uns auffordert, die Verbindung zur Natur zu suchen. Sie geht davon aus, dass die Fähigkeit zu heilen in jedem selbst liegt, nicht nur in den Händen von Medizinern. In der westlichen Medizin werden die natürlichen Veränderungen im Leben einer Frau wie Krankheiten betrachtet. Wir sprechen daher viel öfter über das Risiko einer Wochenbettdepression als darüber, dass junge Mütter ungeahnt große Gefühle erleben. Bei der Menopause reden wir häufiger über Hormonersatztherapien und andere Medikamente als darüber, dass dem Alter auch die Möglichkeit spiritueller Erfahrungen und Entwicklung innewohnt. Die TCM behandelt die verschiedenen Phasen im Leben einer Frau als gesunde Übergänge und zeigt uns Wege, die wir auf dieser Reise gehen können.

In der TCM gilt die Krankheit als Reaktion des gesamten Menschen, der aus Körper, Geist und Seele besteht, auf seine Umwelt. Die chinesische Medizin behandelt keine isolierten Symptome an einzelnen Körperteilen, sie schult sanft ein ganzheitliches Körperbewusstsein, das wiederum Kraft und Heilung begünstigt. Daher habe ich dieses Buch nach ganzheitlichen Grundsätzen gegliedert, statt es in Erläuterungen über einzelne Körperteile und Beschwerden zu unterteilen. Ich beginne mit einer kurzen Einführung in die Grundlagen der TCM, der Philosophie von Yin und Yang, Qi, der Zuordnung der Organe nach

Zang und Fu und den Fünf Wandlungsphasen. Bitte überschlagen Sie den ersten Teil nicht; die Herangehensweise mag neu für Sie sein und vielleicht auch nicht so leicht nachzuvollziehen, aber es ist notwendig, ein paar Dinge zu wissen, um die chinesische Medizin verstehen zu können. Wenn Sie nicht alles gleich auf Anhieb verstehen, ist das nicht schlimm, es wird mit jedem der folgenden Kapitel deutlicher und Sie können ja auch immer wieder zum Anfang zurückblättern, um etwas nachzusehen. In den weiteren Kapiteln habe ich versucht, meine theoretischen Ausführungen in Beispiele einzubetten, die ich selbst oder meine Patientinnen erlebt haben.

Dieses Buch ist so aufgebaut, wie oftmals die Lebensgeschichte einer Frau verläuft: Es beginnt mit der Pubertät und erzählt weiter über Schwangerschaft und Geburt bis hin zur Menopause und über das, was danach kommt. Ich benutze traditionelle chinesische Begriffe für diese Abschnitte, die poetisch klingen und aus der Naturbeobachtung stammen. Deshalb heißt der Teil über die Menstruation *Wasser des Himmels* und der Teil über die Schwangerschaft trägt den Titel *Die Frucht reifen lassen*. Die Zeit nach der Geburt wird als *Goldener Monat* bezeichnet. Die Menopause wird *Zweiter Frühling* genannt. Ich habe auch ein Kapitel mit dem Titel *Lotusblüten* eingefügt, das sich mit der Gesundheit der Brust auseinandersetzt, denn dies ist in westlichen Ländern ein großes Problem (eine von neun Frauen erkrankt an Brustkrebs). Zudem ist die Brust so unmittelbar mit jeder einzelnen Phase im Leben einer Frau verbunden. *Wolken und Regen* handelt von der Sexualität und erläutert, wie wir unsere sexuelle Energie stärken und durch unser gesamtes Leben steuern können. Ich hoffe, dass Ihnen dieser Rahmen eine Vorstellung von dem einzigartig ganzheitlichen Ansatz der TCM gibt.

Der Titel *Der Schein des Mondes auf dem Wasser* beschwört die archetypischen Aspekte des Weiblichen, die jede von uns verkörpert, herauf. In der TCM stehen sowohl der Mond wie auch das Wasser symbolisch für das Yin, das Weibliche, und auch in vielen anderen Kulturen wird der weibliche Entwicklungsweg von der jungen Frau zur Mutter und weiter zur Matriarchin mit den Veränderungen des Mondes in seinen unterschiedlichen Phasen verglichen. Der Titel soll aber auch an die Veränderungen erinnern, die möglich werden, wenn wir unser Leben mit anderen teilen. Ebenso wie ich mein Wissen und meine Erfahrungen mit der chinesischen Medizin mit meinen Patientinnen teile, so haben sich die wunderbaren Frauen, denen ich in Kanada begegnet bin, mir geöffnet und dadurch Teile meiner Persönlichkeit ans Licht gebracht, die zuvor so versteckt waren wie die dunkle Seite des Mondes. Das strahlende Licht unserer Ganzheit spiegelt sich in jeder von uns und ist für jeden zu sehen. Ich hoffe sehr, dass Sie dadurch, dass ich mein Wissen und meine Erfahrung mit der Traditionellen Chinesischen Medizin mit Ihnen teile und Ihnen Beispiele aus meinem eigenen Leben und dem meiner klugen und mutigen Patientinnen berichte, über das nötige Wissen und die entsprechende Anleitung verfügen, damit die Übergänge in Ihrem Leben gut verlaufen. Und es ist mein aufrichtiger Wunsch, dass uns dieses Buch hilft, in einer heilenden Reise zur Ganzheit wieder das annehmen zu können, was uns als Frauen ausmacht.

Kosmische Orchideen

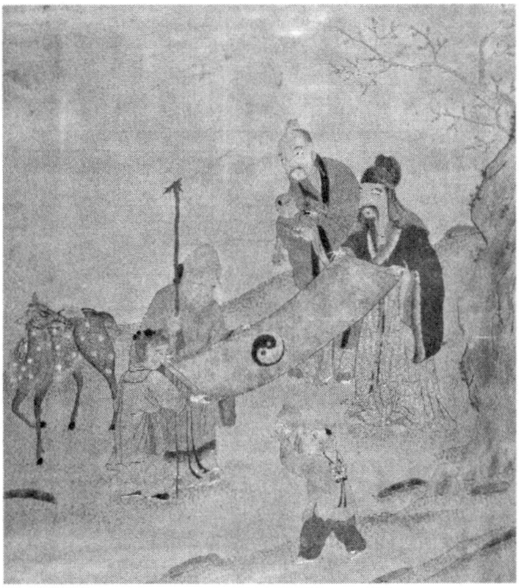

Beim Studieren des Yin-Yang-Zeichens
(Ausschnitt aus einem Rollbild)

Wie im Himmel, so auf Erden

Wenn eine in westlicher Medizin ausgebildete Ärztin gebeten wird, etwas über den menschlichen Körper zu sagen, beschreibt sie ihn vermutlich als »einen Organismus, der in verschiedene Komponenten unterteilt werden kann. Er ist wie eine Maschine, von der die verschiedenen Organe und Systeme des Körpers noch weiter herausgelöst, untersucht und verstanden werden können.« Als Therapeutin der Traditionellen Chinesischen Medizin sage ich hingegen: »Es gibt eine ganze Person, die den Körper einschließt, ein geschlossenes Ganzes. Alle Aspekte einer Persönlichkeit, körperlich, emotional, mental und spirituell, sind mit einander verbunden und voneinander abhängig. Kein Teil kann *einzeln* genommen werden, sondern nur in Beziehung zu den anderen. Jeder von uns ist ein einheitlicher Organismus aus Körper, Geist und Seele.« Wenn eine Patientin in meine Praxis kommt, betrachte ich ihren Gesichtsausdruck, den Glanz ihrer Augen, die Gesichtsfarbe, ihr Auftreten, ihren Körperbau, ihre Haltung und ihren Geruch. Ich fühle ihren Puls und untersuche ihre Zunge. Ich stelle Fragen, um ins Gespräch zu kommen, und höre genau zu, was sie antwortet. Ich nutze alle meine Sinne, um die äußerlichen Zeichen und Symptome zu finden, die widerspiegeln, was in ihrem Körper vor sich geht. Diese Art der Diagnose wird seit Hunderten von Jahren von chinesischen Ärzten immer weitergegeben. Die Art und Weise, wie sie die Funktionen des menschlichen Körpers verstanden und beschrieben haben, fußte gleichermaßen auf ihrer eigenen Analyse und auf der taoistischen Philosophie, die besagt, dass Menschen ein Teil der Natur sind und daher auch denselben natürlichen Gesetzen gehorchen wie der gesamte Kosmos. Daraus folgerten sie, dass jedes Individuum ein Mikrokosmos ist, das Parallelen zum großen Kosmos aufweist. Die alte medizinische Schrift *Huangdi Nei Jing* oder *Das Buch des*

Gelben Kaisers zur Inneren Medizin besagt: »Im Himmel gibt es Sonne und Mond, der Mensch hat zwei Augen … Im Himmel gibt es Donner und Blitz, der Mensch hat Laute und die Sprache; im Himmel gibt es Wind und Regen, der Mensch hat Freude und Zorn … Im Himmel gibt es Winter und Sommer, der Mensch kann frieren oder schwitzen … Im Himmel gibt es Morgen und Abend, der Mensch geht schlafen und erwacht wieder.«

Die Taoisten betrachteten den Kosmos als geordnet und harmonisch. Sie glaubten, dass auch wir in Harmonie leben würden, wenn wir die Gesetze des Universums beachteten. Eine Möglichkeit sei es, gemäß der Jahreszeit zu leben, bei Sonnenuntergang ins Bett zu gehen, bei Sonnenaufgang aufzustehen, sich dem Wetter entsprechend zu kleiden und die Lebensmittel zu essen, die in unserer Umgebung gerade reif sind. Änderungen in unserem Verhalten sollten die Veränderungen, die auf universeller Ebene vonstatten gehen, widerspiegeln. Denn das, was dem Makrokosmos (der gesamten Natur) hilfreich ist, ist auch dem Einzelnen (dem Mikrokosmos) hilfreich und umgekehrt.

In einem anderen Zusammenhang betrachtet, heißt dies, dass das, was der Umwelt hilft, auch den Lebewesen hilft. Der Regen beispielsweise hält die Bäume und Pflanzen am Leben und füllt Seen, Bäche und Flüsse mit Wasser, das uns als Trinkwasser dient. Beim Mikrokosmos ist es ebenso, in jedem Teil unseres Körpers wird Wasser benötigt. Es ist deshalb nicht möglich, einen Teil des Körpers oder ein Symptom einzeln zu untersuchen und den Rest des Körpers außer Acht zu lassen. In der TCM würde man auch niemals ein körperliches Problem isoliert behandeln, ohne sich dessen Auswirkungen auf den übrigen Körper bewusst zu machen oder uns zu fragen, wodurch dieses Symptom ausgelöst wurde. Wenn eine Patientin mit rotem, juckendem Ausschlag in meine Praxis käme, würde ich nicht nur ihre Haut ansehen, sondern sie auch nach Verdauungsproblemen und Atemwegsbeschwerden fragen, denn diese drei stehen in der TCM in Zusammenhang. Ich frage dann auch, ob die Patientin in letzter Zeit einen herben Verlust hat hinnehmen müssen, denn Trauer kann bei Lungenproblemen eine Rolle spielen und diese wiederum können zu einer Entzündung der Haut führen.

Alle Beschwerden und Krankheiten entstehen aus einem Ungleichgewicht im Körper. Die alten Chinesen glaubten, dass alles in der Welt, also auch wir, in einem Wechselspiel von zwei gegensätzlichen Kräften steht, die sich ständig verschieben: Die Kälte des Winters wird zur Wärme des Sommers, die Dunkelheit der Nacht weicht der Helligkeit des Tages, Ruhe wechselt mit Tätigkeit ab. Diese gegensätzlichen Kräfte bezeichnet man als Yin und Yang.

Yin und Yang

Alles in der Natur, auch jegliches Handeln im Leben, hat zwei völlig unterschiedliche Aspekte: den Yin-Aspekt und den Yang-Aspekt.

Yin bedeutet »die Schattenseite des Berges«, während *Yang* als »Sonnenseite des Berges« übersetzt wird. Yin steht für Schatten, Kälte, Anspannung, den Mond, Wasser, Passivität, das Weibliche und Materie. Yang dagegen für Helligkeit, Hitze, Ausdehnung, die Sonne, Feuer, Aktivität, das Männliche und Energie. Diese scheinbar gegensätzlichen Aspekte sind aber immer zwei Seiten derselben Medaille. Hitze und Kälte sind Wärmeeigenschaften, Tag und Nacht Zeiteinteilungen. Sie existieren nur durch ihre Beziehung zueinander, denn ohne Tag gäbe es keine Nacht, ohne vorn kein hinten.

Es ist die dynamische Spannung und die beständige Verschiebung, die zwischen Yin und Yang stattfindet, die erst die Energie hervorbringt, welche die Natur und menschliches Leben nährt. Yin und Yang sind wie die Spannung zwischen positiven und negativen elektrischen Kräften oder Sinnbild der Alltagsweisheit, dass sich Gegensätze anziehen. Yin ist weiblich, Yang ist männlich. Natürlich ist die Vereinigung dieser beiden Energieformen dafür verantwortlich, dass neues Leben entsteht. Yin und Yang bestimmen das Leben.

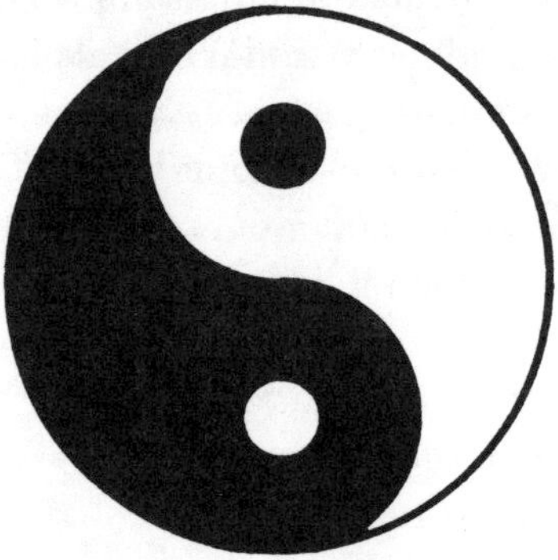

Abb. 1 Yin und Yang

Das Yin-Yang-Zeichen ist ein Kreis, der zur Hälfte dunkel (Yin) und zur anderen Hälfte Hell (Yang) ist, wobei die Teile durch eine gekrümmte Linie getrennt sind, als Symbol für die stetige Bewegung und die Triebkraft, die allem Leben innewohnt, und für das harmonische Gleichgewicht, das zwischen gegensätzlichen Kräften besteht (siehe Abb. 1). In der hellen Fläche ist ein dunkler Punkt und ein heller Punkt im dunklen Feld, um daran zu erinnern, dass nichts ausschließlich Yin oder Yang ist. Ich bin beispielsweise klein im Vergleich zu einem 1,80 Meter großen Mann, groß aber im Vergleich zu einem 1,20 Meter großen Kind. Die Punkte illustrieren außerdem, dass in jedem Ding auch ein Stück seines Gegenteils zu finden ist. Mit unserer Geburt beispielsweise entsteht auch die Tatsache, dass wir sterben müssen. Diese Auffassung von Yin und Yang illustriert die asiatische Ansicht, dass Gegenteile nicht unbedingt gegeneinander kämpfen, konkurrieren oder sich ausschließen, sondern dass jeder Aspekt den anderen vervollständigt, beinhaltet und ausgleicht.

Wie alles auf der Welt haben auch wir sowohl Yin wie auch Yang in uns. Unser Kopf beispielsweise ist Yang, weil er oben ist, unsere Füße dagegen sind Yin. Unser Rücken ist Yang, unsere Vorderseite Yin. Die TCM ordnet jedes Körperteil, auch unsere Organe und Körperflüssigkeiten danach, ob sie vorrangig Yin oder Yang sind. Gesundheit wird hierbei als Fähigkeit betrachtet, in uns selbst das Gleichgewicht zwischen den beiden beizubehalten, indem wir nach den natürlichen Grundsätzen des Universums leben. Wenn Yin und Yang aus dem Gleichgewicht geraten, können Krankheiten entstehen. Wenn wir einen Überschuss an Yin haben, haben wir einen Yang-Mangel und die Symptome können kalte Hände und Füße, langsamer Puls und Müdigkeit sein. Vermutlich mögen wir Yoga lieber als Aerobic, brauchen lange, um uns zu entscheiden, sind gute Zuhörer und sprechen sanft und leise. Wenn wir einen Yang-Überschuss haben, haben wir einen Mangel an Yin und die Symptome sind vermutlich Verstopfung, trockene Lippen und häufiges Schwitzen. Uns wird schnell warm, wir sind gern in Bewegung, regen oft Dinge an und zögern nicht lange, uns das zu verschaffen, was wir wollen.

In China hatte die Mehrzahl meiner Patientinnen einen Mangel an Yang. In Kanada habe ich sehr viele Patientinnen, die einen Mangel an Yin-Energie aufweisen. Meiner Meinung nach spiegelt dies die enorm große Rolle wider, die Yang in der kanadischen Gesellschaft und allgemein in der westlichen Welt spielt. Aktivität, Mobilität, Geschwindigkeit, Wachstum, Expansion, Jugendlichkeit und patriarchalische Strukturen kennzeichnen unsere Kultur. Die westliche Gesellschaft ist nicht vollständig Yang, aber das Übermaß an Yang zeigt sich in dem Ungleichgewicht, das meine kanadischen Patientinnen aufwiesen. Um das Übermaß an Yang in den westlichen Kulturen auszugleichen, empfehle ich Yin-Aktivitäten, wie sich beispielsweise für Momente der Ruhe zurückzuziehen. Unter Bäumen spazieren zu gehen, den Sonnenuntergang genau zu beobachten, still zu sitzen oder auf einem Felsen zu meditieren, sind alles Dinge, die Yin-Eigenschaften haben.

Vielleicht fragen Sie sich, wie sich solch ein Übermaß oder ein solcher Mangel äußert. Dies geschieht durch die stete Bewegung des *Qi* (sprich: »tschi«), einem Phänomen, das in der chinesischen Medizin grundlegende Bedeutung hat.

Das Qi verstehen lernen

In der westlichen Welt gibt es keine Entsprechung für Qi, obwohl es meist mit »Lebensenergie« übersetzt wird. Dennoch erfasst dieser Ausdruck nicht die gesamte Bedeutung dieses Begriffs. Qi beschreibt die natürliche lebensspendende Energie des Kosmos, die Veränderungen und Bewegung in Gang setzt. Sie ist die Schaffenskraft, die allem innewohnt: Blinkende Sterne, ein sprudelnder Bach und sich zersetzende Organismen stehen alle im Zusammenspiel von Ursache und Wirkung des Qi. Ihre Macht zu verändern und zu bewegen ist vergleichbar mit dem Wind.

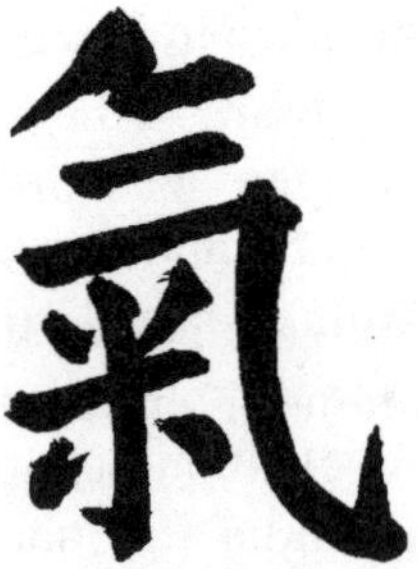

Abb. 2 Qi

Qi ist die Energie, die Leben schafft und unsere Lebenskraft, sie ist die existenzielle Kraft, die unserem Körper, unserem Herzen und unserem Geist zugrunde liegt. Sie ist unsichtbar und nicht greifbar, dennoch ist sie in der Lage, Materielles und Sichtbares zu erschaffen; beispielsweise, wenn durch Zeugung ein Baby entsteht. Qi hat auch die Eigenschaft zu verändern, es löst beispielsweise das Materielle unseres Körpers auf, so wie Eis zu Wasser wird. Wenn Eis taut und schmilzt, wird es wieder zu Wasser, so wie nur noch unsere Seele existiert, wenn wir sterben. Die beiden chinesischen Zeichen, aus denen das Ideogramm für Qi besteht (siehe Abb. 2, S. 26) bedeuten »Dampf« oder »Qualm« und »ungekochter Reis« oder »Korn«. Der Qualm, der beim Reiskochen entsteht, symbolisiert den formlosen Zustand des Qi, während der Reis für den körperlichen, materiellen Aspekt des Qi steht. In dem chinesischen Begriff steckt also das veränderbare und verändernde Wesen des Qi, vom Materiellen zum Immateriellen und wieder zurück.

Der Fluss des Qi in unserem Körper beeinflusst unsere Handlungen. Als Kind in China lernte ich: »Wenn sich Qi ansammelt, entsteht ein materieller Körper, wenn es sich auflöst, stirbt dieser Körper.« Qi ist die Energie, die Tätigkeiten anregt – auch unsere Fähigkeit, Nahrung zu verdauen, unsere Beine zu bewegen oder zu denken. Diese Energie kann sich auch als Groll äußern oder als Kloß im Hals, wenn wir traurig sind. Das Qi führt uns im Westen zu einer völlig neuen Selbstsicht. Dennoch verfügen auch wir über Redewendungen wie »vor Leben sprühen«, um Menschen zu beschreiben, die voller Energie und sehr lebendig sind. Auf einer sehr grundsätzlichen Ebene spüren wir, dass es eine Verbindung zwischen dem Fluss einer energetischen Kraft und dem Leben gibt.

Die Wissenschaft im Westen hat die Existenz des Qi nicht bestätigt, man kann es weder durch das Mikroskop sehen noch herausschneiden oder mit einer Computertomografie sichtbar machen. Das bedeutet aber nicht, dass wir das Qi nicht *spüren* könnten. Dafür gibt es eine einfache Übung: Halten Sie Ihre Hände vor dem Bauch, die Handflächen sind einander zugewandt. Führen Sie Ihre Hände nun immer näher zusammen, ohne dass sie sich berühren. Lassen Sie sie dann langsam wieder weiter auseinander wandern (siehe Abb. 3, S. 28). Wiederholen Sie diese Übung mehrmals. Sie spüren dann eine leichte Spannung, Wärme, ein Kribbeln, Pulsieren oder einen leichten Druck zwischen den Handflächen. Die Luft dazwischen fühlt sich vielleicht ein wenig dichter an. Dies ist das Qi. Versuchen Sie nicht, Qi mit dem Verstand zu begreifen. Versuchen Sie, es zu spüren.

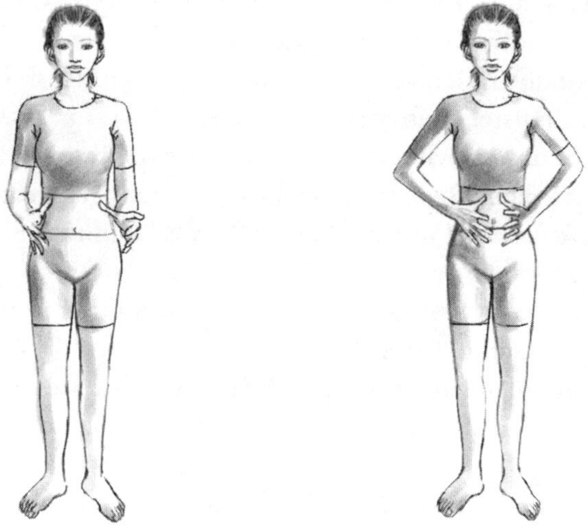

Abb. 3 Übung zum Spüren des Qi

Strecken Sie langsam und sacht Ihre Finger und Handflächen, wenn sie Ihre Hände zueinander führen (siehe Abb. 3). Lassen Sie sie wieder locker, wenn Sie die Handflächen auseinander bewegen. Führen Sie nun die Finger Ihrer rechten Hand über die linke Handfläche. Streichen Sie mit den Fingerspitzen über Ihre linke Handfläche, ohne sie zu berühren. Vermutlich spüren Sie ein Kribbeln. Es ist das Qi, das aus Ihren Fingerspitzen strömt.

Auch wenn die westliche Wissenschaft das Qi nicht anerkennt, so haben chinesische Ärzte schon 3 000 Jahre lang Erfahrung damit, seinen Fluss im Gleichgewicht zu halten. Das Qi fließt durch ein Netzwerk von Leitbahnen oder Meridianen. Die Vorstellung dieser Meridiane gehört für die Menschen im Westen zu denjenigen Aspekten der chinesischen Medizin, die am schwierigsten zu begreifen sind. Die Meridiane sind unsichtbare Kanäle, die den Körper in gesamter Länge durchziehen und die inneren Organe mit anderen Körperteilen verbinden. In der westlichen Anatomie kennt man die Meridiane gar nicht. In der Akupunktur dagegen werden in diese Bahnen, die an bestimmten Stellen an der

Hautoberfläche entlangführen, winzige Nadeln gesetzt, um den Fluss des Qi im Körper anzuregen. Wenn das Qi harmonisch fließt, ist der Mensch gesund. Wenn das Qi nicht harmonisch fließen kann, entstehen Krankheiten. Die Akupunkturnadeln können den Energiefluss in den Meridianen anregen oder beruhigen und so das Energiegleichgewicht im Körper wiederherstellen und die Gesundheit unterstützen. So wird die Akupunktur in der TCM verstanden. Ärzte im Westen haben beobachtet, wie Akupunktur in der Anästhesie angewendet wird und folgern oftmals, dass auf irgendeine Weise die Nerven angeregt werden und so natürliche Schmerzmittel ausgeschüttet werden. Selbst wenn wir keine rationale Erklärung dafür haben, *wie* die Akupunktur genau wirkt, so steht zweifellos fest, *dass* sie wirkt.

Qi ist in der Blutproduktion für den Körper von grundlegender Bedeutung. Hinzu kommt, dass das Qi dafür sorgt, dass das Blut durch die Blutgefäße und die Meridiane fließt. Blut und Qi sind voneinander abhängig. Ebenso wie für die Produktion und das Zirkulieren des Blutes Qi notwendig ist, versorgt das Blut unsere Organe, die wiederum Qi produzieren. Qi und Blut sind demnach untrennbar. Ohne den Fluss des Blutes gäbe es für das energetische, körperlose Qi kein Transportmittel. Andererseits schafft das Qi die Triebkraft, die das Blut in Gang setzt. In der TCM existiert eine deutlich andere Vorstellung vom Blut als im Westen. Man versteht darunter nicht nur die Flüssigkeit, die durch unsere Blutgefäße fließt, sondern auch die Energie, die das Blut antreibt, durch den Körper zu fließen und ihn zu versorgen. Da Blut Yin und Qi Yang ist, symbolisiert ihre Harmonie ein vollständiges Ganzes, das sich als Gesundheit zeigt.

Blut sammelt sich in der Leber, Qi sammelt sich in den Nieren. Daher sage ich meinen Patienten immer: »Chinesische Ärzte kennen sich gut mit den Organen aus der westlichen Anatomie aus. Allerdings ist es so, dass die Namen zwar sehr ähnlich, doch die Bedeutungen sehr unterschiedlich sind.« In der chinesischen Medizin gelten die Organe als physikalisch-anatomische Strukturen. Die Funktionen der Organe werden zwar ähnlich gesehen wie im Westen, hinzu kommt aber die Vorstellung von einer großen energetischen Sphäre aus Funktion und Einfluss, die auch die Meridiane einschließt. Diese wiederum verbinden die Organe mit anderen Teilen des Körpers. Dieses System, das Organnetzwerk, wird auch als Zang-Fu-Ordnung bezeichnet.

Die Zang-Organe und die Fu-Organe

Die Begriffe Zang und Fu beschreiben das Prinzip von Yin und Yang im Zusammenhang mit den Organen. Yin-Organe heißen Zang, Yang-Organe Fu. Jedes der fünf Zang-Organe: Leber, Herz, Milz, Lunge und Nieren entspricht einem bestimmten Fu-Organ: Galle, Dünndarm, Magen, Dickdarm und Blase. Jedem der Organpaare sind sowohl ein Sinnesorgan, beispielsweise Augen und Ohren, als auch eine Gewebeart zugeordnet (siehe Tabelle 1, S. 32). Die Leber ist für den harmonischen Fluss von Blut und Qi, das Sammeln von Blut, für die Sehnen und für die Versorgung der Augen zuständig. (Das mag sich ein wenig seltsam anhören. Aber nur so lange, bis man sich klarmacht, dass eine Leberkrankheit wie Hepatitis den weißen Augapfel gelb färbt.)

Die Theorie der Organ-Zuordnung nach Zang-Fu betrachtet unseren Körper und unsere Organfunktionen als in wechselseitiger Abhängigkeit mit anderen Organsystemen stehend. Die Milz beispielsweise wandelt die Nahrung, die wir zu uns nehmen, in Nahrungs-Qi um, was wiederum für die Blutproduktion im Herzen benötigt wird. Die Lungen helfen dabei, das Nahrungs-Qi zum Herzen zu transportieren und unterstützen damit die Blutproduktion. Das Blut fließt mit Hilfe des Qi in unserem Herzen durch unsere Gefäße. Wenn die Milz gut funktioniert, trägt dies dazu bei, dass das Blut in den Gefäßen bleibt. Die Leber verantwortet den harmonischen Fluss des Qi, sammelt Blut und überwacht die Blutmenge. Mit anderen Worten: Jedes der Organsysteme steht in engem Zusammenhang mit den anderen und unsere Gesundheit hängt davon ab, ob sie harmonisch arbeiten oder nicht. Wie gut sie funktionieren ist wiederum davon abhängig, wie gleichmäßig Qi und Blut durch diese Systeme fließen können. Wenn der Fluss in einem der Organe blockiert wird, kommt es zu einer »Stagnation« in diesem Organ. Falls nicht ausreichend Qi vorhanden ist, entsteht ein Mangel, wenn zuviel da ist, ein Überschuss. Da auch jedes der Organsysteme in enger Beziehung zu den anderen steht, hat ein derartiges Ungleichgewicht grundsätzliche Auswirkungen auf alle anderen Organe und kann schließlich zu einer Erkrankung führen.

Durch jahrtausendelange Beobachtung und medizinische Praxis ist die chinesische Medizin in der Lage, die Symptome für ein grundlegendes Organ- oder Meridian-Ungleichgewicht zu beschreiben. Ein stagnierendes Leber-Qi kann sich beispielsweise in Form von Migräne-Kopfschmerz oder Zyklusunregelmäßigkeiten äußern. Gemeinsam stellen die Systeme ein Muster dar, das auf die grundlegende Unausgewogenheit verweist, welche dann Probleme verursacht. Die Beziehungen zwischen den Organen werden durch die Einteilungen und Gesetzmäßigkeiten der Theorie der Fünf Wachstumsphasen verdeutlicht. Diese Theorie beschreibt die Wechselwirkungen des Qi und was notwendig ist, um es ins Gleichgewicht zu bringen.

Tabelle 1: Die Organ-Zuordnung nach Zang-Fu

Zang-Organ	**Die Leber**	**Das Herz**	**Die Milz**	**Die Lungen**	**Die Nieren**
Grundfunktion	sammelt Blut, sorgt für freies Fließen des Qi	sorgt für Wandlungen des Qi von Nahrung zu Blut, verantwortlich für das Denken, Bewusstsein und die Seele (Shen)	sorgt für die Wandlungen und den Transport von Nahrung in Qi, hält das Blut in den Gefäßen	sorgt für die Atmung, die Wandlung von Luft in Qi, leitet das Qi, das aus der Nahrung stammt, weiter zum Herzen	sammelt Qi, sorgt für Fortpflanzung, Entwicklung und Wachstum
Fu-Organ	Gallenblase	Dünndarm	Magen	Dickdarm	Blase
Grundfunktion	sorgt dafür, dass sich Galle sammelt und abgesondert wird	erhält verdaute Nahrung und trennt »sauber« von »schmutzig«	wandelt Nahrung und Flüssigkeiten um	verantwortlich für das Ausscheiden von Fäkalien	verantwortlich für das Sammeln und Ausscheiden von Urin
Sinnesorgan	Augen	Zunge	Mund	Nase	Ohren
Gewebe	Sehnen, Bänder, Nägel	Blutgefäße	Muskeln, Fett	Haut, Haar	Knochen, Knochenmark, Gehirn

Die Theorie der Fünf Phasen

Der harmonische Fluss des Qi in der Welt spiegelt das Gleichgewicht der fünf Grundphasen: Holz, Feuer, Erde, Metall und Wasser. Holz nährt das Feuer; Feuer verbrennt Holz, wobei es die Erde nährt; in der Erde befindet sich Metall; und das Metall, das vom Feuer geschmolzen wird, nährt das Wasser (siehe Abb. 4, S. 34). Alle Phänomene in der Natur entsprechen einer jener Fünf Phasen, die sich in stetiger Bewegung und Veränderung befinden. Der Frühling entspricht beispielsweise dem Holz, der Sommer dem Feuer, die Erde dem Spätsommer, der Herbst dem Metall und der Winter dem Wasser. Die Fünf Phasen wurden im alten China nicht willkürlich zugeordnet. Die Charakteristika der einzelnen Phasen beschreiben genau die Eigenschaften, die Form oder die Funktion des entsprechenden Phänomens. Holz steht beispielsweise für aktive Phasen und Wachstum, deshalb entspricht es dem Frühling. Die Jahreszeiten wechseln in der gleichen Weise, wie sich auch die Phasen verändern. Nach dem Frühling kommt der Sommer, der Sommer wird zum Spätsommer, dann kommen Herbst und schließlich Winter.

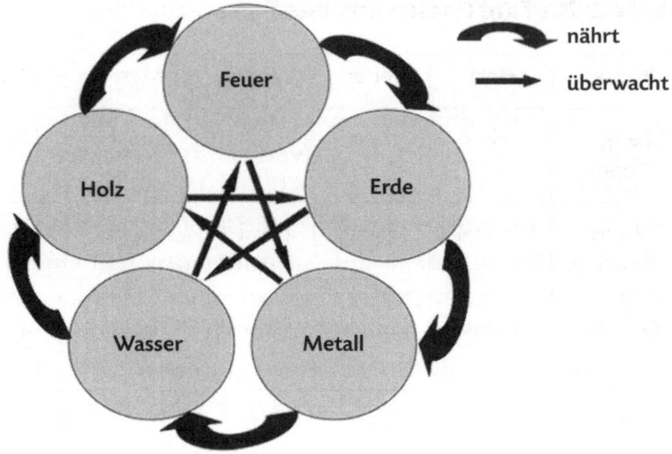

Abb. 4: Die Beziehungen zwischen den Fünf Phasen

Neben den Jahreszeiten beschreiben die Phasen noch Aspekte wie Klima und Wetter, Farben und Geschmacksrichtungen – eigentlich alles, was es auf der Welt gibt. Und da jeder von uns einen Mikrokosmos darstellt, wohnt in uns allen eine einzigartige Verbindung aus den Einflüssen der Fünf Phasen. Jedes der großen Organe entspricht einer der Fünf Phasen. Tabelle 2 zeigt, wie die Beziehungen des Körpers zu den Fünf Phasen, den Gefühlen, den Lebensphasen, den Geschmacksrichtungen, dem Lebensgefühl, den Tugenden, den Jahreszeiten, dem Wetter und Klima, den Himmelsrichtungen und den Farben stehen.

Tabelle 2: Die Fünf Phasen und ihre Entsprechungen

Phase	Holz	Feuer	Erde	Metall	Wasser
Zang-Organ	Leber	Herz	Milz	Lungen	Nieren
Lebensphase	Kindheit	Jugend	Erwachsenenalter	Alter	Tod
Gefühl	Zorn	Freude	Grübeln	Trauer	Angst und Furcht
Geschmack	sauer	bitter	süß	scharf	salzig
Lebensgefühl	Bestimmtheit	Ausdruck	Zusammenwirken	Ausgrenzung	Kontemplation
Tugend	Freigebigkeit	Dankbarkeit	Treue/Glauben	Mitgefühl	Weisheit
Jahreszeit	Frühling	Sommer	Spätsommer	Herbst	Winter
Wetter und Klima	windig	heiß	nass	trocken	kalt
Himmelsrichtung	Ost	Süd	Mitte	West	Nord
Farbe	Grün	Rot	Gelb	Weiß	Schwarz

Da das Herz wärmende Eigenschaften besitzt, entspricht es dem Feuer. Die Leber steht in Bezug zum Holz, die Milz zur Erde, die Lungen zum Metall und die Nieren zum Wasser. Diese Zuordnungen erklären, wie die Organe in Beziehung zueinander funktionieren. Durch diese Theorie, die von chinesischen Ärzten genutzt wird, um zu diagnostizieren und Organ-Ungleichgewichte zu behandeln, erfahren wir ebenfalls, was passiert, wenn sich eine Unregelmäßigkeit einstellt. Wenn eine Frau beispielsweise Hitzewellen hat, bedeutet dies, dass ihr Feuer-Element zu stark ist. Feuer, das außer Kontrolle gerät, verweist darauf, dass das Holz-Element zu trocken ist. Es erhält nicht genügend Wasser. Wasser wird aber benötigt, um die Körpertemperatur zu kontrollieren und die Augen, die Sexualorgane, die Gelenke und die Muskeln feucht zu halten. Da die Nieren mit dem Wasser in Bezug stehen, sind Hitzewellen ein Symptom für einen Mangel an Nieren-Qi, besonders an Nieren-Yin. Andere Symptome dieses Mangels sind etwa Schlaflosigkeit, Trockenheit der Scheide sowie schmerzende Gelenke und Muskeln. Wenn man diese Beschwerden lindert, muss man das Nieren-Qi, besonders das Yin stärken oder mit Akupunktur, Tuina oder leicht salzigen Kräutern (dieser Geschmack entspricht den Nieren) das Wasser-Element des Körpers darin unterstützen, das Feuer im Zaum zu halten.

Auf diese Art und Weise geht es in der chinesischen Medizin immer darum, die Harmonie im Körper wiederherzustellen. Statt krankheitserregende Bakterien herauszupicken und sie mit Antibiotika zu bekämpfen, stellt die TCM fest, wo eine Schwäche oder ein Ungleichgewicht besteht, welche die Krankheitsneigung begünstigt, und hilft dem Patienten dann mit unterstützenden Kräutern, Akupunktur, Tuina und Empfehlungen zu Lebensgewohnheiten, ein harmonisches und ausgeglichenes Wohlgefühl zu erreichen. Gesundheit ist nämlich nicht nur das Fehlen von Krankheitssymptomen. Gesundheit beschreibt vielmehr das harmonische, ausgeglichene Funktionieren des Körpers. Bei diesem Gleichgewicht spielen viele Variablen eine Rolle, beispielsweise Vererbung, Lebensgewohnheiten, die Umgebung, in der wir leben und die Art und Weise, wie wir auf sie reagieren und von ihr beeinflusst werden. Das folgende Kapitel untersucht detailliert, was genau notwendig ist, um dieses Gleichgewicht zu halten.

Das Gleichgewicht halten

Unser Weg hin zu echtem Wohlbefinden ist vom harmonischen Funktionieren unserer körperlichen, emotionalen und spirituellen Aspekte abhängig, von den drei Energieebenen, die als »Drei Schätze« bekannt sind. Dies sind Jing oder Essenz, Qi, die natürliche Lebensenergie des Kosmos und Shen, was »Geist« oder »Denken« bedeutet. Das Jing erben wir von unseren Eltern, es ist der greifbarste der Drei Schätze und steht in engem Zusammenhang mit unserem genetischen Code. Es ist das Material, aus dem unser Körper besteht. Qi ist das, was uns lebendig macht und unsere Gefühle hervorbringt. Shen oder der Geist ist der flüchtigste der Drei Schätze und ist in seiner Ausprägung und Kraft vom Zustand des Jing und Qi abhängig. Wenn der Körper gesund und stark ist, die Gefühle klar und frei fließen und angemessen geäußert werden, kann sich auch unsere spirituelle Gesundheit verbessern.

Alle Drei Schätze sind eng miteinander verknüpft. Sie sollten ganz bewusst gepflegt und im Gleichgewicht gehalten werden, um optimale Gesundheit zu gewährleisten. Im Sinne der Drei Schätze auf sich selbst Acht zu geben bedeutet, dass man sich über sein Gefühlsleben, seine Lebens- und Ernährungsgewohnheiten und seine Rolle in der Umgebung klar wird und dies alles in Einklang bringt, um eine spirituelle Ganzheit zu erreichen. Das Bemühen, die so unterschiedlichen Aspekte unseres Lebens, die von den Drei Schätzen dargestellt werden, ins Gleichgewicht zu bringen, ist das höchste Ziel der chinesischen Medizin. Wir sind aufgefordert, diese Verantwortung zu übernehmen, denn so bauen wir einen ersten Wall gegen herannahende Krankheiten auf, was als höchste Form der Medizin gilt – das Vorbeugen.

Dieser präventive Ansatz bezieht sich vor allem darauf, die Kraft der Drei Schätze zu erhalten und zu beleben, indem man ungünstige Umstände vermeidet. Wenn der Einklang mit der

Natur gestört ist, wenn sich Maß zu Übermaß auswächst, entstehen Beschwerden und Krankheiten. In der chinesischen Medizin wird daher sehr viel Wert darauf gelegt, dass wir unser Leben auf eine Weise führen, welche die Drei Schätze pflegt und stärkt, statt diese essenziellen Energien zu verschwenden. Wenn wir wohlüberlegte Entscheidungen darüber treffen, was wir essen, welchen Sport wir treiben, wie wir mit unseren Gefühlen umgehen, wann wir arbeiten und wann wir ausruhen, kann jeder selbst dazu beitragen, nicht krank zu werden und seine eigene Gesundheit fördern. Kein Arzt der Welt kann nämlich eine ungesunde Ernährung und schlechte Lebensgewohnheiten wettmachen.

In der Traditionellen Chinesischen Medizin gibt es drei Kategorien an Gründen für ein Ungleichgewicht: Äußere Faktoren, Innere Faktoren und Faktoren, die weder innerlich noch äußerlich sind (siehe Tabelle 3, S. 41f.). Diese pathogenen oder krankheitsauslösenden Faktoren können das Gleichgewicht der Drei Schätze in unserem Körper beeinträchtigen und einen Nährboden für Krankheiten bereiten.

Äußere harmoniestörende Faktoren

Die Äußeren Faktoren, die auch als die »Sechs Bösartigen Einflüsse« bezeichnet werden, sind Kälte, Wind, Sommerhitze, Nässe, Trockenheit und Feuer. Da alle diese krankheitsauslösenden Faktoren aus dem Bereich des Wetters stammen, sollten wir darauf achten, uns dem Wetter entsprechend zu kleiden. Manchmal kleiden wir uns mehr nach dem Kalender als nach dem tatsächlichen Wetter. Wir ziehen uns beispielsweise, weil wir ja wissen, dass Juni ist, dünn an und übersehen dabei, dass es in diesem Jahr vielleicht ein ungewöhnlich kühler Juni ist. Oder wir mummeln uns im Januar dick ein, obwohl dieser Winter vielleicht außergewöhnlich mild ist. Wir sollten auch auf Trockenheit oder Nässe achten, also entsprechend viel trinken und bei Regen unseren Kopf bedecken und feste Schuhe anziehen. Nässe kann sich ebenso wie Kälte in unseren Meridianen einnisten oder den Fluss des Qi in den Organen behindern. Im Sommer habe ich oft Patienten mit steifem Hals und Nackenschmerzen. In den meisten Fällen kommt es daher, dass ihnen im Büro den ganzen Tag kalte Luft aus der Klimaanlage zugeblasen wird. Ich behandele sie mit Akupunktur und Tuina und empfehle ihnen, bei der Arbeit einen leichten Schal zu tragen.

Wenn in China ein Kind eine schwere Erkältung hat, fragt sich die Mutter nicht, wo es diesen Virus aufgeschnappt hat, sondern überlegt, ob es gestern beim Spielen draußen auch die warme Jacke anhatte oder ob es gestern Abend im Bett geschwitzt hat. Die Menge und die Qualität des Qi bestimmen, ob die Äußeren Faktoren es beeinträchtigen können und wir eine Erkältung bekommen, während andere, die den gleichen Bedingungen ausgesetzt waren, nicht krank werden. In China gibt es das bekannte Sprichwort: »Wenn in deinem Körper gutes Qi wohnt, kann dir nichts Böses etwas anhaben.«

Tabelle 3: Äußere Faktoren, Innere Faktoren und solche, die weder innerlich noch äußerlich sind

Äußere Faktoren	**Sechs Bösartige Einflüsse** • Kälte • Wind • Hitze oder Feuer • Nässe • Trockenheit • Sommerhitze
Innere Faktoren	**Sieben Emotionen** • Freude • Ärger • Angst • Grübeln • Traurigkeit • Furcht • Kummer

Faktoren, die weder innerlich noch äußerlich sind	• Zu viel oder zu wenig Bewegung • Zu geringe sexuelle Aktivität, rasche Folge von Schwangerschaften • Ernährung – Reglementierung der Menge und Uhrzeit der Mahlzeiten – Nahrhafte Lebensmittel • Konstitution • Traumata

Innere harmoniestörende Faktoren

Die inneren Faktoren sind die Sieben Emotionen Freude, Ärger, Angst, Grübeln, Traurigkeit, Furcht und Kummer. Wenn eine dieser Emotionen in großem Maße und über einen längeren Zeitraum anhält, wird unser Energiefluss beeinträchtigt und wir werden leichter krank. Heißt das, wir sollten nur in Maßen fühlen? Nein, wir sind Menschen und alle unsere Gefühle sind stark. Wichtig ist, dass in unserem Gefühlsleben ein Gleichgewicht besteht. Im Zeitraum von einer Woche können wir beispielsweise Freude, Ärger, Angst, Traurigkeit und Kummer empfinden und zu anderen Zeiten zeigen sich diese Gefühle weniger stark. Wenn wir aber eine Woche lang ausschließlich Ärger oder ein anderes Gefühl empfinden, beeinträchtigt das unsere Gesundheit.

Die chinesische Medizin hat schon immer mit dem Zusammenhang von Körper und Geist gearbeitet, während diese Verbindung im Westen erst kürzlich wissenschaftlich anerkannt wurde. Studien haben gezeigt, dass Stress verursachende Erlebnisse wie der Tod eines Lebensgefährten oder der Verlust des Arbeitsplatzes das Risiko zu erkranken steigern. Die Wissenschaftler haben direkte neurologische Wege zwischen dem Gehirn und dem Immunsystem gefunden, und viele Krankenhäuser und Zentren empfehlen heute Behandlungsprogramme, die Entspannung, Meditation und Visualisierung beinhalten. Diesen Zweig der Medizin nennt man Psychoneuroimmunologie.

In der TCM werden körperliche Symptome nicht von solchen, deren Ursache im emotionalen oder mentalen Bereich liegen, gelöst. Krankheitsbilder wie Selbstmordneigung, Psychose und Schizophrenie gelten als körperliche Symptome, die aus einem Energie-Ungleichgewicht im Organsystem entstehen.

Im alten China glaubte man, dass man das Qi von seinen Vorfahren erbt. Ein Qi, das schwere geistige Krankheiten zuließ, wurde als fehlerhaft betrachtet und deutete auf problematische Ahnenreihen hin. Da Konfuzius großen Wert auf die Ahnen legte, gaben diese Probleme Anlass zu erheblicher Scham und Schuldgefühlen. Das mag dazu geführt haben, dass die Chinesen gern angenommen haben, dass psychologische oder mentale Symptome eher Ausdruck der harmoniestörenden Faktoren seien (wie etwa unausgewogene Ernährung oder einer der Sechs Bösartigen Einflüsse). Auch wäre es wohl ein langer Prozess, wenn man die Scham, welche Menschen, die an psychischen Krankheiten leiden, empfinden, allein dadurch zu lindern versuchte, dass man solche Krankheiten nur unter körperlichen Gesichtspunkten betrachten würde.

In der TCM werden Gefühle als Ausdruck unseres Qi betrachtet, und daher entstehen Probleme, wenn die Gefühle blockiert, nicht angemessen kanalisiert oder nicht ausgedrückt werden. Zu den Dingen, die den Ausdruck unserer Gefühle behindern, zählt, sie zu unterdrücken, zu ignorieren oder sie nicht anzunehmen. Wir drücken unsere Gefühle unangemessen aus, wenn wir statt wütend zu sein weinen, weil wir ein »liebes Mädchen« sein wollen, oder wenn wir andere beschuldigen nicht zuzuhören, statt uns damit auseinanderzusetzen, dass wir deutlich sagen sollten, was wir möchten. Manchmal halten uns solche taktischen Manöver davon ab, uns mit Gefühlen zu befassen, die uns sehr zusetzen, wie etwa unsere tiefsten Ängste.

Der *Nei Jing* besagt: »Es ist bekannt, dass alle Krankheiten aus Störungen des Qi entstehen: Ärger treibt das Qi an, Freude lässt das Qi lasch werden, Trauer löst das Qi auf, Angst lässt das Qi sinken, Furcht bringt das Qi durcheinander und Kummer lässt das Qi stagnieren. Ärger schadet der Leber, Freude dem Herzen, Kummer der Milz, Trauer den Lungen und Angst den Nieren.« Viele Menschen im Westen wundern sich, wenn sie hören, dass gerade Freude nachteilige Auswirkungen auf den Körper haben kann. Wenn aber zu viel Freude über einen längeren Zeitraum hinweg empfunden wird, bedeutet dies Stress für das Herz. Der Körper versucht dann, übermäßige Freude durch Tränen auszugleichen.

Jedes der Organsysteme steht in Bezug zu einem bestimmten Gefühl, jedes dieser Gefühle kann also ein bestimmtes Organsystem beeinflussen oder das Gefühl kann umgekehrt aus einem Ungleichgewicht im Organ entstehen. Wenn man beispielsweise eine lange Zeit getrauert hat, wird diese Trauer nicht umgewandelt und kann auf energetischem Wege den Fluss des Lungen-Qi aus dem Lot bringen und sich in Form einer Erkältung, Asthma oder sogar Schuppenflechte äußern. (Die Schuppenflechte ist typisch für ein Ungleichgewicht in der Lunge, da die Haut das der Lunge zugeordnete Gewebe ist.) Auch ist man, wenn über einen längeren Zeitraum hin ein Lungen-Qi-Mangel vorliegt, eher anfällig für Melancholie-Anfälle und dafür, dass beim leisesten Vorwurf oder einer traurigen Geschichte gleich Tränen fließen. Wenn man sich zu sehr sorgt oder zu viel nachdenkt, kann das Milz-Qi blockiert werden; die Folge sind dann oft Verdauungsprobleme oder besonders starke Menstruationsblutungen.

Daher diagnostizieren und behandeln die TCM-Therapeuten emotionale Symptome im Zusammenhang mit körperlichen Symptomen und suchen nach einem Muster, das zu beiden passt. Eine meiner Patientinnen war beispielsweise sehr introvertiert, hatte starke, unregelmäßige Blutungen und litt unter einem durch Arthritis degenerierten Kiefergelenk. Alle diese Beschwerden waren klinisch bedeutsam, sie stellten einen multiplen Ausdruck von Ungleichgewichten dar, die sich wiederum in körperlichen Symptomen zeigten. Die Diagnose lautete Leber-Qi-Stagnation, die ihre Menstruationsprobleme und den Ärger, der unter ihrer stillen, bescheidenen Fassade schlummerte, begünstigte. Ihre Krankheit stand auch im Zusammenhang mit einem Überschuss an Magen-Qi, das vermutlich aus der Leber-Qi-Stagnation entstanden war. Alle Symptome waren miteinander verbunden und sollten nicht isoliert behandelt werden. Es waren Ungleichgewichte entstanden, die meine Patientin auf physischer, emotionaler und auf spiritueller Ebene stark zu schaffen machten. Ich behandelte sie mit Kräutern, Akupunktur und Tuina, um ihr Leber-Qi wieder frei fließen zu lassen, und die Symptome lösten sich langsam auf.

Der Zusammenhang zwischen dem Emotionalen, dem Mentalen und dem Physischen ist vor allem in der Frauenheilkunde besonders wichtig, weil dort zahlreiche Symptome vorkommen, die nicht körperlichen Ursprungs sind wie Tränenausbrüche oder Wutanfälle vor dem Einsetzen der Periode. Jedes Teil der Verbindung von Geist und Körper steht mit allem anderen in Zusammenhang.

Obwohl man in China allgemein der Ansicht ist, dass die Gefühle eines Menschen sehr eng mit seinem Wohlbefinden verbunden sind, ist es doch interessant festzustellen, dass man dort nur selten über seine Gefühle spricht. Das Verstehen und Ausdrücken von Gefühlen wird in China nicht einmal befürwortet. Die Kommunistische Regierung, die seit 1949 die TCM als kostengünstiges, hochwirksames Gesundheitssystem preist, hat viele von deren psychologischen und spirituellen Aspekten unterdrückt. Die Regierung, die sich ideologisch auf ihre Form des Materialismus konzentriert, schätzt die psychologischen und spirituellen Aspekte offenbar nicht. Infolgedessen wird in China eine TCM gelehrt, welche die vollständige Integration der spirituellen und psychologischen Elemente nicht mehr berücksichtigt, obschon gerade diese in alten Zeiten doch so grundlegende und wichtige Aspekte waren. Da sich China nun aber der Globalisierung und somit einer demokratischeren Umwelt öffnet und da immer mehr chinesische Ärzte ins Ausland gehen, glaube ich, dass das Interesse an der TCM, so wie sie vor Jahrhunderten gelehrt wurde, wieder aufflammt. Ich hoffe, dass diese Renaissance der ursprünglichen Auffassung von der chinesischen Medizin als wirklich ganzheitlicher Wissenschaft gerecht wird.

Dies ist der Grund, weshalb man in China ungern mit Fremden emotionale Probleme bespricht, auch nicht mit dem eigenen Arzt. Ein chinesisches Sprichwort sagt: »Ein Problem muss noch kein Anlass werden, sich vor anderen zu schämen.« Als viel beschäftigte Chirurgin hatte ich in China keine Zeit, mit meinen Patienten mehr zu besprechen als das, was für die Diagnose und die Behandlung ihrer körperlichen Beschwerden unbedingt notwendig war, selbst, wenn sie gewillt gewesen wären, über ihre Gefühle zu sprechen.

In meinen ersten zwei Praxis-Jahren in Kanada dagegen sprachen besonders oft Frauen über ihre Depressionen und ihr geringes Selbstwertgefühl. Die meisten hat ihre emotionale »Krankheit« stärker beeinträchtigt als viele ihrer körperlichen Symptome, was ich nicht verstand. Ich erinnere mich, dass ich mich über die Wortwahl meiner Patientinnen gewundert habe, als sie ihre Gefühle beschrieben: »niedergeschlagen« und »müde« waren vorherrschend. Ich selbst konnte mit diesen Worten nicht viel anfangen. In China hatte ich nicht einmal das Wort »Depression« gekannt. Obwohl ich dort viele Überstunden im Krankenhaus machte, kann ich mich nicht erinnern, mich als »erschöpft« beschrieben zu haben. Mir fehlten förmlich die Worte, als ich einmal einen sechsjährigen Jungen fragte, wie er sich fühle. Er sagte mir, er sei erschöpft. Als ich in diesem Alter war, war Erschöpfung etwas, das jenseits meiner Vorstellungskraft lag. Meine Welt war ausgefüllt mit Bewegung, Spaß und Entdeckungen.

Ich fragte mich, ob es Zufall war, dass so viele meiner Patientinnen so ähnliche emotionale Probleme hatten oder ob dem ein Muster zugrunde lag. Ich dachte lange darüber nach, wie ich am besten mit denjenigen Patientinnen, die emotionale Krankheiten hatten, arbeiten könnte. Ich fragte im Kollegenkreis herum und erzählte, dass ich überlegte, nach China zurückzukehren, um mich dort weiter ausbilden zu lassen. Sie meinten, dass meine medizinische Ausbildung gut genug sei, dass ich aber zu wenig von der westlichen Psyche und den psychologischen Begleitumständen im Westen verstünde.

Ich beschloss, mir mehr über westliche Psychologie anzulesen und selbst eine Therapie zu machen. Wenn ich verstand, wie der Psychologe mit mir arbeitete, könnte ich auch besser mit meinen Patientinnen arbeiten.

Die Psychotherapie war für mich als Ärztin, die ich gewohnt war, der Zuhörer zu sein, eine befremdliche Erfahrung. Sie bot mir allerdings auch erstmals die Gelegenheit, mich wirklich selbst zu beobachten und zu verstehen, welche Rolle das Unterbewusstsein in meinem Leben spielte. Ich erkannte, dass vieles, unter dem ich litt, seine Wurzeln in Kindheitserlebnissen hatte, wenn die Erwartungen meiner Eltern und meiner Kultur beziehungsweise der chinesischen Gesellschaft schwer auf mir lasteten und ich darum kämpfte, geliebt und akzeptiert zu werden.

Die Therapie half mir, den Schmerz zu verstehen, der den Kern menschlichen Leidens darstellt. Die Probleme, denen wir ausgesetzt sind, sind in unterschiedlichem Ausmaß Ausdruck tief empfundener Gefühle wie Angst, Trauer, Zorn, Sorge, Furcht oder Grübeln, die wir alle kennen. Als ich den Grund meines eigenen Leidens erkannte, entwickelte sich auch mein Mitgefühl für das Leiden meiner Patientinnen. Obschon sich ihre Probleme von meinen unterschieden, waren wir uns doch im Schmerz unserer eigenen Menschlichkeit ähnlich.

Meine neue Sichtweise hatte ungeheure Auswirkungen auf meine Beziehungen zu Freunden. Am deutlichsten wird dies an einem Erlebnis, das ich mit einer Freundin in China hatte. Hua hatte stark zugenommen und meine Freunde machten sich Sorgen um sie. Eine davon ermahnte sie so direkt und praktisch, wie es in China üblich ist: »Iss nicht so viel, du wirst immer fetter. Ich hab dich gern und mache mir Sorgen um dich.« Hua antwortete: »Okay, ich hab's verstanden. Ich werde nicht mehr so viel essen.« Obwohl wir uns um unsere übergewichtige Freundin Sorgen machten, verstanden wir doch die psychologischen und emotionalen Gründe ihrer Essstörungen nicht.

Als ich, kurz nachdem ich mit der Therapie begonnen hatte, wieder nach China kam, trafen sich wieder alle Freunde und jeder sah, dass Hua nicht abgenommen hatte. Die andere fingen wieder an, ihr vorzuhalten, sie sollte aufhören, so viel zu essen, aber diesmal unterbrach ich sie. »Macht sie nicht so fertig«, sagte ich. »Ich glaube, ich kann verstehen, warum sie übergewichtig ist.« Meine Freunde zogen mich auf: »Xiaolan kann hellsehen!« Aber später, als ich mit Hua allein war, fragte ich sie, ob sie vielleicht Probleme in ihrer Ehe hatte. Sie erzählte mir, dass ihr Mann nach der Kulturrevolution ein erfolgreicher Geschäftsmann geworden war. Er verbrachte deshalb immer weniger Zeit zu Hause und sie hatten eigentlich gar kein Sexualleben mehr. Sie hatte das Gefühl, dass er sie nicht mehr liebte. Da man die beiden aber für ein perfektes Paar hielt, hatte Hua Scheu, mit anderen über ihre Gefühle zu sprechen. Sie weinte, als sie mir sagte, dass sie nach Anerkennung und Zuneigung hungerte. Wir sprachen über ihr Gefühl, zurückgewiesen zu sein und darüber, dass das dazu führte, dass sie zu viel aß. Vielleicht hatte sie das Gefühl, einen Grund schaffen zu müssen – nämlich Unattraktivität – als Entschuldigung dafür, dass ihr Mann ihr nicht genug Zärtlichkeit und Fürsorge entgegenbrachte. Vielleicht brauchte sie das Fett aber auch als körperlichen Schutzwall, der sie vor emotionalen Schmerzen behüten sollte.

Diesmal war unsere Begegnung ganz anders als fünf Jahre zuvor. Damals hatte ich eingestimmt, als meine Freunde Hua aufforderten, weniger zu essen. Da ich nun aber besser wusste, wie wichtig es ist, sich mit seinen Gefühlen zu beschäftigen, statt nur auf körperliche Symptome zu achten, sah ich meine Freundin nun ganz anders und sprach mit ihr über Einsamkeit und Schmerz. Das Wissen über emotionale Gesundheit hat meine Arbeit also sehr bereichert. Ich hatte zwar schon lange gewusst, dass es zwischen Gefühlen und Krankheiten eine Beziehung gibt, aber eher auf theoretischer Ebene. Seit meiner eigenen Initiation in die wechselseitigen Beziehungen zwischen dem Emotionalen, dem Spirituellen und dem Körperlichen ist die Einbeziehung von Körper, Geist, Gefühlen und Seele für meine Arbeit ganz wesentlich. Ich hoffe, dass Ihnen dieses Buch hilft, Aspekte Ihrer Selbst wiederzuentdecken, die Sie verwenden können, um gesünder zu leben.

Harmoniestörende Faktoren, die weder äußerer noch innerer Natur sind

Zu den harmoniestörenden Faktoren, die weder äußerer noch innerer Natur sind, zählen Ernährung, Sport und Bewegung sowie das Sexualleben.

Ernährung

Auch eine unausgewogene Ernährung kommt als Ursache für Krankheiten infrage, da sie harmoniestörenden Mustern im Körper Vorschub zu leisten vermag, welche wiederum zu Krankheiten führen können. In der TCM spielt ein Nährstoffmangel, der möglicherweise das Gleichgewicht im Körper stört, keine große Rolle. Es geht vielmehr um die Art der Lebensmittel, von denen wir zu viel oder zu wenig zu uns nehmen. Zu viel Salz kann beispielsweise das Gleichgewicht in den Nieren stören, was zu hohem Blutdruck führt, zu Wassereinlagerungen und Kopfschmerzen. Zu viel Süßes kann zu hohem Nässegehalt in der Milz führen, was Verdauungsprobleme, unregelmäßigen Stuhlgang und Ödeme zur Folge haben kann.

Nahrungsmittel können in der TCM auch als Medizin verwendet werden, es gibt sogar eine unsichtbare Verbindung zwischen den beiden. Shen Nong, der als Begründer der chinesischen Medizin gilt, zeichnet sich für die ersten chinesischen Kräutermedikamente, die *Shen Nong Ben Cao*, verantwortlich. Vor mehr als 5 400 Jahren teilte er die Kräuter in drei Kategorien ein. Zwei dieser Kategorien beinhalten Heilkräuter, die für das harmonische Funktionieren der Organsysteme essenziell wichtig sind. Die dritte Kategorie beinhaltet »Lebensmittelkräuter«, die Teil unserer täglichen Ernährung sind und verwendet werden, um den Körper und seine Widerstandskraft zu stärken und zu unterstützen.

Heilkräuter

Die Kräutermedizin ist ein wesentlicher Bestandteil der TCM und beinhaltet eine Vielzahl von Pflanzen- und Mineralstoffen sowie Erzeugnissen von Tieren, die alle in der Natur vorkommen. Die therapeutische Wirkung der chinesischen Kräuter erfolgt auf energetischem wie auf biochemischem Weg. Anders gesagt, man benutzt das Kraut, das energetisch auf dasjenige Organ anspricht, das man als behandlungsbedürftig identifiziert hat. Das Kraut wird das Organ dann biochemisch beeinflussen. Auf diesem Wege wird ein geschmeidiges Fließen des Qi im Organ eingeleitet, was wiederum auch Einfluss auf die übrigen Organe hat.

Im Allgemeinen mischen die TCM-Therapeuten die Kräuter so, dass sie eine Medizin anfertigen, welche speziell auf die Konstitution des einzelnen Patienten, seine emotionale und körperliche Gesundheit sowie seine Umwelt abgestimmt ist. Diese Vorgehensweise unterscheidet sich grundlegend von der westlichen Medizin, bei der für gängige Beschwerden immer gleiche Medikamente verschrieben werden, weil man herausgefunden hat, dass diese Art der Medizin bei einer gewissen Zahl von Patienten zu einer bestimmten Wirkung geführt hat. In der TCM könnte man fünfzig Patienten finden mit ähnlichen Beschwerden, denen aber ganz unterschiedliche Harmoniestörungen und Konstitutionstypen zugrunde liegen. In diesem Fall würde der Arzt eher fünfzig verschiedene Kräutermedikamente verschreiben als ein und dieselbe Pille für alle.

Es gibt in der TCM allerdings durchaus auch Fertigarzneimittel, abgepackte Tabletten mit klassischen Rezepten. Einige Apotheker in China, die strikte Standards der Regierung einhalten müssen, dürfen nach diesen Rezepten herstellen. Der Nachteil dieser Fertigarzneimittel ist, dass sie nicht gezielt auf die Bedürfnisse eines Patienten bei einem speziellen Ungleichgewicht abgestimmt sind. Der Vorteil liegt dagegen in ihrem geringen Preis und der einfacheren Einnahme, denn das Zubereiten der Kräutermedizin dauert lange und der ungewohnte und eigentümliche Geschmack kann recht unangenehm sein. Die fertigen Tabletten bieten im Übrigen einen guten Einstieg in die Kräutermedizin.

Lebensmittelkräuter

Der *Nei Jing* besagt: »Wenn man einen halben Tag lang nichts isst, wird das Qi geschwächt, wenn man einen ganzen Tag lang nichts isst, ist das Qi erschöpft.« Die Nahrung, die wir zu uns nehmen, ist für die Unterstützung des Qi und für unsere Gesundheit von immenser Bedeutung. Seit mehr als 5 000 Jahren ist die richtige Ernähung für die Chinesen die tägliche Grundlage für anhaltende Gesundheit und Widerstandskraft gegen Krankheiten. Grundsätzlich sollten wir regelmäßig bescheidene Mengen Nahrung zu uns nehmen, abhängig davon, wie groß unser Hunger und unser Durst sind. Nahrungsmittel haben aber auch Wirkstoffe, die ein Gleichgewichtsmuster fördern oder stören können.

Eine der zahlreichen Möglichkeiten, Lebensmittel einzuteilen, ist, sie nach dem Geschmack zu sortieren. Wie in Kapitel 1 erwähnt, hat jedes Lebensmittel einen bestimmten Geschmack, der mit einem bestimmten Organ korrespondiert (siehe Seite 35). Dies wird als »Zuordnung« bezeichnet und beschreibt die Heilwirkung der verschiedenen Inhaltsstoffe der Lebensmittel auf bestimmte Organsysteme. Saure Lebensmittel beispielsweise wie Essig und Zitrusfrüchte werden der Leber zugeordnet; salzige Lebensmittel wie Sellerie und Meeresalgen den Nieren; bittere Lebensmittel wie dunkelgrüne Blattgemüse und bittere Melone dem Herzen; süßes wie Yamswurzel und Thunfisch der Milz und Scharfes wie Tofu und Knoblauch den Lungen. In meiner Praxis beinhaltet fast jede Behandlung auch Ernährungsempfehlungen. Wenn eine Patientin beispielsweise eine schwache Leber hat, empfehle ich ihr, mehr saure Lebensmittel wie Zitronen zu sich zu nehmen.

Neben ihrer Einteilung nach Geschmacksrichtungen werden die Lebensmittel auch einer Temperaturwirkung zugeordnet: heiß, warm, neutral, kühl und kalt. Diese Zuordnungen beziehen sich nicht auf nur die Temperatur, die die Nahrung tatsächlich hat, sondern auch auf ihre energetische Wirkung. Gerste, Kopfsalat, Tomate und Entenfleisch sind kühl oder kalt, während Kürbis, Ingwer, Zwiebeln und Hühnerfleisch heiß oder warm sind. Wenn man gesund und kräftig ist, kann man heiße oder kalte Lebensmittel gut vertragen. Wenn man aber krank ist oder sich schwach fühlt, sind warme oder kühle Speisen wie Hühnersuppe oder Orangensaft besser geeignet. Wenn eine Patientin hohes Fieber hat, sage ich ihr, dass sie keine heißen oder stark gewürzten Speisen, beispielsweise mit Nelken oder Cayennepfeffer, zu sich nehmen soll, denn diese würden ihre Symptome nur verschlimmern. Wenn eine Patientin aber innerlich »kalt« ist, wobei dies tatsächlich nur von einem TCM-Therapeuten diagnostiziert werden kann, empfehle ich ihr, das Essen stärker zu würzen.

Ein weiterer Faktor, den man bei der Erhaltung des Gleichgewichts durch Ernährung im Auge behalten sollte, ist das Klima. Kühle Nahrungsmittel wie rohe Früchte und Gemüse, Tofu und Reis kann man bei heißem Wetter gut essen, um die Hitze aus dem Körper zu treiben. Warme Speisen wie Wurzelgemüse, Lamm, Butter und Sahne sind bei kaltem Wetter besser.

Ich erinnere mich, dass die chinesischen Bauern ihre Ernährung immer der Jahreszeit und dem Grad ihrer Anstrengung angepasst haben. Als ich die Oberschule abgeschlossen hatte, war

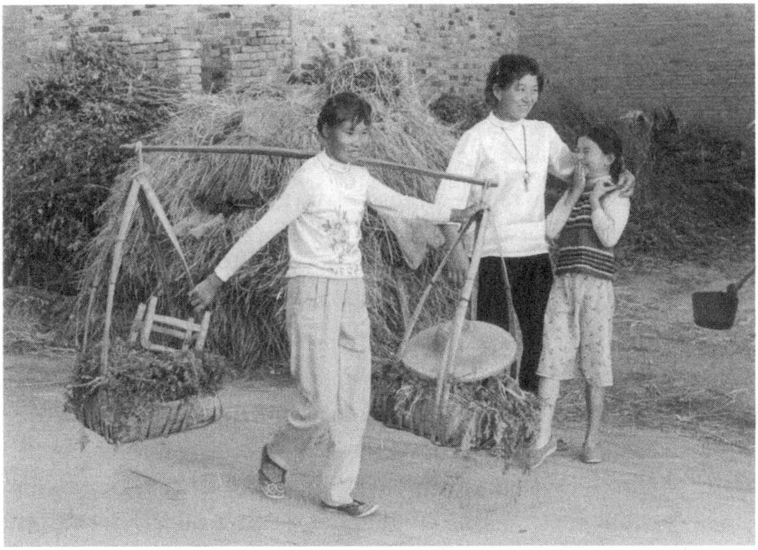

Erntezeit im Arbeitslager

die Kulturrevolution (1966-1976) bereits im Gange. Mao Tsetung hatte sie begonnen, um die traditionelle chinesische Kultur, die Sitten und die Denkweise durch Maoistische Werte und sein eigenes Gedankengut zu ersetzen. Da Mao Intellektuellen misstraute, wurden entsprechende kulturelle Objekte und Bücher zerstört und Schulen geschlossen. Die Ober- und die Mittelklasse wurden ihrer Besitztümer beraubt und in Arbeitslager geschickt, um von den Bauern zu lernen. Mir ließ man die Wahl, als Landarbeiterin fortzuziehen oder in der Stadt zu bleiben und in einer Fabrik zu arbeiten. Ich wählte das Land, um mit meinen Freundinnen zusammenzubleiben. Als eine von über tausend Arbeiterinnen lebte ich in einem eingeschossigen Bauernhaus, das nur einen einzigen Raum mit zwölf Betten hatte. Die Betten waren jeweils paarweise aufgestellt und nur ein Moskitonetz trennte die Schlafeinheiten. Jede hatte einen Nachttisch und ein Wasserbecken. Unsere Küche und der Essplatz waren in einem anderen Gebäude untergebracht und für das Wasser hatten wir den Brunnen draußen. Die Toiletten waren in einem Gebäude mit einfachen Ställen, deren Türen die Unterbeine sowie Kopf und Schultern für alle sichtbar ließen. Die Holzbretter am Boden waren so ausgelegt, das ein viereckiges Loch im Boden frei war, wo wir uns erleichtern konnten. In den wärmeren Monaten war ein Stehplatz neben dem Brunnen unsere Dusche, in den kälteren Monaten wuschen wir uns an der Waschschüssel im Schlafraum und wärmten das Brunnenwasser in der Küche.

Die Bauern gingen normalerweise nicht zum Arzt, denn die Entfernung zum Krankenhaus in der Stadt war zu groß und die Kosten zu hoch. Stattdessen behandelten sie sich selbst mit Traditioneller Chinesischer Medizin. Sie stimmten ihre Ernährung nach Ernte- oder Pflanzzeit ab und aßen mehr, wenn sie mehr Energie für einen anstrengenden Tag brauchten. In diesen Zeiten schlachteten sie ein Schwein und pökelten das Fleisch, um es für die nächsten Wochen haltbar zu machen. Zu Zeiten aber, wenn sie nicht so viel auf dem Feld arbeiten mussten, reduzierten sie die Speisemengen wieder. Sie aßen dann Congee oder Reisschleim mit etwas eingelegtem Gemüse zum Frühstück statt einer herzhaften Mahlzeit aus gebratenem Reis, Schweinefleisch und Eiern.

Die Jahreszeit, die Ungleichgewichte, die unseren Symptomen zugrunde liegen, und unsere individuelle Konstitution sind miteinander verbunden und spielen eine Rolle, wenn man die geeigneten Nahrungsmittel festlegen möchte. Mit dieser Herangehensweise kann man bestimmte Lebensmittel ausschließen oder speziell hinzunehmen, um Krankheiten vorzubeugen und die Gesundheit zu erhalten. Um jedoch die geeigneten Lebensmittel für uns festzulegen, benötigen wir die Diagnose eines TCM-Therapeuten, der nach der Beobachtung unserer Organsysteme Empfehlungen ausspricht. Der Übergang von einer unausgewogenen zu einer ausgewogenen Ernährung sollte schrittweise erfolgen. Die chinesische Medizin empfiehlt keine Listen von Ernährungsmaßnahmen, die verordnen, was wir essen sollen und was nicht. Vielmehr möchte sie das Gleichgewicht im Körper wiederherstellen, damit wir, je nach individueller Konstitution, aktuellem Gesundheitszustand und klimatischen Faktoren, eine große Auswahl an Lebensmitteln aus allen Nahrungsgruppen in Maßen zu uns nehmen können.

Sport und Bewegung

Eine weitere Ursache für Krankheiten kann Müdigkeit sein, die wiederum auf zu viel oder zu wenig Bewegung oder Arbeit zurückgeht. Anstrengender, kraftraubender Sport wie Aerobic auf hohem Niveau zieht das Qi und das Blut in die Muskeln, sodass beide nicht mehr frei durch die Organe im Körper fließen können. Wenn anstrengender Sport über einen langen Zeitraum kontinuierlich ausgeübt wird, kann dies das Qi und das Blut erschöpfen und zu einem Ungleichgewicht führen.

Obwohl kraftvoller Sport die Symptome, die durch ein Ungleichgewicht von Qi und Blut entstanden sind, zu lindern scheint, kann es sie nicht verschwinden lassen. Wenn man das Problem jedoch nicht bei der Wurzel packt, vertraut man am Ende darauf, dass Sport ein Wohlgefühl verschafft. Dieses Gefühl der scheinbaren Gesundheit kann aber nachteilige Folgen haben. Sehr anstrengender Sport kann nämlich die Sehnen stark belasten oder verletzen, welche wiederum der Leber zugeordnet sind.

Andererseits ist es natürlich sehr wichtig, sich täglich zu einem gewissen Grade zu bewegen, sonst werden Blut und Qi träge. Wenn man über eine lange Zeit keinen Sport treibt, kommt es zu einem Milz-Qi-Mangel, der wiederum zu Heißhunger auf Süßes, Gewichtszunahme, ungefestigtem Stuhl, starken Menstruationsblutungen, Muskelverspannungen und einigem mehr führt.

Für eine optimale Gesundheit ist eine ausreichende Ruhezeit, in der man dafür sorgt, dass man seinen Körper weder physisch noch emotional noch mental überfordert, besonders wichtig. Die Zeiten der Aktivität und die der Ruhe sollten gleichmäßig verteilt sein, sodass man weder zu viel sitzt noch sich selbst zu sehr beansprucht. Die beste Erholung bekommen wir im Schlaf.

Da man im Allgemeinen empfiehlt, ein Drittel seines Lebens im Schlaf zu verbringen, ist es notwendig, gesunde Schlafgewohnheiten zu entwickeln.

Sexualleben

Ein mangelndes Sexualleben kann bei Frauen harmoniestörend wirken. Orgasmen fördern den geschmeidigen Fluss des Qi durch die Organsysteme (siehe dazu auch den Teil *Wolken und Regen*). Eine Reihe rasch aufeinanderfolgender Schwangerschaften kann eine Frau erschöpfen und ihre Lebenszeit verkürzen.

Zusammenfassung

Kern der chinesischen Medizin ist ein vorbeugender, ganzheitlicher Ansatz der Gesunderhaltung. Im chinesischen Altertum traten die Philosophen für das Tao ein, eine Wissenschaft und Philosophie, mit der man das Qi wahrnehmen, seinen Fluss kontrollieren und im Einklang mit dieser Lebensenergie, die jedem Menschen und der ganzen Welt innewohnt, leben konnte. Indem sie von einem grundsätzlichen Gleichgewicht zwischen Yin und Yang im Selbst ausgingen, das auf die Gesellschaft und die ganze Welt übertragen werden konnte, lehrten die alten chinesischen Medizintexte, wie die Gesundheit erhalten und Krankheiten vorgebeugt werden konnte. Das Leben nach dem Tao bescherte den Weisen ein langes Leben. In Tabelle 4 sind einige grundlegende Aspekte des Gesundheitsansatzes in der TCM zusammengefasst.

Tabelle 4: Grundlagen des Gesundheitsansatzes in der TCM

Ganzheitlich	• Die Ursache einer Krankheit liegt nicht unbedingt in der Nähe des Symptoms. Deshalb werden körperliche Unregelmäßigkeiten, psychologische Faktoren und unsere Persönlichkeit beobachtet, um ein harmoniestörendes Muster zu erkennen, das sich aus der Frage nach Ursache und Wirkung ergibt.
Vorbeugend	• Die TCM diagnostiziert und behandelt Ungleichgewichte, bevor diese sich körperlich äußern. • Um zu verhindern, dass Beschwerden entstehen, wird empfohlen, dass man seine Lebensgewohnheiten und Aktivitäten so einrichtet, dass sie die Gesundheit fördern. • Es ist sinnvoller, ein zugrunde liegendes Problem zu behandeln, statt vorbeugende Maßnahmen zu treffen, um keine neuen Komplikationen zu schaffen. Wenn man beispielsweise Aspirin nimmt, um einem Herzinfarkt vorzubeugen, kann dies zu neuen Problemen führen, nämlich einer Gastritis.
Natürlich	• Die TCM nutzt die natürlichen Selbstheilungskräfte des Körpers, um Krankheiten zu kurieren. • Krankheitssymptome werden nicht als Probleme betrachtet, die man invasiv durch eine Operation oder Medikamente lösen muss, sondern als Zeichen, dass etwas nicht im Einklang ist und wieder ausgeglichen werden muss.
Behandlungs-grundlagen	• Die TCM erkennt und behandelt die Ursache einer Krankheit, statt allein die Symptome zu behandeln.
Flexible Behandlungs-weisen	• Da die Symptome nicht in einen allgemeingültigen Behandlungsplan geordnet werden, bleibt eine individuelle, ganzheitliche Sicht der Symptomologie, Diagnose und der Medikamentierung erhalten.

Das Himmlische Wasser

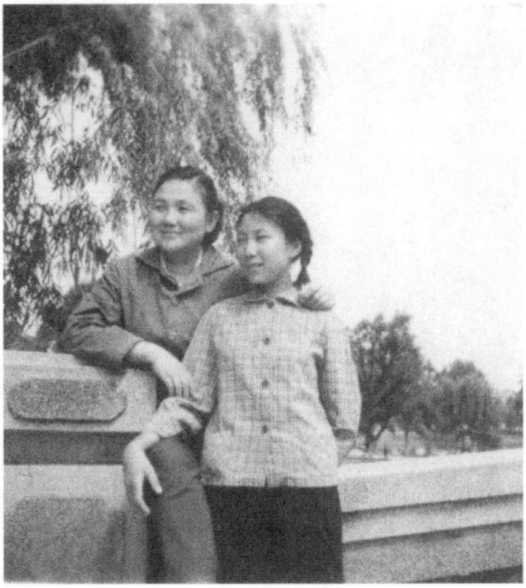

Ich, im Alter von dreizehn Jahren,
mit meiner Mutter

Wie ich das Himmlische Wasser kennenlernte

Ich erfuhr zum ersten Mal vom weiblichen Zyklus, als ich dreizehn Jahre alt war. Es war 1969, drei Jahre nach dem Beginn der Kulturrevolution. Obwohl man die Schulen geschlossen hatte, trat China in eine neue Ära ein und es war jungen Leuten wieder erlaubt zu studieren. Ich war gerade auf die Oberschule gekommen, als meine Eltern das Landwirtschaftskollektiv verlassen durften, wo sie arbeiten mussten, um für die Führungsposition zu büßen, die mein Vater in der Geschäftsführung eines Fernsehsenders gehabt hatte. Meine beiden älteren Schwestern und mein Bruder waren zu diesem Zeitpunkt auch nicht zu Hause gewesen, weil sie, wie alle ehemaligen Schüler und Studenten, ihre Nationalpflicht erfüllten und nach Peking fuhren, um Mao zu sehen. So kam es, dass ich zwei Jahre lang fast ganz allein lebte, obwohl mich natürlich Freunde der Familie oft besuchten.

Obwohl es eine erschreckende und unstete Zeit in China war, als Kinder ihre Eltern als Verräter an Mao denunzierten und Frauen ihre Männer anschwärzten, habe ich wunderschöne Erinnerungen wie die, dass ich jeden Tag Zeit mit meinen Eltern verbringen konnte und immer mit ihnen zusammen aß. Zwar waren die Lebensmittel karg und wurden rationiert (wir erhielten jeden Monat Essensmarken für fünf knappe 150 Gramm Fleisch und etwa 25 Pfund Reis), aber wir waren glücklich, zusammen zu sein.

Ich erinnere mich, dass meine Mutter immer öfter auf die Pubertät zu sprechen kam, ein bisschen wusste ich darüber schon – ich hatte in der Schule vom »Besuch einer alten Freundin« gehört und Bücher gelesen, in denen die Menstruation erwähnt wurde. Allerdings waren dies keine Sachbücher gewesen, sondern Romane. Natürlich war es verboten gewesen, andere Bücher zu lesen als die von Mao, aber ich war süchtig nach Büchern und las heimlich *Jane Eyre*, *Krieg und Frieden*, die Romane von Charles Dickens und vieles andere, auch die verbotenen chinesischen Klassiker. Mein Schulfreund und ich versteckten sie zu Hause und tauschten sie, in Kleidern versteckt, aus. Eines Tages kam er während eines sintflutartigen Regens zu uns. Meine Mutter öffnete die Tür und sagte ihm, ich sei nicht zu Hause. Er wollte gehen und drehte sich um, aber meine Mutter nahm ihn beim Arm und zog ihn ins Haus, damit er sich ein bisschen abtrocknen konnte, bevor er wieder hinaus musste. Dabei fielen ein paar Bücher auf den Boden. Meine Mutter war außer sich, sie wusste, dass die Kommunisten den Besitz von Büchern, besonders von Klassikern, mit Gefängnis bestraften. Ich wurde heftigst getadelt.

Das wenige, das ich über die Menstruation herausfinden konnte, machte mich nur neugierig. Ich fragte mich, wie es sich wohl anfühlen würde. Meine Mutter bemerkte, wie ich mir hin und wieder über die Brüste rieb und fragte, ob sie juckten. Sie sagte mir, dass ich erwachsen würde und Brüste entwickeln würde, um damit ein Baby ernähren zu können. Wenn meine Brüste ein bisschen juckten oder schmerzten, sollte ich ein paar Tropfen Pflanzenöl auf meinen Fingerspitzen anwärmen und dann die Brüste damit sanft massieren.

Meine Mutter erzählte mir auch, dass ich bald jeden Monat etwas »Besonderes« erleben würde und dass dies dann ein Zeichen dafür wäre, dass ich reifer würde. Damit wäre aber auch neue Verantwortung verbunden. Ich spürte, dass ich kein ungezogenes kleines Mädchen mehr sein durfte, dass ich auf mich selbst achten und mehr Verständnis für andere aufbringen musste. Meine Mutter sagte, ich würde aus der Scheide bluten, das könnte schmerzhaft sein und mir Übelkeit verursachen, ich solle mir aber keine Sorgen machen, es gäbe Kräuter, die meinen Körper stärken und Krankheiten vorbeugen könnten.

Zur Vorsicht gab sie mir einen fünf Zentimeter dicken Packen raues Reispapier und einen Gurt mit einem rechteckigen Stoffstreifen, der an einen Hüftgürtel befestigt war. An dem Stoffstreifen war eine Klappe, die über den Hüftgürtel ragte und mit einem Knopf geschlossen werden konnte. Meine Mutter zeigte mir, wie man das Papier in schmalere Streifen faltete und wie man es so zurechtlegte, dass es bequem war. Wenn ich den Papierstreifen wechseln wollte, würde ich einfach den Knopf öffnen, das beschmutzte Papier entfernen und neue Blätter einlegen. Mir war es ein wenig peinlich, als meine Mutter mir all dies erklärte. Es verursachte mir ganz neue Überlegungen: ein Freund, heiraten, Babys. Mir bereitete diese neue Phase in meinem Leben ein wenig Unbehagen, vielleicht weil ich mich etwas langsamer entwickelte als meine Freundinnen. Meine Mutter aber versicherte mir, dass dies ganz normal sei, wenn man eine Frau werde.

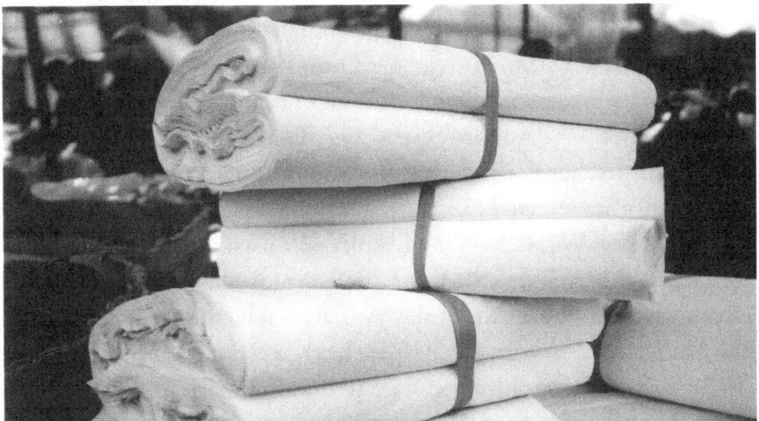

Reispapier

Im *Huangdi Nei Jing* wurde der entstehende weibliche Zyklus schon Jahrhunderte vor Christi Geburt beschrieben. Nach dem *Nei Jing* besteht das Leben einer Frau aus einer Reihe von Zyklen aus je sieben Jahren. Im Alter von sieben Jahren beginnt das Qi eines Mädchens zu erblühen. Mit vierzehn Jahren sollte es so robust und stark sein, dass es mit dem Einsetzen der Periode zur Frau werden kann. Der Körper muss die Gewissheit haben, dass wir lebendig sind, dass unser Qi und unser Blut auf dem Höchststand sind, bevor ein lang anhaltender, regelmäßiger Blutverlust in Gang gesetzt wird.

In der chinesischen Antike bezeichneten die Ärzte die Menstruation als *Tian Gui* oder »Himmlisches Wasser«, weil sie glaubten, dass Menstruationsblut anders sei als das Blut, das durch unseren Körper fließt und diesen nährt. Sie wussten, dass ein Mann in die Vagina ejakulieren muss, damit die Frau schwanger wird und dass mit der Empfängnis die Menstruation aufhört. Da sie das Ei nicht mit eigenen Augen sehen konnten, glaubten sie, das Menstruationsblut sei, gleich dem Sperma des Mannes, die Fortpflanzungsessenz der Mutter. Fu Qing Zhu, ein Gynäkologe aus dem 17. Jahrhundert, schrieb in seinem Buch zur Frauenheilkunde *Fu Qing Zhu Nu Ke*: »Menstruationsblut ist kein Blut, sondern es ist himmlisches Wasser, das aus den Nieren kommt ... Es ist rot wie Blut, aber es ist kein Blut. Deshalb bezeichnet man es als Himmlisches Wasser.« Und der *Nei Jing* schreibt dazu: »Das ‚Himmlische' beschreibt das Hinabsteigen des wahren Qi vom Himmel; ‚Gui' bezeichnet das Wasser wie himmlische Wolken, die für Wasser sorgen.« Wir speichern unser Qi und unser Jing (siehe Seite 32) beziehungsweise die Essenz in den Nieren. Deshalb sind diese für unser Wachstum und unsere Entwicklung verantwortlich. Menstruationsblut ist mehr als ein monatliches Abstoßen von unbrauchbarem Material aus dem Uterus. Es ist die Essenz, die Lebensenergie, die wir zum Leben brauchen.

Die Menstruation besteht in der Hauptsache aus Blut. Wie es aber bereits die Ärzte im alten China gelehrt haben, beginnt das Menstruationsblut erst dann zu fließen, wenn mit etwa vierzehn Jahren eine ganze Reihe von Faktoren zusammenkommen: Unsere Nieren müssen stark sein und es muss sich genug Blut angesammelt haben, um aus dem Uterus ausgestoßen zu werden. Zusätzlich müssen Qi und Blut im Gleichgewicht sein und geschmeidig durch die Zang-Fu-Organe strömen. Auch müssen die beiden Meridiane, die unseren weiblichen Siebenjahreszyklus überwachen, gut funktionieren. Das Konzeptionsgefäß (*renmai* – das »Meer allen Yins«) muss stark fließen und das Durchdringungsgefäß (*chongmai* – das »Meer des Blutes«) muss ausreichend mit Blut versorgt werden. Wenn diese Variablen zusammenkommen, beginnen wir zu menstruieren.

Der Beginn des Himmlischen Wassers ist ein Meilenstein im weiblichen Lebenszyklus. Er markiert den Beginn der Fortpflanzungsphase in unserem Leben und stellt einen Wendepunkt für unsere Gesundheit dar. Da das Einsetzen der Menstruation eine radikale Veränderung ist, ist es auch eine Zeit erhöhter Verletzbarkeit, die mit besonderer Aufmerksamkeit und Fürsorge begleitet werden muss.

Mit dem Beginn meiner ersten Periode durfte ich besondere Speisen essen, die, wie ich beobachtet hatte, meine Mutter zuweilen aß. In den etwa fünf Tagen, an denen ich menstruierte, kochte meine Mutter eine Suppe aus Eiern, Rohrohrzucker und hausgemachtem Reiswein. Diese Eierspeise regt den Kreislauf an, hilft, den Körper zu versorgen und warm zu halten und sie trägt dazu bei, dass sich Blut und Qi geschmeidig bewegen und dass unsere Zang-Fu-Organe harmonisch arbeiten. Sogar mein Vater weiß, wie man Eiersuppe kocht. Wenn er wusste, dass ich meine Periode hatte, hat er sie für mich zubereitet. Für chinesische Männer ist es ganz normal, über die Nahrungsmittel, die speziell für Frauen und auch allgemein heilende Wirkung haben, gut Bescheid zu wissen, denn Vorbeugung und Behandlung sind in chinesischen Familien Teil des täglichen Lebens geworden und daraus nicht mehr wegzudenken.

Eiersuppe

(für 1 Portion)

150 ml Wasser
1 Esslöffel Rohrohrzucker
2 Eier
3 Esslöffel Reiswein

Bringen Sie in einem mittelgroßen Topf das Wasser und den Zucker bei mittlerer Hitze zum Kochen.
Schlagen Sie zwei Eier in das kochende Wasser und lassen Sie alles zuammen aufkochen. Fügen Sie den Reiswein zu und schalten Sie den Ofen aus. Servieren Sie die Suppe heiß.

Meine Mutter kochte außerdem süßes Reis-Congee, einen dünnen Brei mit getrockneten Longan-Früchten und roten chinesischen Datteln. Der süße Reis unterstützt den Fluss des Leber-Qi, die Longan-Früchte regen den Fluss des Qi an und sorgen für mehr Blut, die Datteln versorgen das Blut und beleben die Milz.

Süßes Reis-Congee

(für 4 Portionen)

900 ml Wasser (knapp 1 Liter Wasser)
1 Tasse schwarzen süßen Reis
1 Tasse getrocknete Longan-Früchte (aus dem chinesischen Supermarkt)
10 Datteln
2 Esslöffel Rohrohrzucker
1 daumendickes Stück frischer Ingwer, geschält und fein geschnitten

Kochen Sie in einem großen Topf das Wasser, den Reis, die Longan-Früchte, die Datteln und den Zucker bei mittlerer Hitze. Lassen Sie das Ganze zwei Stunden lang bei geringer Hitze weiter köcheln und rühren Sie gelegentlich um. Das fertige Congee ist so flüssig wie Suppe. Füllen Sie es in Schüsseln und streuen Sie die Ingwerscheiben darüber.

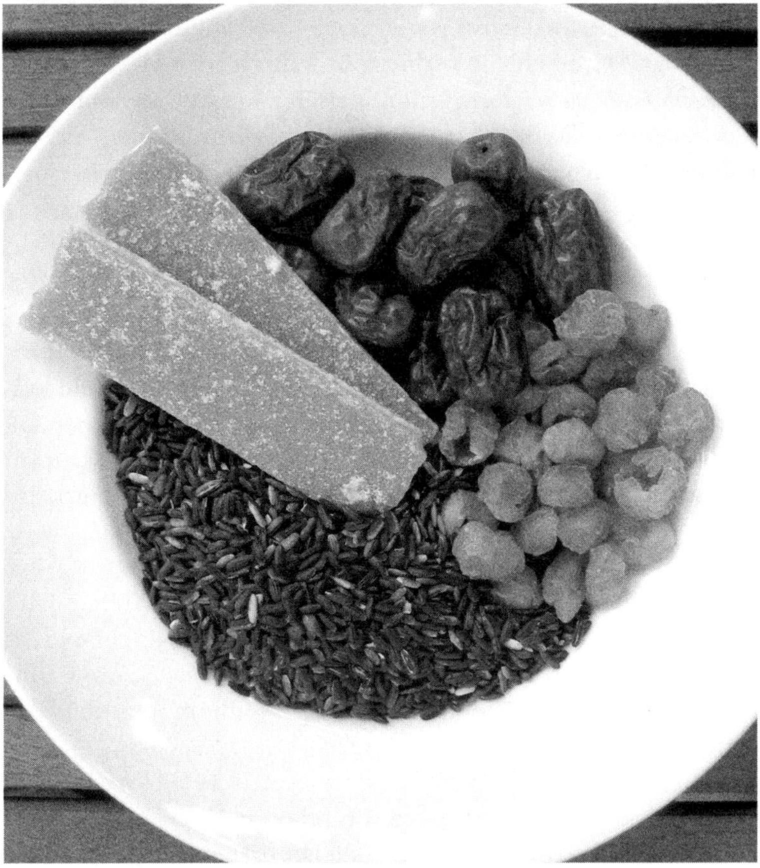

Im Uhrzeigersinn von oben: Rote chinesische Datteln, getrocknete Longan-Früchte, schwarzer süßer Reis und rohes Zuckerrohr

Am Anfang der Menstruation sind die Blutungen noch nicht regelmäßig, deshalb gab meine Mutter mir *Wu Ji Bai Feng Wan*, um meinen Zyklus regelmäßiger werden zu lassen. Diese Fertigarznei ist speziell zusammengestellt worden, um allgemeine Beschwerden, die mit dem Himmlischen Wasser zusammenhängen, anzusprechen. Meine Mutter empfahl mir auch, mich auszuruhen, nichts Schweres zu tragen und keinen anstrengenden Sport zu treiben. Sie verbot mir, während der Menstruation kaltes Wasser zu trinken, kalte Speisen zu essen oder schwimmen zu gehen. Da das Blut in der Zeit des Himmlischen Wassers von der Gebärmutter nach außen fließt, hat der Körper einen Mangel an Qi und Blut, denn wenn man Blut verliert, verliert man auch Qi. Wir sind in dieser Zeit also anfälliger für von außen eindringende Faktoren wie Kälte. Wenn man während der Periode kalte Speisen oder Getränke zu sich nimmt, kann dies das Qi blockieren und essenziell wichtige Funktionen behindern. Auch wenn wir während der Menstruation barfuß auf kaltem Boden stehen kann Kälte in den Körper kommen.

Meine Patienten fragen mich oft, was kalte Speisen und Getränke denn mit der Menstruation zu tun haben. Ich erkläre ihnen dann, dass kalte oder rohe Nahrungsmittel die Milz belasten und angreifen können. Sie kann dann ihre Aufgabe, das Blut in den Gefäßen zu halten, nicht mehr voll erfüllen. Und wenn im Organsystem der Milz ein Ungleichgewicht eintritt, kann es sein, dass wir dies durch besonders starke Blutung, Übelkeit, Muskelkrämpfe oder Heißhunger auf Süßes spüren.

Meine Mutter gab an mich das weiter, was sie von meiner Großmutter gelernt hatte, und was schon unzählige Generationen von Frauen meiner Familie gelehrt hatten. Sie gab mir die Kraft, mit vorbeugenden Maßnahmen für mich selbst zu sorgen, damit meine Gesundheit immer gewährleistet und so gut wie nur möglich sein sollte. Es gibt eine sehr enge Beziehung zwischen diesen Empfehlungen zu Ernährung und Lebensgewohnheiten und unserer Gesundheit in Bezug auf die Menstruation. Keine Frau in meiner Familie hat, sofern sie diese Empfehlungen beachtet hat, je irgendwelche Zyklusunregelmäßigkeiten erlebt.

Das Himmlische Wasser ins Gleichgewicht bringen

Unser Himmlisches Wasser ist darauf angewiesen, dass unser Zang-Fu-Organsystem gut arbeitet und Qi und Blut sich flüssig bewegen. Jegliche Beschwerden in der Zeit des Himmlischen Wassers, wie Spannungsgefühl in der Brust, Kopfschmerzen oder Reizbarkeit, ist Anlass zur Sorge. Diese Symptome verweisen auf Ungereimtheiten im Körper, die, wenn sie unbeobachtet bleiben, sich zu Zysten, Knoten, eventuell Tumoren und Problemen bei der Empfängnis, der Schwangerschaft, der Geburt oder in den Wechseljahren auswachsen können.

Im Westen bezeichnet man die Ansammlung von Symptomen, die beim Einsetzen der Wasser des Himmels auftreten, wie Meteorismus, Krämpfe, Tränenausbrüche und einiges mehr als Prämenstruelles Syndrom (PMS). Bevor ich nach Kanada kam, hatte ich noch nie von PMS gehört. Ich wunderte mich, dass man im Westen die körperlichen und emotionalen Ausdrücke von Ungleichgewichten im Körper als Syndrom brandmarkte und negativ mit den Wassern des Himmels in Verbindung brachte. Wenn man diesen Ausdrücken der Harmoniestörung einen Namen gibt, kann man mit unserem Unwohlsein, Schmerz und unserem psychischen Leiden wunderbar umgehen, indem man sie, gleichsam unbeachtet, dem PMS zuschreibt. Logisch, dass man diese Zeit unseres weiblichen Zyklus als Ärgernis und Quelle vieler Übel betrachtet.

Statt mehrere Symptome zu einem Syndrom zusammenzufassen, setzt die chinesische Medizin Muster von Ungleichgewichten in Bezug zum Zang-Fu-Organsystem. Das, was man im Westen als PMS bezeichnet, ist in den meisten Fällen eine Stagnation des Leber-Qi: Der Fluss der Lebensenergie ist ins Stocken geraten und kann nicht gut genug zirkulieren. Sie ist wichtig, da die Leber dafür verantwortlich ist, dass sich das Qi ausgewogen und geschmeidig durch den Körper bewegt. Da unsere Gefühle Ausdruck des Qi sind, steuert die Leber auch unsere Gefühle. Und da die Leber den Blutfluss steuert und das Qi durch die Leber fließt, bevor es die Gebärmutter erreicht, steuert die Leber auch unseren Menstruationszyklus. Folglich können alle emotionalen Unruhefaktoren wie Reizbarkeit oder Niedergeschlagenheit zu Zeiten unseres Himmlischen Wassers ein Zeichen dafür sein, dass das Leber-Qi blockiert ist. Wenn das Leber-Qi stagniert, stauen sich die Gefühle und der Körper versucht, diese Stagnation durch Wutausbrüche oder Weinkrämpfe aufzulösen (Tränen gelten als der Leber zugeordnete Flüssigkeit). Zorn, Groll, Ärger und Frustration sind die Gefühle, die der Leber zugeordnet werden. Wenn sie aus dem Gleichgewicht ist, steigt die Wahrscheinlichkeit, dass wir diese Gefühle intensiver und öfter verspüren.

Da das Qi mit Hilfe des Blutes fließt, kommt es bei einer Blockierung von Qi möglicherweise auch zu einer Stagnation von Blut, sodass sich nicht nur emotionale, sondern auch körperliche Symptome zeigen. Dies hat in der Zeit des Himmlischen Wassers besondere Bedeutung, weil die Leber das Blut speichert, welches die Gebärmutter versorgt. Stagnierendes Leber-Qi kann sich auf der körperlichen Ebene in Rückenschmerzen, Spannungsgefühl in der Brust, dem Gefühl aufgedunsen zu sein, Verstopfung, unregelmäßigem Zyklus, Depressionen, Mammatumore und schmerzhafter Menstruation (Dysmenorrhö) äußern. Der Meridian, durch den das Leber-Qi fließt, beginnt auf der Innenseite der großen Zehen, steigt durch die Füße und die Innenseiten der Beine in die Hüftregion, wo er die Gebärmutter umkreist, den Magen hinaufsteigt und dann zu Leber und Gallenblase übergeht. Danach wandert er weiter an der Vorderseite des Körpers entlang in die Brüste, bewegt sich nach innen und dann hoch durch die Speiseröhre bis in die Augen (siehe Abbildung 5, S. 73). Deshalb kann ein Ungleichgewicht des Leber-Qi Auswirkungen auf den Unterbauch, beispielsweise die Eierstöcke, die Gebärmutter, die Eileiter und den Dickdarm sowie die Milz- und Magenmeridiane haben. Die geschmeidige Fortbewegung des Qi durch

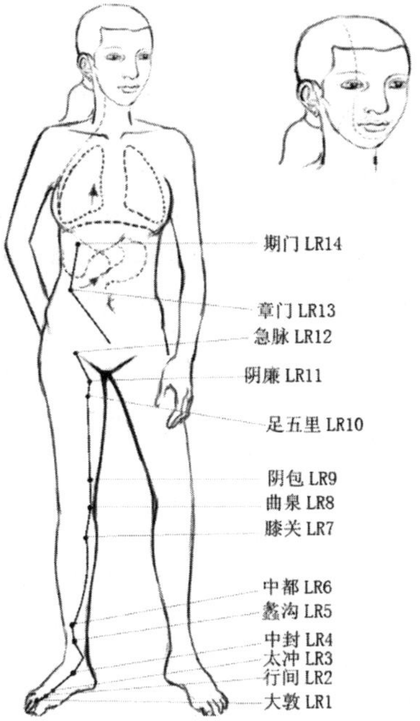

Abb. 5 Der Leber-Meridian

alle diese Organnetzwerke wird behindert und Beschwerden wie Knoten in der Brust, Stimmungsschwankungen, Meteorismus, Schilddrüsenprobleme, Funktionsstörungen der Stimme und Herzbeschwerden begünstigt.

Bei einer größeren Blutstockung im Beckenbereich fließt deutlich weniger Blut in die Eierstöcke und die Gebärmutter, was zu Blutgerinnseln, Krämpfen, Gebärmuttermyome, Unfruchtbarkeit, Schmerzen beim Geschlechtsverkehr und ein Versiegen des Himmlischen Wassers (Amenorrhö) führen kann.

Ein Stocken des Leber-Qi und des Blutes ist fast immer auf unterdrückte, unausgedrückte oder extreme Gefühle zurückzuführen. Da das Organsystem der Leber in enger Beziehung zu den Gefühlen steht, ist es am anfälligsten für Probleme, die mit Einschränkung, Stau und Stockung zu tun haben. Jede Woche kommen Patientinnen in meine Praxis, die ihr Himmlisches Wasser verloren haben, weil manche Gefühle nicht ausgedrückt wurden. Dieser Gefühle waren sie sich entweder gar nicht bewusst oder sie waren nicht in der Lage, sie in Worte zu fassen. Ein Gefühl wie Schuld beispielsweise, wie Jane sie nach dem Tod ihrer Mutter empfand. Als sie zu mir kam, war Jane achtunddreißig Jahre alt. Sie erzählte mir, wie ihre alleinstehende Mutter sie adoptiert hatte. Ihre Mutter war ihre beste Freundin und Jane war ihr ungeheuer dankbar für ihre Liebe, ihre Anteilnahme und Hilfe. Irgendwann beschlossen die beiden, gemeinsam eine Reise zu machen und begannen zu planen. Leider musste Jane die Reise aufgrund beruflicher Verpflichtungen absagen. Ihre Mutter entschied, die Reise allein zu machen und starb unterwegs bei einem Verkehrsunfall. Jane verfiel in tiefe Verzweiflung und schwankte zwischen Trauer und Schuldgefühl. Sie konnte sich selbst nicht vergeben, ihre Mutter nicht begleitet zu haben. Das Bedauern lastete sehr schwer auf ihr. Schließlich bekam sie ihre Periode nicht mehr und ihr Haar fiel aus. Das war der Zeitpunkt, als sie zu mir kam.

Ich wusste, dass ihre Gefühle, der Verlust und das Schuldgefühl ihr Qi blockierten und sprach mit Jane, um ihr die Gelegenheit zu geben, ihre tiefsten Gefühle zu äußern. Sie erzählte mir von ihrer Kindheit und wie ihre Mutter sich ihrer angenommen und ihr das Gefühl gegeben hatte, geliebt und für sie etwas Besonderes zu sein. Ich schlug Jane vor, ihre Gefühle in einem Tagebuch aufzuschreiben und die Zeit, die sie mit ihrer Mutter geteilt hatte, zu dokumentieren. Ganz besonders wichtig war bei ihrer Behandlung, die Gefühle zu lösen, die das Leber-Qi und das Blut stoppten, was ihr Himmlisches Wasser zurückhielt. Jane drückte ihre tiefe Trauer und ihr Schuldgefühl in ihrem Tagebuch aus und bekam ihre Gefühle nach und nach in den Griff. Ihre Periode kam wieder und die Haare fielen nicht mehr aus.

Auch in meinem Leben gab es eine Zeit, in der meine emotionale Gesundheit großen Einfluss auf mein Himmlisches Wasser hatte: 1988, kurz nachdem ich nach Kanada ausgewandert war.

Ich hatte China verlassen, um an der Queen's University in Kingston in Ontario an einem Absolventenstudiengang in Pharmakologie teilzunehmen. Mein Englisch war nicht gut und ich kannte niemanden in dieser kleinen kanadischen Stadt. Ich mietete ein Zimmer in der Nähe der Universität, mit im Haus wohnte eine andere Studentin und die Vermieterin. Ich kochte nicht und aß auch nicht zu Hause, weil ich kein Geschirr und keine Töpfe besaß. Zudem war ich nur selten dort, ich verließ das Haus morgens um halb acht und kam erst gegen zehn Uhr am Abend zurück. Ich verbrachte den Tag in meinen Kursen und damit, in der Bibliothek Englisch zu lernen, wo ich immer wieder meine Kassetten mit den Lektionen anhörte. Ich aß deshalb nur Fast Food wie Erdnussbutter und Kekse, beides konnte man auch gut mit in die Bibliothek schmuggeln. Die Vermieterin brachte mir bei, wie man Sandwiches schmiert, ich ernährte mich also hauptsächlich von diesen einfachen Lebensmitteln und nahm keine vollständigen, ausgewogenen Mahlzeiten zu mir.

Fast jeden Abend weinte ich, weil mir meine Familie und meine Freunde in China fehlten. Ich spürte, in was für eine schwierige Situation ich mich selbst manövriert hatte. Ich schlief dann mit meinen Englisch-Kassetten ein, es war so schlimm, dass meine Ohren innen wund und aufgescheuert waren, weil die Kopfhörer ständig dagegen drückten.

Der Weihnachtstag in diesem Jahr wird immer eine schlimme Erinnerung für mich bleiben: Die Uni hatte für Studenten wie mich, die am Feiertag nirgendwo anders hin konnten, einen Teil der Bibliothek geöffnet. Als die Bibliothek um sechs Uhr abends schloss, war es kalt und dunkel. Ich ging rasch den kurzen Weg zu dem Haus, in dem ich wohnte. Als ich ankam, war die Haustür verschlossen und ich stellte fest, dass ich meinen Schlüssel in meinem Zimmer vergessen hatte. Alle Geschäfte und Restaurants der Stadt waren geschlossen und es war zu kalt, um sich einfach irgendwo hinzusetzen. Also beschloss ich, noch einmal um den Block zu gehen. Ich ging einmal, zweimal, dreimal und ging immer weiter, zählte meine Schritte und hörte meine Kassette.

Ich hätte gern geweint, aber ich hatte Angst, die Tränen würden auf meinem Gesicht zu Eis gefrieren. Zum Glück war ich sehr warm angezogen und so lange ich mich bewegte, fror ich nicht. Ich hatte das Gefühl, dies sei ein Traum und würde in Wirklichkeit gar nicht passieren. Stunde um Stunde verging, bis schließlich kurz vor Mitternacht meine Vermieterin zurückkam und die Tür aufschloss. Ich fiel ins Bett und eine ganze Weile lang wurde mein ganzer Körper vom Schluchzen geschüttelt. Aber ich war so erschöpft, dass ich trotzdem schnell einschlief.

Im ersten Monat nach meiner Ankunft in Kingston floss mein Himmlisches Wasser noch, danach hörte es auf. Ich war schockiert, denn mein Zyklus war immer sehr regelmäßig gewesen, eine Konstante in meinem Leben. Ich ging los, um die Fertigarznei *Wu Ji Bai Feng Wan* zu kaufen, aber leider gab es in Kingston so etwas nicht. Ich bat meine Eltern, mir welche aus China zu schicken. Inzwischen massierte ich die Gegend unterhalb des Bauchnabels, um den Blutfluss anzuregen. Schließlich erhielt ich die Pillen von meinen Eltern, aber der Einfluss der Niedergeschlagenheit und des Stress auf das Organsystem meiner Leber war so groß, dass es noch weitere acht Monate dauerte, bis mein Himmlisches Wasser wieder zu fließen begann.

Im Westen fällt es vielen Frauen schwer zu glauben, dass ihre eigenen Gefühlen, vor allem Wut, Ärger, Frustration und Irritation, solch einen direkten Einfluss auf ihre Menstruation haben können, aber emotionale und mentale Probleme sind starke Quellen vieler Ungleichgewichte im Körper. Wenn der Geist nicht zur Ruhe kommt, wird das Qi überaktiv und, wenn es zu einer anhaltenden Störung kommt, kann das Qi behindert werden und stagnieren. Zu wissen, wie wir mit den emotionalen, mentalen und körperlichen Aspekten unserer Persönlichkeit umgehen und sie ins Gleichgewicht bringen können, beeinflusst stark die Gesundheit unserer Menstruation und den Umstand, ob wir uns wohl fühlen. Da die Organe alle in wechselseitiger Abhängigkeit stehen, kann die Wut, welche die Leber angreift, oder die Angst, welche die Nieren verletzt, oder die übergroße Freude, welche das Herz erschüttert, dic Furcht, welche die Milz schädigt, die Trauer, welche die Lungen attackiert, über kurz oder lang ebenso ein Ungleichgewicht in jedem anderen Organ hervorrufen. Unsere Gefühle sind Ausdruck von Energie, deshalb sorgt ihr geschmeidiges und gleichmäßiges Fortbewegen dafür, dass wir gesund bleiben.

Wenn wir Probleme mit dem Himmlischen Wasser haben, sollte man als erstes eine Bestandsaufnahme seiner Gefühle machen, seinen emotionalen Stress und seine Sorgen erkennen, diese dann aufarbeiten und sich davon befreien.

Sharon

Sharon hatte in der Zeit, als ihr Himmlisches Wasser floss, nie Probleme gehabt. Von dem Zeitpunkt an aber, als ihr klar wurde, dass sie das Kind, das sie sich wünschte, von ihrem Mann nicht bekommen würde, litt sie unter Krämpfen, Meteorismus, Spannungsgefühl in der Brust und anderen Symptomen, die zum PMS zählen. Ihr Mann wollte keine Kinder, sondern lieber zurück an die Uni, um einen weiteren Abschluss zu machen. Seitdem sie geheiratet hatten, war Sharon fast immer diejenige gewesen, die die Brötchen verdient hatte. Sie liebte ihren Mann, empfand es aber als unfair, dass sie kein Kind bekommen würde, obwohl sie sich das so sehr wünschte. Sie war verärgert, sagte es ihrem Mann jedoch nicht. »Ich hatte Angst, schlafende Hunde zu wecken.«, sagte Sharon zu mir. »Ich wusste einfach nicht, wie ich ihn darauf ansprechen sollte ... Ich hatte keinerlei Vorbild, nach dem ich handeln konnte. Ich komme aus einer Familie mit traditioneller Rollenverteilung, ich tat das, wovon ich annahm, das man es von mir erwartete – mit ihm durch dick und dünn zu gehen.«

Sharons Ärger aber wandte sich nach innen und sie wurde depressiv. Ihre Gefühle waren stark, aber sie wusste nicht, wie sie sie ausdrücken sollte. Sie war sich ihres Problems bewusst, aber sie wusste nicht, wie sie damit umgehen sollte. Sharon ging in eine Therapie, eine Meditationsgruppe und stürzte sich in die Arbeit.

In den folgenden sieben Jahren verschlechterte sich ihr Gesundheitszustand im Zusammenhang mit der Menstruation immer mehr, sie bekam ihre Periode immer früher, die Krämpfe wurden stärker, der aufgeblähte Bauch blieb. Sie sagte: »Ich unternahm nichts, weil ich dachte, das hätte jede Frau. Ich dachte, das wäre normal.«

Ihr Leben engte sich schließlich so weit ein, dass die beiden nur noch zu zweit ausgingen. Ihr Mann wollte immer Sharons komplette Aufmerksamkeit haben und hinterging sie öfter. Sie unterdrückte weiterhin ihre Gefühle, sodass ihr Selbstwertgefühl zunichte gemacht wurde. »Ich tat in der Öffentlichkeit oder bei unseren Familien nichts, was ihm widersprechen oder was er als Kritik auffassen könnte«, sagte sie. »Ich tat überhaupt nichts, was ihn in irgendeiner Weise bloßstellen oder bei dem er das Gesicht verlieren würde. Ich hielt im wahrsten Sinne des Wortes meinen Mund.«

Sharon hatte nun ihre Periode extrem stark, dazwischen eine leichte Zwischenblutung. Ihr Zyklus wurde sehr unregelmäßig und begann meist eine Woche nach dem Ende ihrer letzten Periode. In der Mitte ihres Zyklus schmerzten ihre Brüste und sie hatte sehr schmerzhafte Krämpfe. Ihr Bauch war so aufgebläht, dass sie sogar schon gefragt wurde, ob sie schwanger sei. Ihr Frauenarzt teilte ihr mit, sie habe zwei Myome in der Gebärmutter, die zusammen so groß seien wie ein sechzehn Wochen alter Fötus. Glücklicherweise waren sie gutartig. Der Arzt meinte, die Myome seien aufgrund eines erhöhten Östrogenspiegels entstanden, ihr Körper produziere nicht ausreichend Progesteron.

Sharon begann also eine Progesteroncreme zu benutzen und startete ein drastisches Selbsthilfeprogramm. Sie las sich einiges über Nahrungsergänzungsstoffe an, verzichtete auf dunkles Fleisch, raffinierte Lebensmittel und Milchprodukte. Ihr Sportprogramm bestand aus Yoga, leichtem Aerobic und Krafttraining. Zusätzlich besuchte sie einen Trance-Channeller. Er bestärkte sie darin, sich selbst zu beobachten, und zwar körperlich, emotional und spirituell, und er half ihr, ihren Ärger zu erkennen. Sie begann zu verstehen, wie groß ihre Angst war, ihrer Ehe ins Gesicht zu sehen, entschied aber tapfer, gemeinsam mit ihrem Mann in eine Beratung zu gehen.

Nicht einmal ein Jahr danach beschloss Sharon, ihren Mann zu verlassen. Sie sagte, dass sie bis dahin »nur für ihn gesorgt habe. Jetzt weiß ich wieder, wer ich bin.« Gleich, als ihr Mann ausgezogen war, fing Sharon an, alle Spuren, die er hinterlassen hatte, zu beseitigen. Zum ersten Mal seit fast zwanzig Jahren war sie morgens fröhlich, als sie aufwachte. Sie sagte: »Ich hatte meine ganze Kraft abgegeben und habe sie mir nun wiedergeholt.«

Nur einen Monat nach der Trennung teilte der Arzt Sharon mit, dass ihre Myome um die Hälfte geschrumpft seien. Für Sharon gibt es keinen Zweifel, dass zwischen ihrer unterdrückten Wut, ihrer unregelmäßigen Periode und den Myomen eine starke Kausalverbindung besteht.

Sharon hatte eine Menge Unterstützung und arbeitet noch immer mit jemandem zusammen, der ihr hilft, dem näher zu kommen, was sie möchte und an was sie glaubt. Er hat sie dahin geführt, dass sie erkannte, wovor sie Angst hatte, und dann mit dem, was sie sah, umgehen konnte. Unterstützung, ob von einem Profi oder nicht, ist immens wichtig, um emotionalen Stress zu lindern. Manchmal sind uns die Gründe für unseren Stress gar nicht klar, es kann aber helfen, die Gründe zu erkennen, wenn wir mit jemandem darüber reden. Wir können oft mit schwierigen Gefühlen oder traumatischen Lebensumständen besser umgehen, wenn wir mit Psychologen sprechen oder uns lieben Familienmitgliedern oder Freunden anvertrauen, die uns helfen, unser Problem in den Griff zu bekommen. Oftmals versuchen wir, mit verwirrenden Gefühlen selbst klar zu kommen, sind dann aber positiv überrascht, wenn wir Erleichterung verspüren, nachdem wir unsere Gefühle, Gedanken und Erfahrungen jemandem mitgeteilt haben. So erkennen wir schließlich, was uns tatsächlich zu schaffen macht, wir werden uns der Intensität unserer Reaktionen bewusst und verstehen, welche Bedeutung wir ihnen verleihen. Schließlich können wir dann auch erkennen, was uns allgemein daran hindert voranzuschreiten, in vielerlei Hinsicht, bezüglich unserer Gesundheit und unserer Lebensumstände.

Wenn Sie sich nicht gern anderen mitteilen, sollten Sie ein Tagebuch führen, und auf diesem heilsamen Weg Ihre Gefühle in Worte fassen. Sie schreiben das Tagebuch zum Nutzen Ihrer eigenen Gesundheit, Sie sollten deshalb auch Ihre tiefsten Gefühle und innersten Gedanken zu Papier bringen. Wenn wir unsere Gefühle dokumentieren, identifizieren wir uns nicht mehr so stark mit ihnen. Das Tagebuchschreiben schafft Abstand, sodass wir uns von unseren negativen Gefühlen distanzieren können. Wir schaffen uns somit die Gelegenheit, uns selbst ganz anders zu sehen und uns neu zu entscheiden. Hinzu kommt, dass wir unsere Gefühle durch das Aufschreiben verändern können und dadurch zu besserer Gesundheit gelangen. Wenn Sie das Gefühl haben, Sie seien zu gestresst und hätten viel zu viel zu tun, um zu schreiben, ist es wahrscheinlich genau der richtige Zeitpunkt, um Stift und Papier zu zücken – oder den Computer anzuwerfen. Das Tagebuchschreiben sollte aber nie zur lästigen Pflicht werden, es soll dazu dienen, Ihnen emotionale Last von den Schultern zu nehmen.

Catherine

In vielen Fällen ist es ein langer, schmerzhafter Prozess, die tatsächliche Ursache für Beschwerden im Zusammenhang mit dem Himmlischen Wasser zu finden. Bei Catherine war es ein Weg, der mehrmals über den Atlantik führte und ihr zwanzig Jahre lang jeden Monat zwei Wochen Schmerzen bereitete.

Im Alter von vierzehn Jahren bekam Catherine derart starke Bauchschmerzen, dass Sie ins Krankenhaus eingeliefert wurde. Mit diesen Schmerzen lernte sie das Himmlische Wasser kennen, obwohl man ihr dies damals nicht sagte. Sie wusste nichts über die Menstruation, weil ihre Mutter und die beiden älteren Schwestern sie nicht darauf vorbereitet hatten, was während des Zyklus auf sie zukommen würde. Catherine wusste nicht, dass dieser unglaubliche Schmerz regelmäßig wiederkehren würde. Im folgenden Monat war der Schmerz so stark, begann mehr als eine Woche vor dem Einsetzen ihrer Periode und hielt in den ersten drei Tagen der Blutung an, sodass sie Schmerztabletten nahm und Cognac trank, um ihn besser zu ertragen. Ihre Mutter sagte ihr, sie habe »the curse«, die Plage. Im ländlichen England, wo Catherine damals lebte, war dieser Begriff für die Monatsblutung üblich. Catherines Mutter litt ebenfalls an Schmerzen während der Periode, aber da Catherine nicht wusste, was die Menstruation war, hatte sie auch keine Ahnung, dass sie und ihre Mutter diese Schmerzen teilten.

Zwei Monate nach ihrer ersten Periode zog Catherine mit ihrer Familie nach Toronto, eine ungeheuer schwierige Veränderung für das Mädchen. Catherine bekam durch den Umzug von einem 200-Seelen-Dorf in die Millionenstadt Toronto ein starkes Gefühl von Abgeschobensein und Verlust. Obwohl sie natürlich Englisch sprach, war ihr Dialekt doch so stark, dass es für viele wie eine fremde Sprache klang. Dazu hatte sie die Wiesen und Hügel verlassen müssen, wohin sie sich oft zurückgezogen hatte, fern vom Dorf und ihrer Familie.

Catherines Schmerz breitete sich vom Bauch über ihren ganzen Körper aus und dauerte nun bis vier oder fünf Tage in ihre Menstruation hinein an. Eineinhalb Jahre nachdem sie nach Kanada gezogen waren, stellte man bei ihr eine Rheumatoide Arthritis im linken Arm fest. Mit sechzehn schlug ihr der Arzt eine Methode vor, den Schmerz loszuwerden – er empfahl ihr, ein Baby zu bekommen! Zwei Jahre später verschrieb man ihr die Pille, um die Schmerzen zu lindern. Nach drei Jahren bekam sie starke Kopfschmerzen. Als sie ihren Arzt fragte, ob es gefahrlos sei, Schmerzmittel und gleichzeitig die Pille zu nehmen, war er überrascht, dass die Pille ihr noch nicht geholfen hatte. Man ließ sie in dem Glauben, dass ihr Schmerz »ganz normal« bei Frauen sei, und dass es an ihr liege, die Situation zu nehmen, wie sie war.

Catherine schloss ihr Studium ab und begann, im Verlagswesen zu arbeiten. Sie fuhr mit ihrer Schmerzmittelkur fort, um »angenehm betäubt« zu sein, während ihr Schmerz immer stärker wurde.

Weil sie häufig fehlte, wurde sie bei Beförderungen übergangen. Sie fühlte sich in ihrem Schmerz zunehmend isoliert. Nachdem sie eineinhalb Jahre in Kanada gearbeitet hatte, beschloss sie, nach England zurückzugehen, wo sie sich mehr zu Hause fühlte.

Zwei Jahre nach ihrer Rückkehr nach England stellte Catherine fest, dass sich ihr Bauch nicht nur in der Zeit vor und während der Blutung aufblähte, jetzt geschah dies an jedem Wochenende! Man untersuchte sie mit dem Verdacht auf Endometriose (einer Krankheit, bei der das Gewebe, das die Gebärmutter umgibt, Endometrium genannt, in andere Bereiche auswächst), Myome, Polypen oder Zysten. Sie unterzog sich einer Laparoskopie, einem chirurgischen Eingriff, bei dem mithilfe eines teleskopähnlichen kleinen Instruments und einer Kaltlichtoptik die Bauchhöhle untersucht werden kann. Als sie wieder zu Bewusstsein kam, war sie schockiert, weil sie sah, dass Blut aus ihrem Bauchnabel trat. Die Ärztin aber sagte ihr: »Bei Ihnen ist alles in Ordnung.« Und schlug vor, Catherine solle ihr Verdauungssystem untersuchen lassen.

Noch zehn Tage nach der Laparoskopie war Catherine nicht fähig, wieder arbeiten zu gehen. Als sie aber zurückkam, gab es Gerüchte, sie habe einige Tage frei genommen, um eine Abtreibung vornehmen zu lassen. Catherine bekam nun mehr Verantwortung im Job und einen entsprechenden Titel, aber nicht die zugesagte Lohnerhöhung. Auch wurde ihre neue Funktion in der Firma nicht kommuniziert. An diesem Punkt beschloss sie, zu kündigen. Sie fand eine Teilzeitstelle nicht weit von ihrer Wohnung entfernt. Vier Monate lang war ihr Tagesrhythmus so, dass sie vormittags arbeitete, von ein Uhr mittags bis sechs Uhr abends schlief, aufstand, um etwas zu essen, sich wieder ins Bett legte und bis zum nächsten Morgen schlief. In dieser Zeit beschloss Catherine, wieder nach Kanada zu ziehen. Ebenfalls in dieser Zeit entschied sie sich, einen Homöopathen aufzusuchen, den eine Freundin, die in einem Naturkostladen arbeitete, ihr empfohlen hatte. Den Namen hatte sie schon seit einem halben Jahr, hatte aber gezögert, dort anzurufen, weil man ihr weisgemacht hatte, dass Homöopathie »spinnert und sowieso Quacksalberei« sei.

Beim ersten Besuch notierte sich der Homöopath Catherines Geschichte und fragte, was sie wolle. Sie antwortete, sie wolle, dass es ihr wieder gut ginge, wenn sie nach Kanada zurückzöge. Sie war bereit, alles dafür zu tun. Nachdem er ihr einige homöopathische Tabletten gegeben hatte, die Catherine erst zum Lachen, dann zum Weinen gebracht hatten, fragte der Homöopath sie, ob es in ihrem Leben ein Verlust-Muster gäbe. Die Worte des Homöopathen berührten sie tief.

Mit diesem bewegenden Ereignis begann Catherines drei Monate dauernde, radikale Behandlung mit Homöopathie. Sie arbeitete mit dem Homöopathen zusammen und hatte in dieser Zeit viele, viele Träume und Albträume, weinte scheinbar endlose Tränenbäche, ohne immer genau zu wissen, weshalb sie traurig war, und schlief viel. Langsam erschloss sich ihr Leben. Sie erkannte, dass andere ignoriert hatten, was sie fühlte. Und je mehr ihre Realität, ihre Gefühlswelt zur Seite gedrängt und ignoriert wurde, desto stärker wurden ihre Schmerzen.

Catherines Rückkehr nach Kanada stellte den Beginn einer intensiven spirituellen Reise dar. Sie nahm an einem Workshop über geführte Meditationen teil, und während andere das Gefühl hatten, sie schwebten auf Wolken, glaubte sie zu ertrinken. Dann unternahm sie ein spirituelles Retreat, währenddessen sie eine übersinnliche Erfahrung machte – sie konnte spüren, wie sie heilende Energie in ihren Händen öffnete. Ihre alten Grundsätze über Körper, Geist und Seele gerieten ins Wanken und sie betrat einen Weg, der ihr die Mittel, ihren Schmerz und ihr Leben zu verstehen, bewusster machte. Catherine lernte Menschen kennen, die ihr halfen, sich alte Lebenstraumata bewusster zu machen und mit diesen umzugehen. Ihre vagen Erinnerungen kreisten um Kinder, Bemutterung und Mutterschaft, Qualen, Vergewaltigung und Entehrung. Die Erfahrungen bohrten Löcher in ihre Wirklichkeit, und Catherine fühlte sich, als ob sich ihre Mechanismen zum Verarbeiten auflösten.

Einige Jahre nach ihrer Rückkehr nach Kanada waren ihre Schmerzen noch immer entsetzlich, doch hielten sie jetzt nur noch ein oder zwei Tage vor dem Einsetzen ihrer Periode an. Der Schmerz breitete sich nun auch weniger aus und je mehr Erinnerungen sie zutage förderte, desto mehr schwand der Schmerz aus dieser Erinnerung und verschwand schließlich ganz. Catherine fand heraus, dass sie weniger Schmerzen verspürte, sobald sie in der Lage war, eine Erinnerung zu fassen. Jetzt, da sie ein neues Verständnis der Beziehung zwischen ihrem Körper, ihrem Geist und ihren Gefühlen erreicht hatte, schloss sie ein Abkommen mit ihrem Körper: Wenn er ihr eine Information preisgab, würde sie Medikamente einnehmen, um den Schmerz zu lindern.

Nachdem sie drei Jahre lang diesem Abkommen treu geblieben war, erfuhr sie einen Durchbruch: Sie erinnerte sich plötzlich, dass sie im zarten Alter von drei Jahren missbraucht worden war. Dies war ein ungeheuer wichtiger Baustein in ihrem Heilungsprozess, es fügte sich eins zum anderen. Sie erinnerte sich, dass sie mit elf Jahren den Beschluss gefasst hatte, nichts mit dem Frausein zu tun haben zu wollen. Auf dem Land in England, wo sie aufwuchs, sah sie, wie Frauen entehrt und geschlagen wurden. In diesem jungen Alter wies sie die Verunglimpfung dessen, was sie als weiblich wahrnahm, ab. Damit leugnete sie auch ihr Gefühl des Frauseins. Mit den aufsteigenden Erinnerungen gewann Catherine ein grundlegenderes Wissen darüber, wo die Quelle ihres Wunsches, sich vom Frausein zu distanzieren, war. Sie erkannte, wie sehr das Leugnen sie ihrer Gefühle beraubte, und je mehr sie ihre Gefühle leugnete, desto größer waren ihre Schmerzen.

Als sie näher an ihre eigenen Gefühle herankam, verschwand ihre rheumatoide Arthritis. Heute nimmt Catherine keine Schmerzmittel mehr. Auch ihre Schmerzen treten, dadurch, dass sie sich Zeit und Raum gelassen hat, um Zugang zu ihren Gefühlen zu finden, nur noch in einem kleinen Bereich rund um ihre rechten Eierstöcke auf. Nun, da Catherine sich immer mehr daran erinnert, wer sie ist, schwinden ihre Schmerzen immer weiter.

Catherines Reise zu den Wurzeln ihrer Menstruationsschmerzen hat sehr viel Mut und Engagement gekostet. Wie sie selbst sagt: »Ich bin dem gefolgt, was ich in meinem Inneren wusste.« Wenn wir dies schaffen, dann können wir uns dem Prozess unserer emotionalen und spirituellen Entwicklung vertrauensvoll zuwenden und die Ursache unseres körperlichen Schmerzes finden. Manchmal lagern die Ursprünge unserer Symptome außerhalb unserer inneren Welt, an Orten, wo wir sie bewusst nie vermuten würden.

Oftmals verschreibt man Frauen, die in der Zeit des Himmlischen Wassers starke Schmerzen haben, orale Verhütungsmittel. Die Pille wird ebenfalls verschrieben, um bei Frauen mit verlängerter Regelblutung (Menorrhö) oder wenn das Himmlische Wasser nicht mehr fließt, die Blutung zu regulieren. In der TCM sagt man, dass die Pille zu einer Leber-Qi-Stagnation führt. Die Beschwerden und Symptome, die dadurch entstehen, treten eventuell zutage, während man die Pille nimmt, manchmal aber auch sehr viel später im Leben.

Sandra

Sandra war achtundzwanzig Jahre alt, als sie von einem in westlicher Medizin ausgebildeten Arzt an meine Praxis verwiesen wurde. Mit dreizehn Jahren hatte sie in der Zeit ihres Himmlischen Wassers entsetzliche Schmerzen durchlitten. Der Arzt verschrieb ihr die Pille, um die Menstruationsschmerzen zu lindern. Dann, fünfzehn Jahre später, suchte sie ihren Hausarzt auf, weil sie während des Geschlechtsverkehrs Schmerzen und ein ungutes Gefühl hatte. Der Arzt untersuchte sie und überprüfte ihre Hormonwerte. Das erschreckende Ergebnis lautete: Sandra erfuhr gerade das Einsetzen ihrer Wechseljahre! Sie besprach mit dem Arzt die Behandlungsmöglichkeiten und entschied sich gegen eine Hormonbehandlung, denn sie befürchtete, die Medikamente könnten einer ganzen Reihe von Komplikationen wie vielleicht Brust- oder Eierstockkrebs Tür und Tor öffnen. Als Sandra zu mir kam, wusste sie nicht, wie sie weiter vorgehen sollte, und machte sich Sorgen um ihre Fruchtbarkeit. Nach einer etwa sechs Monate langen Behandlung mit Akupunktur, Tuina und Kräutern begannen ihre Schmerzen, die sie

während des Geschlechtsverkehrs verspürte, zu verschwinden und ihr Himmlisches Wasser floss wieder.

Wenn das Leber-Qi nicht frei fließen kann, kann kein Blut in die Gebärmutter gelangen und es kann nach einer Weile zu einer Stagnation kommen. Eine Blut-Stasis kann dann sogar zu Unfruchtbarkeit führen. In China nehmen die Frauen normalerweise erst nach der Geburt ihres einzigen Kindes die Pille (seit 1979 darf jede Familie nur noch ein Kind haben, um das Bevölkerungswachstum einzudämmen). Die Frauen befürchten nämlich, dass ein künstlich erhöhter Hormonspiegel Auswirkungen auf ihre Fruchtbarkeit haben könnte, indem er eine Stagnation von Leber-Qi und Blut hervorruft. In Sandras Fall hat die Behandlung mit westlicher Medizin in Form der Pille zu größeren und schwerwiegenderen Problemen geführt: dem Einsetzen der Wechseljahre, möglichen Empfängnisschwierigkeiten und starken Schmerzen während des Geschlechtsverkehrs.

Die starken Krämpfe, die Catherine und Sandra durchlitten haben, sind eins von zahlreichen Symptomen, die zusätzlich zu den als PMS bezeichneten in der Zeit des Himmlischen Wassers auftreten können. Als zugrunde liegende Hauptquelle dieser Störungen können die Ungleichgewichte als Ursachen ausgemacht werden. Dazu gehören vor allem die emotionale Belastung, aber auch äußere pathogene Faktoren, die den Körper beeinträchtigen wie beispielsweise unregelmäßige Ernährung, Überarbeitung sowie übermäßige körperliche und geistige Beanspruchung. Aufgrund der engen Beziehung zwischen den Organsystemen spielt bei einer Schwäche des Nieren-Qi jeder einzelne dieser Faktoren eine entscheidende Rolle.

Die Nieren sind ein weiteres Organsystem, das, wenn es einmal aus dem Gleichgewicht gebracht wurde, eine Hauptursache für Symptome, die zum PMS gezählt werden, sein kann. Die Nieren-Essenz spielt dadurch, dass es das Himmlische Wasser hervorbringt, eine große Rolle in den Bereichen Fortpflanzung, Wachstum und Entwicklung sowie bei Schwangerschaft und

Geburt. Ein Mangel an Nieren-Qi äußert sich als lang anhaltende Ängstlichkeit, die zu prämenstruellen Wassereinlagerungen, Aufblähung des Unterbauchs, Rückenschmerzen, Verlust der Libido und Harnwegsinfektionen in der Zeit des Himmlischen Wassers führt.

Unser Verhältnis zu uns selbst

Eine der schlimmsten Hungersnöte der Geschichte grassierte 1959 und 1960 in China. Ich kann mich lebhaft an die Beine meiner Großmutter erinnern, die auf das doppelte Ausmaß anschwollen, weil sie weniger Proteine zu sich nahm. Der Proteinmangel verursachte Komplikationen im Nierensystem, die wiederum ihren Wasserhaushalt beeinträchtigten und zu extremen Flüssigkeitseinlagerungen in den Beinen führten.

Ich redete in meiner kanadischen Praxis mit einer Frau, deren geschwollene Beine mich frappierend und erschreckend an die meiner Großmutter erinnerten. Zudem hatte sie ihr Himmlisches Wasser verloren. Ich fand heraus, dass sie Angst hatte zuzunehmen, sie beschränkte ihre tägliche Nahrung auf ein Mindestmaß an braunem Reis und Wasser. Diese hoch gebildete, berufstätige Frau zeigte die gleichen Symptome wie meine unterernährte Großmutter, allerdings aus ganz anderen Gründen.

Bevor ich nach Kanada kam, war mir die Vorstellung fremd, dass Dünnsein schön und erstrebenswert sei. Im Westen versuchen viele Frauen, einen perfekten Körper zu entwickeln, so wie die Medien ihn propagieren. In China dagegen hatte ich gelernt, dass sich die Schönheit einer Frau in ihrem Intellekt und in ihrem Herzen zeigt, und darin, wie gut sie auf sich selbst achtet. Gesunde, intelligente, gutherzige Frauen galten als schön. Vielleicht lag es daran, dass die Menschen in China, als ich dort lebte, im Allgemeinen nicht übergewichtig waren, aber es gab keinerlei Zusammenhang zwischen Schönheit und Gewicht. Oder dieser Zusammenhang war vielleicht auch unbedeutend, weil es keine aggressive, mächtige Werbe- und Marketingmaschinerie gab, die für die Vorstellung einer perfekten Frau warb.

In Kanada habe ich viele Frauen getroffen, die ihren Wert an einem idealisierten Schönheitsstandard messen, ich habe gehört, wie sie davon sprachen, sich aufgrund ihrer körperlichen Attribute kraftlos zu fühlen. Ich habe gesehen, wie ihr negatives Körperbild und ihr geringes Selbstwertgefühl ihr Himmlisches Wasser beeinträchtigten. Es ist erschreckend, mit anzusehen, wie sich Frauen mit normalem Gewicht und Körperbau abmühen, immer noch eine weitere Diät durchzuhalten oder verbissen Sport treiben, um abzunehmen. Ich sage ihnen: »Sie sehen wunderbar aus«, aber sie können meine Worte nicht hören, oder wenn sie es tun, glauben sie ihnen nicht. Ich habe schon zehnjährige Mädchen gesehen, die sich bemühten abzunehmen und ich mache mir deswegen große Sorgen um ihre zarten Seelen und auf ihr Wachstum und ihren Menstruationszyklus durch die Auswirkungen einer strengen Diät und kraftraubenden Sport. Ihre Essgewohnheiten sind aus dem Ruder gelaufen, weil sie entweder Fast-Food-Orgien feiern oder so gut wie gar nichts essen. Unter den weiblichen Jugendlichen und jungen Frauen breiten sich Essstörungen epidemisch aus. Viele haben ein ungesundes Verhältnis zu Nahrungsmitteln und ihrem Körper, obwohl sie doch so intelligent und sonst in ihrem Leben erfolgreich sind.

In der Zeit des Himmlischen Wassers, in der wir dramatische Veränderungen spüren, wird unser Verhältnis zum eigenen Körper enger. Wie dieses Verhältnis zu unserer äußeren Erscheinung genau aussieht, hat einen grundlegenden Einfluss auf die Wertschätzung unseres Selbst. Ich erinnere mich, dass meine Mutter mir, als ich ein Mädchen war, sagte, es sei bei Frauen normal, dass der Bauch ein wenig gewölbt sei und dass dies schön sei. Weiche Rundungen seien ein natürlicher Bestandteil des weiblichen Körpers, sagte sie. Weder meine Familie noch meine Freunde oder die Gesellschaft, in der ich aufwuchs, maßen meiner körperlichen Erscheinung größere Bedeutung zu. Stattdessen achtete man darauf, wie ich mich benahm, was für ein Mensch ich war, wie ich mit anderen umging. Wenn ein Chinese meiner Generation oder älter eine Frau sieht, die nach westlichem Standard schön ist, sieht er ein idealisiertes Schönheitsbild, das man »ansehen, aber nicht essen« kann. Er unterscheidet zwischen Frauen, die er heiraten würde, und einem Idealbild, das man sich gern ansieht. Seiner Ansicht nach ist eine körperlich schöne Frau noch lange keine gute Ehefrau. Stattdessen hält er Eigenschaften wie Treue, Vertrauen und Pflichtgefühl für wichtiger, wenn er eine Lebensgefährtin sucht. (Dies mag sich natürlich ändern, da China zunehmend der westlichen Kultur ausgesetzt ist.)

Als ich 1988 nach Kanada kam, machte ich mir nicht so viele Gedanken über meine äußere Erscheinung wie die westlichen Frauen, ich spürte keinen Zusammenhang zwischen meinem Selbstwertgefühl und meinem Aussehen. Mein Selbstwertgefühl fußte vielmehr auf meinem akademischen Titel, meiner Fähigkeit, Dinge erfolgreich zu beenden, meiner Gesundheit, meiner Körperkraft und meiner Ausdauer. Aber nach ein paar Jahren in Toronto begann ich zu sagen, ich sei satt, wenn ich es eigentlich noch nicht war. Zu diesem Zeitpunkt dachte ich noch nicht über den Grund dafür nach. Dann aber fragte mich eine gute Freundin, warum ich so wenig aß und in diesem Gespräch stellte ich fest, dass ich abnehmen wollte. Ich hatte die lauernde Botschaft der Medien, dass dünn gleich schön sei, aufgesogen. Ich war wie vor den Kopf gestoßen, dass ausgerechnet ich, die sich der Gefahren, die das Hören dieser Botschaften barg, so sehr bewusst war, sich schließlich unbemerkt von ihnen hatte einfangen lassen hatte. Diese Erfahrung lehrte mich, den immensen Druck richtig einzuschätzen, dem Frauen wie auch Männer dadurch ausgesetzt sind, dass sie ständig mit unerreichbaren Schönheitsstandards und gesellschaftlichen Akzeptabilitätsnormen bombardiert werden. Ich weiß heute viel mehr über diese heimtückische, unterschwellige Wirkung der von Medien produzierten Bilder. Es geschieht so leicht, dass wir Schönheitsstandards in unsere Seelen übernehmen, ohne uns dessen bewusst zu sein. Wir werden jedoch dadurch, dass wir uns akzeptiert oder abgelehnt fühlen, emotional davon beeinträchtigt und physisch beeinflusst, wenn wir versuchen, unseren Körper so zu verändern, dass er ungesunden Standards entspricht.

Selbsthilfe in der Zeit des Himmlischen Wassers

Da die Ursache für Unruhefaktoren im Himmlischen Wasser grundsätzlich in den Organsystemen der Leber und der Nieren zu suchen sind, sollten wir ein paar Selbsthilfemaßnahmen treffen, um diese Netzwerke zu stärken. Ganz allgemein können wir unser Himmlisches Wasser am besten pflegen, indem wir an unseren Gefühlen arbeiten, unsere Ernährung umstellen, Sport in Maßen treiben und andere Gewohnheiten ändern. Denken Sie daran, dass jegliche Selbsthilfemaßnahme, die wir ergreifen, stets behutsam und nicht radikal ausfallen sollte, weil es für das ruhige Fließen von Qi und Blut wichtig ist, dass wir entspannt sind.

Ernährung

Ganz allgemein gilt, dass man keine großen Mengen an kalten Nahrungsmitteln und Getränken zu sich nehmen soll, weil sie die Umwandlung von Nahrungsmitteln in die Essenz Jing, einer der Drei Schätze, behindert. Ganz besonders gilt dies für die Zeit des Himmlischen Wassers. Kalte Lebensmittel können die Arbeit der Milz verlangsamen und zu einem Mangel an Milz-Qi führen, der wiederum den Fluss des Qi im Körper behindert und, wenn er länger andauert, Anhäufungen von Kälte und Nässe hervorrufen kann. Dieser Mangel wird dann zu Schmerzen führen, vermutlich in den Gelenken. Dies ist ein Problem, das in der Zeit des Himmlischen Wassers häufig auftritt und Meteorismus, Krämpfe und Übelkeit hervorruft. Zudem sorgt die Milz dafür, dass das Blut in den Gefäßen bleibt und nicht ins Gewebe übergeht. So ist es wichtig, dass die Milz während der Menstruation gut funktioniert. Ein Mangel an Milz-Qi kann sich als sehr starke Blutung, in Krämpfen mit kalten Händen und Füßen, Durchfall und Verdauungsproblemen äußern. Wenn ein Mangel an Milz-Qi zu Blutmangel führt, kommt es zu Schlafstörungen oder die Menstruation bleibt aus.

Wie aber sollen wir uns ernähren, um einen Qi-Mangel zu vermeiden? Lebensmittel, die nur leicht gegart sind, sind leichter verdaulich und die Nährstoffe werden leichter aufgenommen. Heiße Getränke und Suppen helfen, die Menstruationsschmerzen zu lindern, Kaffee, Alkohol und heiße oder stark gewürzte Speisen sollten dagegen während der Zeit des Himmlischen Wassers ebenso gemieden werden wie große Mengen an dunklem Fleisch, weil diese Lebensmittel das freie Fließen des Leber-Qi bremsen. Da der Leber-Meridian durch die Gebärmutter verläuft, kann eine Blockade den freien Fluss von Qi und Blut beeinträchtigen und unangenehme Beschwerden verursachen. Grundsätzlich sorgen Stimulantien dafür, dass Ungleichgewichte, die aus Überschüssen entstehen, vergrößert und die Symptome allgemein verstärkt werden.

Reichhaltiges, fettes Essen beeinträchtigt den freien Fluss von Leber-Qi ebenso wie den von Milz-Qi. Ölige Lebensmittel, die gebraten oder im Fett gewälzt wurden, können immer einen Mangel an Milz-Qi hervorrufen und sollten deshalb gemieden werden. Wenn man sich fettreich ernährt, erhöht dies die Qi-Stagnation und die Nässe, die wiederum an Depressionen und Energiemangel gekoppelt ist. Wenn man zusätzlich das Essen von Milchprodukten und Rohkost einschränkt, reduziert das die Nässe und greift die Milz nicht an.

Während der Zeit des Himmlischen Wassers verspüren die meisten Frauen einen Heißhunger auf Süßigkeiten. Eine Theorie besagt, dass dies ein Zeichen für eine Mangelerscheinung der Milz ist. Eine andere Theorie bringt den Heißhunger mit dem Leber-Qi in Verbindung: Wenn sich die Leber füllt, tut sie dies aufgrund ihrer besonderen Eigenschaften selbstständig und unabhängig, während die Milz, ermüdet von Umwandlung und Transport von Verdaulichem, in ihrer Fähigkeit, aggressive Vorstöße der Leber abzuwehren, geschwächt wird. Man denkt im Allgemeinen, die Milz sei schwach und benötige Unterstützung; so wird dann auch Heißhunger als Mangelerscheinung der Milz erklärt. Die Ursache kann dennoch in einer aggressiven Leber liegen, die anfällig für ein Übermaß an Qi ist und dazu neigt, sich durch Stress und störende Gefühle bereits vor dem Einsetzen der Menstruation zu füllen. Eine Leber, die zu viel Qi speichert, schädigt die Milz und ruft einen Heißhunger auf Süßes hervor. Manche Frauen wollen Schokolade und Kaffee. Das Koffein lässt stagnierendes Qi zwar kurzfristig fließen, löst jedoch nicht das eigentliche Problem, sondern setzt im Gegenteil eher einen Bumerang-Effekt in Gang, indem es eine weitere Stagnation und Mangelerscheinungen in der Milz hervorruft.

Man sollte auch nicht zu viel Salz zu sich nehmen, um den Nieren nicht zu schaden. Zu viel Salz kann einen Qi-Mangel in den Nieren auslösen, der wiederum zu Wassereinlagerungen, Schmerzen im Lendenwirbelbereich und Harnwegsinfektionen führen kann.

Um Blut, das während des Himmlischen Wassers verloren wurde, wieder aufzufüllen, sollte man blutbildende Nahrungsmittel zu sich nehmen wie dunkelgrünes Blattgemüse, beispielsweise Spinat, Grünkohl und Löwenzahnblätter sowie dunkles Fleisch, Leber, Geflügel, süßen Reis, Fisch, Eier und Rosinen. Natürlich hilft es auch, die Eiersuppe und das Reis-Congee (siehe Seiten 66f.) zu essen, die meine Mutter mir gezeigt hat. Wann immer eine meiner Mitarbeiterinnen Menstruationsbeschwerden hat, schlage ich ihr vor, nach Hause zu gehen und sich eine Eiersuppe zu kochen.

Sport

Mary war eine athletische zweiunddreißigjährige Frau, die in ihrem Leben bereits ein paar Meilensteine passiert hatte: Sie hatte vor kurzem geheiratet und ihr Jurastudium abgeschlossen. Nun wünschten ihr Mann und sie sich ein Baby, waren aber besorgt, weil Marys Periode nur sporadisch kam, etwa viermal pro Jahr. Sie war extrem dünn und ihre Silhouette war sehr flach. Ich erinnere mich, ihr gesagt zu haben: »Ich wüsste nicht, wo bei Ihnen ein Baby wachsen soll, Sie sollten zunächst ein paar Kilo zulegen.«

Als ich Mary einige Kräuter verschrieb, war sie besorgt, dass diese ihr Gewicht hochschnellen lassen würden. Sie war so sehr auf ihr Gewicht fixiert, dass dies ihre Gesundheit und vermutlich auch ihre Fähigkeit, schwanger zu werden, beeinträchtigte. Sie trainierte jeden Tag hart, um dünn und fit zu bleiben, aber das starke Schwitzen, das mit anstrengendem Aerobic einhergeht, führt zu einem Flüssigkeitsverlust, der das Qi angreift und zu Blutmangel führen kann, was dann wieder negative Auswirkungen auf den Fluss des Himmlischen Wassers hat. Aus diesem Grund haben viele aktive Sportlerinnen einen unregelmäßigen Zyklus oder büßen ihre Periode zeitweise ganz ein (Amenorrhö). Ein anderes Symptom dafür, dass das Blut nicht frei fließt, ist, wenn an untypischen Stellen Haare wachsen, denn die Haare stehen mit dem Blut in Verbindung. Mary hatte beispielsweise ungewöhnlichen Haarwuchs am Kinn. Nachdem ich sie mit Kräutern, Akupunktur und Tuina behandelt hatte, wurde ihre Periode regelmäßig.

Qi und Blut müssen ruhig sein, damit sich die Gebärmutter füllen kann, um dann als Himmlisches Wasser überzufließen. Anstrengender Sport ist deshalb während der Menstruation nicht zu empfehlen. Beim Einsetzen der ersten Regel kann übermäßiger Sport negative Auswirkungen auf die Zyklusgesundheit von jungen Mädchen haben. Da Körper und Geist in dieser Zeit große Veränderungen durchmachen, sind Unternehmungen vonnöten, die Ausgeglichenheit fördern. Solche ausgleichenden Aktivitäten helfen Mädchen, ein positiveres Körperbild und ein größeres Selbstwertgefühl zu entwickeln.

Als ich in China in der Landwirtschaft arbeitete, konnte ich jedes Mal, wenn das Himmlische Wasser zu fließen begann, drei Tage frei nehmen. Es war grundsätzlich so, dass keine junge Frau während der Menstruation schwere Arbeit verrichten musste. Die Bedeutung, die das Himmlische Wasser in China hat, wird durch eine Studie zum Arbeitsrecht in China deutlich, die 1997 durchgeführt wurde, und im *Asia Women Workers Newsletter* veröffentlicht wurde: Darin heißt es, dass Frauen während der Menstruation nicht zu »Arbeit in großen Höhen, bei niedrigen Temperaturen oder in kaltem Wasser etc.« eingeteilt werden sollen. Auch gibt es bei einer großen Zahl von Firmen in China die interne Regelung, dass einer Frau während der Menstruation zwei freie Tage zustehen.

Qi Gong und Tai Chi

Wenn man das Qi unterstützen möchte, sind die alten chinesischen Künste Qi Gong oder Tai Chi sehr wirksam. Beide sind gleichsam choreografierte Tänze aus Atmung und Bewegung, verbunden mit Meditation, die den Fluss von Qi und Blut regulieren und die Harmonie im Organsystem und allgemein im ganzen Körper wiederherstellen. Wenn wir diese alten Künste praktizieren, werden wir uns des Qi bewusst und lernen, seinen Fluss zu regulieren. Diese Übungen beanspruchen durch die Bewegung den ganzen Körper (Yang) und sorgen dafür, dass der Geist ruhig wird (Yin), was insgesamt zu besserer körperlicher Gesundheit und mentaler Entspannung führt. Auf diese Weise bringen Qi Gong und Tai Chi unsere Drei Schätze, Jing, Qi und Shen in Einklang. Diese pflegen unsere essenziellen Lebensenergien, damit Krankheiten verhindert werden und Gesundheit, ein langes Leben, körperliche Kraft und spirituelles Wachstum gedeihen können. Qi Gong und Tai Chi können auch bei der Behandlung verschiedener Beschwerden und Krankheiten hilfreich sein, indem sie die natürlichen Selbstheilungskräfte des Körpers anregen.

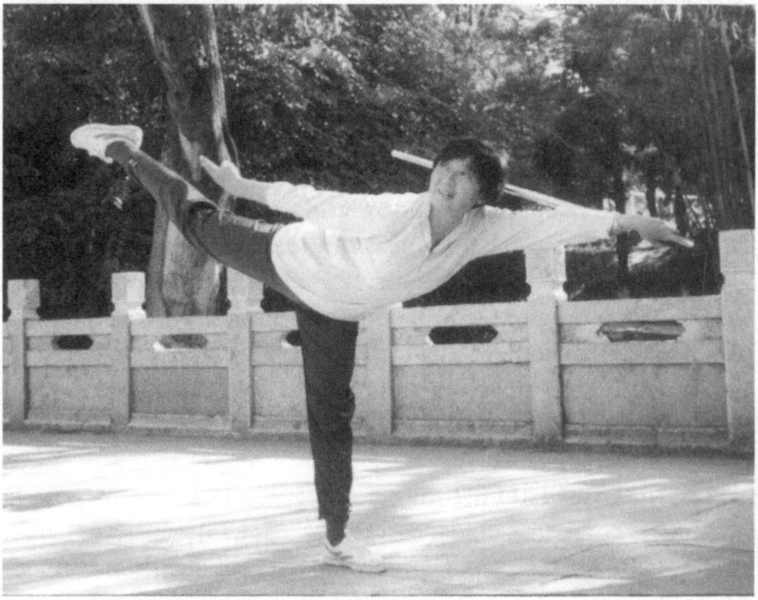

Meine Schwester Xiaoping beim Tai Chi in Kunming

Lisa

Lisa wurde von einem in westlicher Medizin ausgebildeten Arzt zum Qi Gong gebracht. Er meinte, sie könne im Kampf gegen ihre sehr ausgeprägte Endometriose vielleicht Gefallen an diesen Übungen finden. »Ich hatte die Krankheit schon seit zehn Jahren«, sagte Lisa, »obwohl man das erst mit Sicherheit sagen konnte, als man mich operiert hatte. Zehn Jahre zuvor hatte man das, was man gemeinhin als »Schokoladenzyste« bezeichnet, per Ultraschall festgestellt. Diese Hämatometra, eine Ansammlung von altem Blut, ist ganz typisch für Endometriose. Meine Periode wurde langsam immer schlimmer, die Krämpfe immer stärker ...«

Eine Laparoskopie ist in der westlichen Medizin der einzig sichere Weg, eine Endometriose zu diagnostizieren. Etwa zum selben Zeitpunkt, als für Lisa der Eingriff geplant war, traf sie ihren späteren Mann und zog mit ihm in die USA. Sie sagte die Operation ab. Zu diesem Zeitpunkt wusste sie nichts über die Auswirkungen, die Endometriose auf die Fruchtbarkeit hat. Später fand Lisa heraus, dass viele unfruchtbare Frauen vermutlich Endometriose hatten.

Lisa kehrte nach Kanada zurück und ließ die Operation erneut ansetzen. Sie hatte aber Glück und einen Monat, nachdem sie beschlossen hatten, Kinder zu wollen, wurde sie schwanger. Vor zweieinhalb Jahren kam ihr Sohn zur Welt. »Ich wusste überhaupt nicht, wie viel Glück ich hatte, trotz Endometriose schwanger zu werden. Und nach der Geburt meines Sohnes wusste ich nicht, was kam. In vielen Fällen verschwindet die Endometriose nach einer Geburt.« Lisas Endometriose verschwand zwar nicht, aber sie war einige Monate schmerzfrei. Zunächst war ihr Leben wunderbar und schien vollkommen.

Lisas Mann arbeitete schon seit einigen Jahren in Russland. Er war einen Monat in Kanada, dann einen Monat in Russland, mehr als die Hälfte der Zeit war Lisa allein in Kanada. Sie versuchten, einen Wohnort zu finden, von wo aus er nicht mehr so viel pendeln musste und wo sie möglichst viel Zeit als Familie gemeinsam verbringen konnten. Sie wusste, dass sie eine Entscheidung treffen musste, aber ihr fiel das schwer. Lisas Stress wuchs. Und in dem Maße, wie ihr Stress wuchs, wuchsen auch die Schmerzen. Sie beschrieb sie »wie Wehen. Das fühlte sich an wie Krämpfe. Und der Schmerz war kein bisschen besser. Ich war so mitgenommen, ich funktionierte gar nicht richtig.« Ein paar Monate lang hatte sie Krämpfe und eine unregelmäßige Periode. Zu dieser Zeit begann Lisa, Schmerzmittel zu nehmen.

Im Zeitraum von eineinhalb Jahren wuchsen ihre Schmerzen so stark, dass sie mehr als den halben Monat lang litt. Der Schmerz geriet außer Kontrolle und die Medikamente reichten nicht mehr aus.

Obwohl sie sich nicht operieren lassen wollte, ging sie zu ihrem Chirurgen. »Was tun Sie für sich?«, fragte er. Und Lisa antwortete: »Akupunktur, Massagen, Yoga.« Er sagte: »Dabei muss Ihnen aber meist jemand anders helfen. Was tun Sie selbst?« Dann erwähnte er Qi Gong. Sie kannte sich mit Kampfsportarten aus und auch mit Tai Chi, glaubte aber nicht, dass dies etwas für sie sei.

Als sie noch einmal zum Nachsehen kam, sagte man ihr, sie habe eine viereinhalb Zentimeter große Zyste im linken Eierstock. Innerhalb weniger Wochen war die Zyste auf sechseinhalb Zentimeter angewachsen. Sie entschied gemeinsam mit dem Arzt, die Laparoskopie zu machen. Die Zyste wuchs in einem sehr gefährlichen Maße, es bestand die Gefahr einer Ruptur. Lisa wollte gern noch ein weiteres Kind bekommen und deshalb unbedingt ihre Fruchtbarkeit erhalten.

In dem Bestreben, ihren Körper vor dem Eingriff zu stärken, begann Lisa bei mir mit einer intensiven Akupunkturbehandlung dreimal pro Woche. Sie begann außerdem zu meditieren und nahm an geführten Visualisationen teil. Sie hatte eine Haushälterin, die im Haus wohnte und ihr viel im Haushalt abnahm, sodass Lisa ihre Zeit so verbrachte, wie sie wollte – mit ihrem Sohn. Ihre Mutter kam und war bei ihr, wenn ihr Mann nicht da war und Lisa hatte zusätzlich noch einen Babysitter gefunden, der ihr mit ihrem Sohn half. Sie tat ihr bestes, um normal weiterzuleben. »Mich hinzulegen und dem Schmerz zuzusehen war schlimmer als mich um mein Leben zu kümmern.« Lisa setzte weiterhin alles daran, Stress und Druck zu reduzieren. Sie sagte: »Ich weiß heute, dass es Auswirkungen auf meine Zyste hatte, wenn ich unter Stress stand.«

Bei einem Termin vor der Operation erwähnte Lisa, dass sie zu mir, einer TCM-Therapeutin, ginge. Er zog ein Anmeldeformular für einen Qi-Gong-Workshop hervor, den ein Qi-Gong-Meister eine Woche nach der Operation anbot. In letzter Minute entschloss sich Lisa teilzunehmen, aber es war kein Platz mehr frei.

Lisas Zyste war nicht aufgebrochen, doch die Diagnose Endometriose stand fest. Als sie nach der Operation wieder aufwachte, sagte ihr Arzt: »Okay, wir haben einen Platz in dem Workshop für Sie bekommen.« Während die Narkose nachließ, hatte Lisa vom Qi Gong gesprochen. Ihr Chirurg hatte dies gehört, ein paar Anrufe gemacht und einen Platz für sie besorgt. »Der Workshop hat mein Leben verändert«, sagte sie. »Die Wolken lichteten sich über mir. Buchstäblich seit der ersten Übung hat sich mein Körper ohne Anweisungen bewegt. Er tat das, was er wollte. Man sagte uns, wir sollten, ›mit dem Herzen lächeln‹. Wenn jemand fragte, wie man das machen solle, antwortete der Meister: ›Denken Sie nicht darüber nach, wie es gehen soll, tun sie es einfach.‹ Jeder wurde ermutigt, loszulassen, zu entspannen, was entspannt werden musste.«

Ich fragte Lisa, wie sie Qi beschreiben würde. Sie sagte: »Qi ist die Energie, die in jeder einzelnen Zelle steckt. Alles besteht aus Energie. Stellen Sie sich Qi als die Energie vor, die alles Leben beeinflusst. Sie lässt das Blut durch meinen Körper fließen, sie lässt die Bäume wachsen und stellt die Schwerkraft dar.« Lisa praktizierte weiterhin Qi Gong. »Ich lernte drei Übungen, die ich täglich eine Viertelstunde übe. Seitdem ich an dem Workshop teilgenommen habe, habe ich unglaublich viel Freude empfunden und sehr viel weniger Schmerzen gehabt. Ich mache Qi Gong nicht, um meine Endometriose zu behandeln, sondern weil es meinen Kopf klarer macht. Jeder Tag ist anders. Mit Qi Gong fühle ich mich wohl und für mich ist es eine Möglichkeit, ein besserer Mensch zu werden.«

Qi Gong und Tai Chi formen unseren Körper durch konkrete Bewegungen und helfen uns, geistige Bewusstheit zu entwickeln. Wir können zusätzlich regelmäßig meditieren, um unsere Erkenntnis zu pflegen. Mit stets gleich bleibenden Meditationsübungen, die aus einfachen Atemübungen bestehen, können wir die Achtsamkeit und Klarheit pflegen, die wir benötigen, mit unseren Gefühlen gesund umzugehen. Durch die Meditation entwickeln wir die Gelassenheit, mit der wir unbefriedigende Umstände in unserem Leben mit Mitgefühl und Gnade annehmen können.

Der buddhistische Mönch Thich Nhat Hanh aus Vietnam lernte, seinen Zorn über das Unrecht, das er während des Vietnamkriegs ansehen musste, durch Übungen in achtsamer Atmung und Gehen umzuwandeln. Achtsamkeit bedeutet, sich ganz ohne Kritik und Zensur intensiver bewusst zu machen, was wir erleben, was im Augenblick um uns herum passiert. Wenn es uns gelingt, im Hier und Jetzt zu sein, werden wir nicht mehr so sehr von unseren Terminen bestimmt und können uns bereitwilliger dem widmen, was in unser Leben getragen wird. Wenn wir einatmen, wissen wir, dass wir einatmen, wenn wir ausatmen, wissen wir, dass wir ausatmen. Wenn wir den Fuß heben, um einen Schritt zu machen, sind wir uns dessen bewusst, dass wir den Fuß anheben. Wenn wir wütend sind, sind wir uns dessen bewusst, dass wir wütend sind. Durch dieses objektive Betrachten können wir unsere Wut aus einem neuen Blickwinkel betrachten. Mit der Achtsamkeit entwickelt sich ein »Beobachter«, der unsere Aufmerksamkeit schärft und unserem Erleben neue Bedeutung beimisst. Indem wir unsere Aufmerksamkeit auf die Wut lenken, nimmt das Beobachten der Wut ihre »Sprengkraft« sowie auch all die gewohnheitsmäßigen Reaktionen, die bewusst oder unbewusst damit einhergehen.

Wenn man bedenkt, dass eine der Deutungsweisen von Qi »Atem« ist, wird deutlich, dass eine Übung, die sich auf die Atmung konzentriert, dazu beitragen kann, das Qi zu unterstützen und anzuregen. Bei den Atemübungen kommt es nicht so sehr darauf an, was geübt wird, als vielmehr darauf, dass man sich seiner Atmung bewusst wird und sie natürlich fließen lässt.

Die folgende Atemübung können Sie im Sitzen, Stehen oder Liegen durchführen:
Atmen Sie langsam tief ein, sodass sich dabei Ihr Bauch weitet. Atmen Sie kräftig aus, sodass sich Ihr Bauch wieder zusammenzieht. Achten Sie nun auf Ihren Atem: Ist er schnell oder langsam, flach oder tief? Halten Sie die Luft an? Atmen Sie vollständig aus? Können Sie den Lufthauch Ihres Atems an den Nasenlöchern spüren? Ist das bei der Ein- oder bei der Ausatmung deutlicher? Hebt und senkt sich Ihre Bauchdecke? Hebt und senkt sich Ihre Brust? Lassen bestimmte Menschen Ihren Atem stocken? Gibt es einen Unterschied in Ihrer Atmung, wenn Sie gehen, sitzen oder liegen? Lassen Sie Ihren Atem in seinem eigenen Rhythmus fließen. Wenn Sie Ihre Atmung beobachten, stellen Sie vielleicht fest, dass sie sich verändert – greifen Sie nicht ein, nehmen Sie nur wahr, was passiert. Diese Übung hilft, sich seine Atmung, das Qi bewusster zu machen und sie hilft, Druck und Stress, die den freien Fluss des Qi behindern können, auf natürliche Weise zu mindern.

Kräuter

Als ich im Arbeitslager war, wussten alle Mädchen in meinem Schlafsaal, welche Kräuter uns in der Zeit des Himmlischen Wassers helfen konnten. Wir hatten auch Gelegenheit, sie frisch zu pflücken. Ich erinnere mich, dass ich nach dem Abendessen mit meinen Arbeitskameradinnen spazieren ging, am Rand der staubigen Straßen entlang. Wir sind oft hinausgegangen, nicht unbedingt, um uns zu bewegen, sondern mehr, um das Heimweh nach unseren Familien und Freunden und das Gefühl, dass dieses Leben unsere Zukunft war, zu lindern. Beim Spazierengehen sahen wir oft *Yi Mu Cao*, ein Kraut, das zur Familie der Gräser gehört und in Gräben wächst. Dieses Kraut ist bekannt dafür, dass es die Gebärmutter kräftigt, die ja ebenso Muskel wie Organ ist, und daher Kräftigung benötigt. Wenn die Gebärmutter nicht gestärkt ist, kommt es in der Zeit des Himmlischen Wassers häufiger zu Unregelmäßigkeiten wie übermäßig starker Blutung, spärlicher Menstruation oder Krämpfen.

Wir pflückten auf unseren Spaziergängen das Yi Mu Cao gegenseitig füreinander, nahmen es mit in die Küche und kochten Tee daraus. Oftmals sammelten wir mehr, als wir benötigten, und trockneten es, indem wir es kopfüber aufhängten, damit wir etwas hatten, wenn wir zu viel zu tun hatten, um hinauszugehen oder wenn es nicht die richtige Jahreszeit war, um es zu pflücken.

Die Verwendung von Kräutermedizin war so sehr Teil unseres Lebens, dass jede von uns die Pflanzen kannte, die uns in der Zeit des Himmlischen Wassers hilfreich sein konnten. Wir brauchten keine Mütter, die uns daran erinnerten oder dazu ermahnten, Kräutermedizin zu nehmen, die Menstruationsproblemen vorbeugen und unserer Gesundheit förderlich sein konnte. Dieses Bewusstsein war Teil unserer Erziehung als chinesische Frauen.

Zwei Fertigarzneimittel, die sehr gut helfen, die Menstruation zu regulieren, gibt es auch in China-Kräuter-Läden im Westen. Das eine ist die Medizin, die meine Mutter mir gegeben hat: *Wu Ji Bai Feng Wan*. Sie kaum ohne Risiko bei einer ganzen Reihe von Beschwerden angewendet werden. Indem sie das Blut anreichert und das Qi stärkt, hilft diese Kräutermedizin gegen Bauchschmerzen, Ausfluss und schmerzende Brüste. Man kann diese Pillen schon drei Tage vor dem Einsetzen der Periode und bis drei Tage nach dem Fließen des Himmlischen Wassers einnehmen. Die Dosierung und die Häufigkeit der Anwendung ist je nach Hersteller unterschiedlich.[1]

Die andere Kräutermedizin, *Xiao Yao Wan* (sprich: »schao jao wan«) lässt sehr wirksam das Leber-Qi besser fließen und nährt das Blut und das Milz-Qi. Diese Pillen lindern die Schmerzen

1 Wenn Sie unter Allergien, Arzneimittelunverträglichkeiten oder einer schweren Erkrankung beispielsweise am Herzen, Bluthochdruck, Diabetes, Epilepsie oder Glaukom leiden, sollten Sie Ihren Arzt befragen, bevor Sie Kräutermedizin einnehmen. Das Gleiche gilt, wenn Sie bereits Medikamente nehmen. Brechen Sie sofort die Einnahme der Kräutermedizin ab und wenden Sie sich an Ihren Arzt, wenn eines der folgenden Symptome innerhalb von zwei Stunden nach der Einnahme bei Ihnen auftritt: Übelkeit, Durchfall, Kopfschmerzen oder Erbrechen.

von Menstruationskrämpfen und haben sich bei emotionalen Sorgen, Reizbarkeit und Stimmungsschwankungen bewährt. Diese Fertigarznei kann täglich eingenommen werden, abhängig von den Empfehlungen des Herstellers, bis zu sechs Monate lang und verspricht großen Hilfe.

Wohlfühlmaßnahmen

Es gibt eine ganze Reihe von Dingen, die wir in der Zeit des Himmlischen Wassers für uns selbst tun können. Das Erste ist, lieber Binden statt Tampons zu benutzen, denn Blut und Qi fließen während der Menstruation nach unten und Tampons blockieren diesen natürlichen Fluss. Es kann auch passieren, dass das Blut dann bei einer besonders starken Blutung wieder zurückfließt, was zu einem Stau von Blut führt oder dazu, dass altes, stagnierendes Blut nicht abfließen kann. Wenn sich Blut im Gewebe verfängt, können Klumpen und Mammatumore entstehen, Zysten in den Eierstöcken, Gebärmuttermyome oder in seltenen Fällen auch Endometriose.

Es ist wichtig, dass wir Arbeit und Ruhe im Gleichgewicht halten. Wenn wir eine lange Zeit über viel arbeiten, unabhängig davon, ob wir viele Stunden lang körperlich schwer arbeiten oder am Schreibtisch Überstunden machen, wird dies das Nieren-Qi auslaugen. Hinzu kommt, dass die körperliche Anstrengung wie langes Sitzen oder Stehen die Lebensenergie des Körpers schwächen kann. Wenn wir lange vor dem Computer sitzen, beeinträchtigt die Anstrengung, die unsere Augen erfahren, auch unser Leber-Qi, denn die Augen sind das der Leber zugeordnete Sinnesorgan. Wenn wir über einen längeren Zeitraum eine bestimmte Körperhaltung beibehalten oder mit großer Geschwindigkeit arbeiten, haben wir keine Zeit, uns zu erholen und brauchen schließlich sogar unsere Essenz auf, die wertvolle allumfassende Energie, die wir von unseren Eltern erhalten haben. Das Erschöpfen der Essenz führt zu einem Mangel an Nieren-Qi, das die Nieren daran hindert, ihre Aufgaben bei Fortpflanzung, Entwicklung und Wachstum zu erfüllen. Wenn zu viele Ansprüche an uns gestellt werden, steigt unser Stress und dies beeinträchtigt den Fluss unseres Leber-Qi.

Um den im Westen sehr verbreiteten Schlafmangel auszugleichen und den damit einhergehenden Stress zu mindern, sollten Sie möglichst immer zur gleichen Zeit schlafen gehen. Zusätzlich sollten Sie nicht unmittelbar vor dem Schlafengehen noch essen und Stimulantien wie Kaffee, Alkohol oder Zigaretten vermeiden, denn diese haben Auswirkungen auf Ihren Schlaf. Der *Nei Jing* sagt dazu, dass wir unsere Einschlaf- und Weckzeit den Jahreszeiten anpassen sollten. Im Sommer sollten wir früh aufstehen und spät zu Bett gehen, im Winter spät aufstehen und früh schlafen gehen. Wenn wir so verfahren, stehen wir im Einklang mit der Yang-Energie des Sommers und der Yin-Energie des Winters.

Wenn Sie während der Menstruation Schmerzen haben, sollten Sie Ihren Unterbauch mit warmem Rizinusöl massieren. Wenn Sie festgestellt haben, dass Wärme Ihre Krämpfe löst, können Sie auch je 30 Gramm Nelken, Zimt, Ingwer und *Ai Ye* (getrockneter Beifuß) mischen und in ein kleines Baumwollsäckchen, etwa zehn mal zehn Zentimeter groß, füllen. Wärmen Sie das Gewürzsäckchen in der Mikrowelle oder in einer gusseisernen Pfanne bei kleiner Hitze an, bis es sich warm anfühlt. Lassen Sie es aber nicht so heiß werden, dass Sie sich die Haut verbrennen. Sie können dieses Mittel auch bei Rückenschmerzen anwenden. Ein Heizkissen kann manchmal auch dazu dienen, die Beschwerden zu lindern.

Die Schmerzen zu lindern und mit ihnen fertig zu werden ist ein wichtiger Teil der Selbsthilfemaßnahmen. Aus Sicht der chinesischen Medizin ist ein Schmerz die rote Fahne, die uns vor stagnierendem Qi oder Blut warnt. Grundsätzlich können wir besser damit umgehen, wenn wir Zugang zu unseren eigenen Gefühlen finden, unsere Gefühle ausdrücken, unsere Stimme hörbar machen oder auf einer körperlicheren Ebene, indem wir uns auf gewisse Dinge vorbereiten, durch gesunde Ernährung, Bewegung und Ruhe.

Akupressur

Auch die Akupressur kann dazu beitragen, das Organsystem der Nieren zu unterstützen. Üben Sie an den folgenden Akupressurpunkten mit einer leichten Bewegung nach unten über Ihren Daumen oder die Fingerknöchel Druck aus.

Nei Guan

Dieser Akupressurpunkt liegt auf der Innenseite des Unterarms, drei Finger breit oberhalb des Handgelenks, in der Mitte des Arms. Er ist sehr wichtig, da er das Nieren- und das Leber-Qi anspricht. Üben Sie mit etwa 20 kleinen Kreisen Druck nach unten aus. (Siehe Abbildung unten)

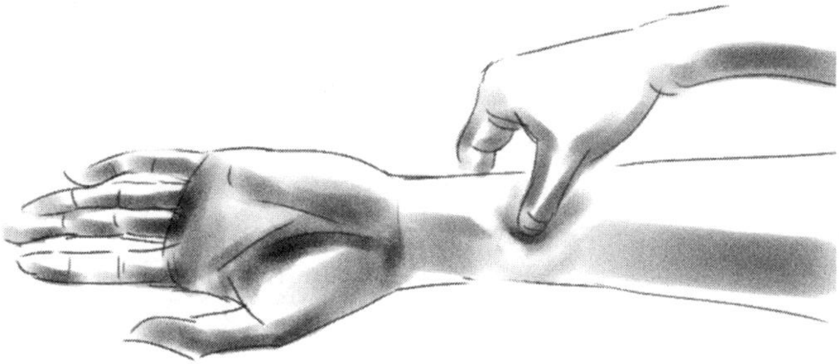

Jong Quan

Auf jeder Fußsohle befindet sich zwischen dem zweiten und dritten Zeh etwa auf etwa zwei Dritteln der Länge zwischen dem Ansatz des zweiten Zehs und der Ferse eine Vertiefung unterhalb des Fußballens. Diese Vertiefung ist der Akupressurpunkt Jong Quan, der manchmal auch »Nierenquellpunkt« genannt wird. Massieren Sie diesen Punkt nach innen und in Richtung des großen Zehs. Ein leicht unangenehmes Gefühl oder leichter Schmerz deuten auf eine Blockade hin. Massieren Sie den Punkt eine Minute lang. (Siehe Abbildung unten)

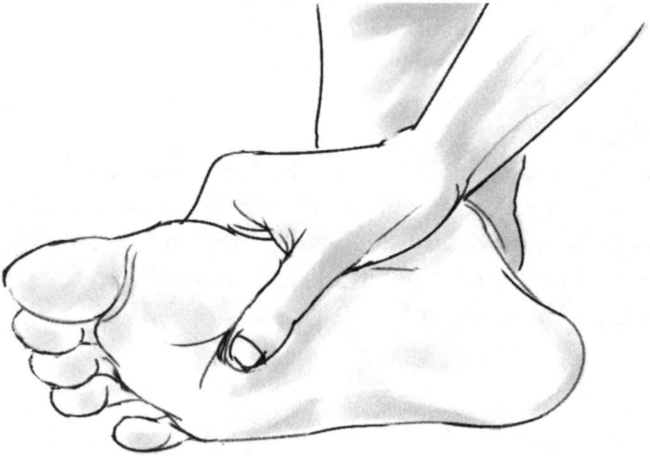

San Yin Jiao

Dieser Punkt unterstützt den Fluss des Milz-, Leber- und Nieren-Qis. Er liegt auf der Innenseite des Unterschenkels, etwa drei Finger breit oberhalb des Knöchels. Üben Sie auf diesen Punkt Druck aus, indem Sie Ihren Daumen oder Fingerknöchel in einer Art Kneten etwa 20 Mal bewegen. Dies ist einer der wichtigsten Akupunkturpunkte, um das Himmlische Wasser zu unterstützen. Er sitzt an der Stelle, wo sich die Meridiane von Milz, Leber und Nieren treffen. Er kann die Milz ins Gleichgewicht bringen, die Aufgabe der Milz fördern, Wasser abzutransportieren, damit Nässe abläuft. Er kann die Leber beruhigen, damit sie Leber-Qi ausschütten kann und er kann die Funktion der Nieren unterstützen. Wenn Sie diesen Punkt massieren, kann das die Reizbarkeit mildern, Ruhe bringen und Schmerzen im Bauch lindern. (Siehe Abbildung unten)

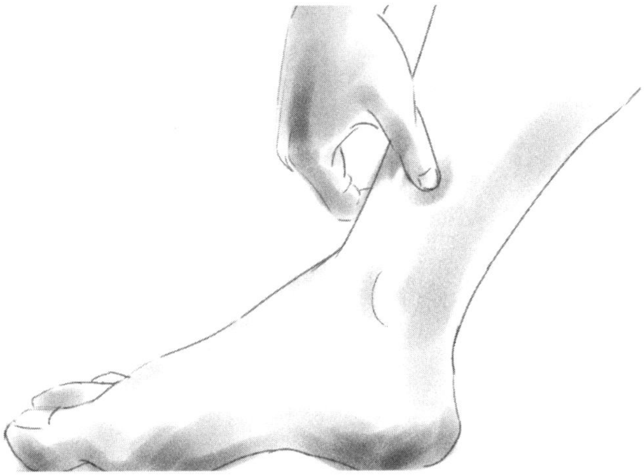

Zu San Li

An der Außenseite des Beins, etwa vier Finger breit unterhalb des Knochens, der unterhalb des Knies hervorspringt, befindet sich ein Punkt, den wir massieren können, um das Milz-Qi ins Gleichgewicht zu bringen und das Blut zu kräftigen. Kneten Sie den Punkt 20 Mal. (Siehe Abbildung unten)

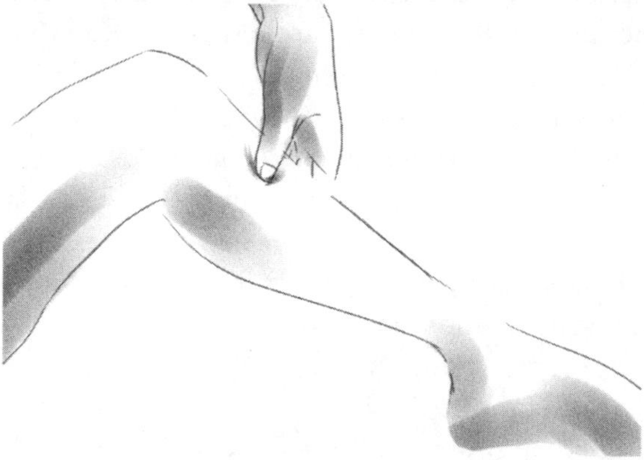

Zusammenfassung

Wenn es um unser Himmlisches Wasser geht, hat unsere Beziehung zu unseren Gefühlen die größte Bedeutung für unsere Gesundheit. In der chinesischen Medizin werden die Gefühle als Ausdruck des Qi, unserer wichtigsten Lebenskraft, gesehen. Wenn der Fluss des Qi behindert wird, treten Beschwerden oder Krankheiten auf. Blut und Qi stehen ebenfalls in einem engen Zusammenhang, daher führt ein Ungleichgewicht bei dem einen nicht selten zu einer Funktionsstörung des anderen.

Diese Vorstellung der Beziehungen und wechselseitigen Zusammenhänge zieht sich durch die gesamte chinesische Medizin. Ein TCM-Therapeut nimmt alle Aspekte unserer Persönlichkeit auf, die physischen, emotionalen und spirituellen, um seine Diagnose zu stellen. Es werden nicht die Beschwerden behandelt, vielmehr werden, nach einer ganzheitlichen Betrachtung des Menschen, bestimmte Mittel zur Behandlung empfohlen. Die Behandlung von prämenstruellem Meteorismus beinhaltet die Aufforderung, Wut und Frustration besser zu verarbeiten und Empfehlungen zu Ernährung, Lebensgewohnheiten, Bewegung, Ruhe und Arbeit. Das Gleichgewicht wird in allen Bereichen des Lebens gesucht.

Obschon sich die Ursachen für gynäkologische Beschwerden in jedem Organ finden können, sind in den meisten Fällen die Netzwerke von Leber und Nieren dafür verantwortlich. Die Leber speichert das Blut, das von dort aus in die Gebärmutter weitergeleitet wird, und die Nieren stellen die Essenz bereit, die benötigt wird, um die Gebärmutter mit Blut und Qi zu versorgen und einen normalen Fluss des Himmlischen Wassers zu gewährleisten.

Die wichtigste Selbsthilfemaßnahme für Frauen ist, emotionale Störungen zu verarbeiten. Weitere Empfehlungen sind Ernährungstherapien einschließlich Kräutermedizin, dazu ausgleichende Bewegungsanweisungen, Qi Gong, Tai Chi, Meditation, Selbstmassage und das Überdenken von Lebensgewohnheiten.

Wenn wir uns um unsere weibliche Gesundheit kümmern, gehört es auch dazu, dass wir eine enge Beziehung zu unserer natürlichen Körperlichkeit aufbauen. Wir müssen uns die kleineren und größeren Veränderungen, die auftreten und eine Erkrankung ankündigen können, bewusst machen. Hinzu kommt, dass wir eine viel stärkere Bindung zu den Mechanismen unseres Körpers empfinden und so gestärkt das Vorantreiben unserer Gesundheit in Angriff nehmen, wenn wir erkennen, wie sehr unsere Gesundheit von unserem täglichen Tun und Handeln, von den Gefühlen, die wir ausdrücken, den Ansichten, die wir hegen, den Nahrungsmitteln, die wir bei jedem Essen zu uns nehmen, abhängt. Die chinesische Medizin gibt uns das Vertrauen, dass wir selbst Krankheiten vorbeugen und unsere Gesundheit erhalten können.

Tipps zur Selbsthilfe

- Suchen Sie Zugang zu Ihren Gefühlen und Mitteln, diese auszudrücken.
- Erhalten Sie innere Harmonie und inneren Frieden.
- Nehmen Sie Lebensmittel und Kräuter zu sich, die den Körper unterstützen und Krankheiten vorbeugen.
- Suchen Sie das Gleichgewicht zwischen Arbeit und Ruhe, zwischen körperlicher und sitzender Tätigkeit.
- Regen Sie den Fluss des Qi mit Selbstmassage an.
- Kleiden Sie sich dem Wetter angemessen.

Gefühlsleben

- Sprechen Sie mit jemandem über Ihre Gefühle, mit einer Freundin, jemandem aus der Familie oder Ihrem TCM-Therapeuten.
- Entwickeln Sie ein Gespür dafür, wenn Sie Ihre Gefühle ignorieren.

- Machen Sie sich bewusst, was Sie stresst und was Ihre Gefühle durcheinanderbringt.
- Führen Sie ein Tagebuch.

Ernährung

- Vermeiden Sie große Mengen an Kaffee, Alkohol, dunklem Fleisch sowie stark gewürzte Gerichte.
- Vermeiden Sie große Mengen von Milchprodukten.
- Vermeiden Sie große Mengen von fettigem, gebratenem oder süßem Essen.
- Nehmen Sie keine großen Mengen Salz zu sich.

Während der Zeit des Himmlischen Wassers

- Nehmen Sie weder kalte Lebensmittel noch kalte Getränke zu sich und vermeiden Sie rohes und gefrorenes Essen.
- Essen Sie dunkles Blattgemüse wie Spinat und Grünkohl und süßen Reis, Fisch, Rosinen, Eier, Leber und Geflügel.

Aufbauende Übungen für die Seele

- Qi Gong
- Tai Chi
- Meditation

Lebensgewohnheiten

- Arbeiten Sie nicht zu viel.
- Halten Sie sich an einen geregelten und ausgewogenen Plan für Essen, Schlafen, Arbeiten, Sport und Ausruhen.
- Kleiden Sie sich dem Wetter entsprechend.

Während der Zeit des Himmlischen Wassers

- Gehen Sie nicht schwimmen.
- Heben Sie keine schweren Gegenstände.
- Strengen Sie sich körperlich nicht zu sehr an.
- Benutzen Sie keine Tampons.
- Laufen Sie nicht barfuß über kalten Boden.
- Vermeiden Sie Geschlechtsverkehr.

Lotusblüten

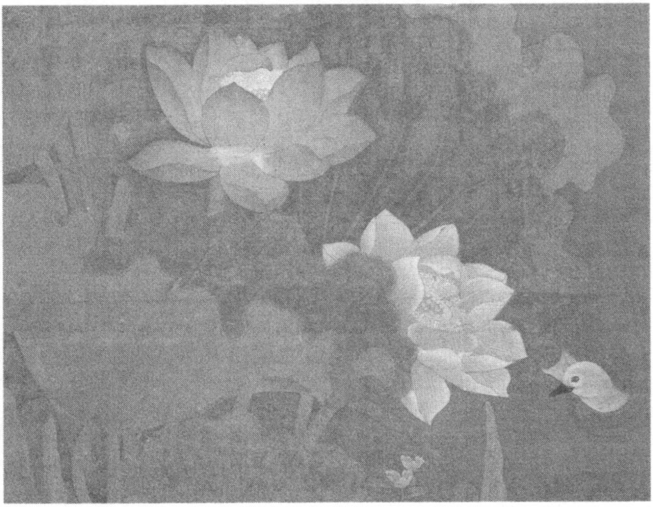

Lotus und Enten, Chinesisches Gemälde auf Seide aus dem späten 13. Jahrhundert (Ausschnitt)

Die Pflege der Brüste

Die Gesundheit unserer Brüste ist, ebenso wie das Himmlische Wasser, von einem ruhigen Fluss von Qi und Blut durch unsere Zang- oder Fu-Organe abhängig. Durch die Brüste ziehen sich eine ganze Reihe von Meridianen: der Leber-Meridian, der Nieren-Meridian, der Magen-Meridian und der *chongmai,* auch Durchdringungsgefäß genannt, das aus der Gebärmutter kommt und sich in kleinste Gefäße bis in die Brüste verzweigt. Wenn in einem dieser Meridiane der Fluss von Blut und Qi blockiert wird, kann dies zu einer Stagnation in den Brüsten führen. Daraus wiederum kann ein Kreislauf aus fortschreitenden Funktionsstörungen der Brust entstehen, der möglicherweise mit einer prämenstruellen Brustschwellung beginnt und sich nach und nach zu einer sehr viel schwerwiegenderen Erkrankung wie etwa Brustkrebs ausweiten kann. Abbildung 6 zeigt, in welchen Schritten sich Funktionsstörungen der Brust entwickeln können, die aus stagnierendem Qi und Blut entstehen.

Brustschmerzen/ Schwellung, Stimmungsschwankungen, Menstruationskrämpfe, Unbeholfenheit	Heißhunger, vorübergehende Knoten in der Brust, Brustentzündung	Gutartige Brusttumore (Fibroadenome), Endometriose, Unregelmäßige Periode, Unfruchtbarkeit, Fibrozytische Mastopathie	Brustkrebs

Abb. 6 Das Fortschreiten von Funktionsstörungen der Brust

Eine empfindliche Brust oder Knoten führen nicht zwangsläufig zu Brustkrebs, auch treten die Symptome nicht immer in der

Reihenfolge auf, wie in Abbildung 6 beschrieben. Der Grund, warum bei einer Frau dieselben Symptome zu Brustschmerzen führen und bei einer anderen schließlich zu Brustkrebs, liegt in dem Grad, der Komplexität und der Dauer des Ungleichgewichts. Wenn man bereits einmal gutartige Knoten in der Brust hatte, wird dies als ernst zu nehmendes Risiko gesehen, an Brustkrebs zu erkranken, da die zugrunde liegende Ursache dieselbe ist. Ein stagnierendes Leber-Qi ist die Ursache für die meisten Funktionsstörungen der Brust, und prämenstruelle Brustschwellungen und gutartige Knoten können zur Entstehung einer Leber-Qi-Stagnation gehören, die zu Karzinomen führen kann. Deshalb ist die Diagnose und Behandlung einer Stagnation des Leber-Qi eine wirksame Maßnahme, um das Entstehen einer weitaus schlimmeren Erkrankung zu verhindern. Und es gibt einiges, was wir selbst tun können, um die Gesundheit unserer Brust zu fördern.

Was wir für uns selbst tun können

Zwar ist eine Stagnation des Leber-Qi die häufigste Ursache für Funktionsstörungen der Brust, doch ein nicht ausreichendes Nieren- oder Magen-Qi und eine Stagnation des *chongmai* können ebenso zu Ungleichgewichten im Brustbereich führen. Das, was wir für uns selbst tun können, sind deshalb in der Hauptsache Dinge, die besänftigen, ausgleichen und den Fluss des Qi in all diesen Organsystemen fördern, um das Risiko von Brusterkrankungen möglichst gering zu halten.

Gefühle

Wie schon im Kapitel *Das Himmlische Wasser ins Gleichgewicht bringen* beschrieben, sind emotionale Schmerzen der größte Faktor, der den Fluss des Leber-Qi behindert oder beeinträchtigt. Die

Ärzte im alten China schrieben, dass Gefühle die Hauptursache für Brusterkrankungen seien. Der Text *Fu Qing Zhu Nu Ka* aus dem 17. Jahrhundert besagt: »Niedergeschlagenheit verletzt die Leber, Nachdenklichkeit beeinträchtigt die Milz, im Herzen entsteht eine Ansammlung, das Meridian-Qi stockt und lässt Knoten entstehen.«

Eine der wenigen Frauen, von denen ich in China wusste, dass sie Brustkrebs hatten, war eine erfolgreiche fünfundvierzigjährige Ärztin, die mit einem sehr bekannten Mediziner verheiratet war. Als ich mit ihr sprach, war das vorherrschende Thema ihre Ehe. Sie erzählte mir vom Ehebruch ihres Mannes und davon, wie er ihre Gefühle missbrauchte. Sie empfand ihre Ehe als erdrückend, fühlte sich aber in ihr gefangen, da eine Scheidung für sie nicht infrage kam. Ihr Himmlisches Wasser, so sagte sie mir, sei schon ein paar Jahre vor der Diagnose sehr unregelmäßig gewesen und sie habe stechende Schmerzen in der Brust gehabt. Ihre Lebenskraft war nicht stabil, sie fühlte sich sogar stockend an und die Frau sagte, sterben sei im Grunde die bessere Wahl als das Leben weiterzuführen wie bisher. Sie sah aus, als ob sie durch den Ehebruch ihres Mannes Stück für Stück zerstört würde.

Unverarbeitete, chronische oder übermäßige Gefühle können die Leber beeinträchtigen und ihr nachhaltig schaden. Wenn die Leber das Blut aufgrund einer Blockade im Fluss des Qi nicht mehr problemlos transportieren kann, wird das Blut mitunter träge und stagniert in den Brüsten, der Gegend, durch welche die energetischen Wege der Leber führen. Unser allgemeines Wohlbefinden spielt also eine große Rolle für die Gesundheit unserer Brüste. Wir sollten unsere Gefühle weder unterdrücken und zurückhalten noch sollten wir sie unüberlegt und übermäßig hinausposaunen. Es ist wichtig für unsere Gesundheit, wie wir unsere Gefühle und Empfindungen bewerten und ob wir sie angemessen ausdrücken und annehmen.

Als ich in China lebte, gab es im Vergleich zu dem, was ich später in westlichen Ländern sah, nur wenige Fälle von Brustkrebs.

Wenn nun die Hauptursache für Brustkrebs emotionaler Stress ist, wo aber liegt beim emotionalen Stress der Unterschied zwischen West und Ost? Ist der Unterschied in der Zahl der Brustkrebsfälle vielleicht damit zu erklären, dass chinesische Frauen ihre Gefühle besser verarbeiten können? Oder haben die Frauen im Westen ganz anderen Stress als die in China? Typisch chinesisch möchte ich da antworten, dass es nicht eine einzige Erklärung dafür gibt. Ich glaube, dass vielmehr ein vielschichtiges Netz von Faktoren eine Rolle spielt, wie beispielsweise das Ausmaß des Stresses im Westen im Gegensatz zu dem in China, die Art und Weise, wie wir von der Gesellschaft konditioniert sind, auf eine bestimmte Weise mit unseren Gefühlen umzugehen, und wie unser philosophischer Hintergrund aussieht.

Seitdem ich meine Praxis in Kanada aufgemacht und mein Leben dort eingerichtet habe, ist mir klar geworden, dass sich Stress wie ein roter Faden durch die westliche Kultur zieht. Es gibt so viele Unwägbarkeiten, Einflüsse und Entscheidungen, die wir in unserem Leben zu beachten habe. Wo werde ich wohnen? Soll ich kaufen oder mieten? Wo soll ich arbeiten? Wie führe ich meine Praxis, damit meine Patienten am meisten davon haben? Wie finde ich gutes Personal? Was möchte ich am liebsten für meine Patienten tun, um ihnen zu helfen? Wie soll ich das bewerkstelligen? Was ist der beste Weg, um mit einem sprunghaften Gefühl umzugehen und es zu verarbeiten? Wir haben viele Wahlmöglichkeiten, was unweigerlich zu einer Menge Stress führt, denn wir müssen tagtäglich zig Entscheidungen treffen. Wenn man so viele Wahlmöglichkeiten hat, ist es im Grunde so, als ob man gar keine Wahl hätte, denn wir fühlen uns ebenso oft gelähmt, überwältigt und wissen nicht, wie wir eine gute Entscheidung treffen sollen.

Viele Frauen erzählen mir von ihrem Wunsch, irgendetwas mit ihrem Leben »anzustellen«, wissen aber nicht genau, was dies sein könnte. Sie überdenken die vielen Möglichkeiten, die sich ihnen bieten, wägen Vor- und Nachteile ab und daraus ergeben sich dann wieder neue Möglichkeiten. Dies verkompliziert dann die ursprünglichen Entscheidungs- und Wahlmöglichkeiten noch weiter. Man konzentriert sich darauf, reiflich zu überlegen, und die Angst, eine »bessere« Entscheidung zu verpassen oder eine »falsche« Entscheidung zu treffen macht hilflos, so dass man sich zu kraftlos fühlt, um die Initiative zu ergreifen oder sich zu etwas zu verpflichten.

In China wurde meine berufliche Zukunft für mich entschieden, meine persönlichen Hoffnungen, Wünsche und Träume standen nicht zur Debatte. Als meine Zeit im Landwirtschaftskollektiv zu Ende ging, teilte man uns mit, dass es einigen von uns erlaubt sein würde, uns weiterzubilden. Ich wollte unbedingt studieren, fühlte mich aber nicht wohl dabei, mit meinen Freundinnen um dieses Privileg zu konkurrieren. Ich bewarb mich dennoch und wurde ausgewählt. Ich war mit einem Vater aufgewachsen, der beim Radio arbeitete, und mit einer Mutter, die sich schriftlich hervorragend ausdrücken konnte, daher interessierte mich der Beruf einer Journalistin sehr. Beim Schreiben konnte ich Zugang zu anderen finden, indem ich Gefühle und Gedanken einfing, für die sie vielleicht nicht die richtigen Worte gefunden hatten. Mein Traum sollte sich jedoch nicht erfüllen. Man teilte mir mit, dass ich zur Medizinischen Hochschule gehen würde. Ich würde Ärztin werden. Nach dem Ende meines Studiums wurde mir eine Stelle an einem Krankenhaus zugeteilt und ich tat, was man von mir erwartete. Ich hatte keine Wahlmöglichkeiten in meinem beruflichen Werdegang, aber ich war froh, einen Beruf zu haben und heute bin ich dankbar, dass mich mein Beruf als Ärztin ausfüllt und lohnend ist.

In China richtete sich der Wohnort nach dem Arbeitsplatz. Die Wohnmöglichkeiten waren eng mit der Firma oder der Abteilung der Regierung verknüpft, bei der man arbeitete. Und natürlich mit der Position, die man einnahm. Der Durchschnittsbürger hatte grundsätzlich keinerlei Einfluss auf Entscheidungen, die seine Wohnung oder seine Arbeit betrafen. Ich will damit nicht sagen, dass dies gut war, aber die emotionale Belastung, die mit einer großen persönlichen Entscheidung einhergeht, gibt es in China so nicht, zumindest im Moment noch nicht zu einem nennenswerten Grad. Dies wird sich allerdings ändern, wenn sich die wirtschaftliche und politische Situation ändern.

Die Art und Weise, wie Chinesen ihre Gefühle ausdrücken und mit ihnen umgehen, ist kulturell bedingt. Der Konfuzianismus mit seinen strengen Verhaltensregeln übt noch immer einen sehr großen Einfluss auf das Verhalten der Chinesen aus. Die gesellschaftliche Harmonie steht an höchster Stelle und sie wird dadurch erreicht, dass jeder seine Rolle und seine Verantwortung gegenüber der Familie und anderen genau kennt. Zur Harmonie tragen zusätzlich das Zurückhalten von Gefühlen, die Konformität sowie Fügsamkeit und Unterwerfung gegenüber der Obrigkeit bei. Der Taoismus übernimmt die konfuzianischen Ideale von emotionaler Ruhe und Konformität und legt besonderen Wert auf die mystischen Elemente der menschlichen Natur. Andere kulturell ausschlaggebende Faktoren beziehen sich auf das Gesicht: Das »Gesicht zu verlieren« oder die Würde durch »falsches Handeln zu verlieren« bringt enorme Schande über den Einzelnen und seine Familie. Diese Vorstellung ist tief im chinesischen Volk verankert und besitzt die Macht, Taten und Worte zu steuern. Die Folge ist, dass die Chinesen ein Volk sind, das seine Gefühle zurückhält, sich um die allgemeine Harmonie einer Gruppe sorgt und dazu neigt, emotionale Schwierigkeiten in Bezug zu körperlichen Ungleichgewichten zu setzen. Vielleicht sehen die Chinesen deshalb wenig Sinn in psychologischer Betreuung oder der Empfehlung, seine Gefühle zu verarbeiten, weil sie diese als Ausdruck körperlicher Ungleichgewichte verstehen. Hinzu kommt, dass es keinen großen Drang gibt, sich emotional klarzumachen, was man will oder braucht, denn erstens ist der Wille des Einzelnen kein integraler Bestandteil der chinesischen Kultur und zweitens stehen die Bedürfnisse der Familie oder jeweiligen Gruppierung grundsätzlich über denen des Einzelnen.

Diese kulturell bedingte Herangehensweise hat natürlich Auswirkungen darauf, wie die Chinesen mit ihren Gefühlen umgehen und wie sie ihr Leben führen. Da emotionale Unruhe als

Hauptursache für die Entstehung von Brustkrebs gilt, ist diese kulturelle Konditionierung in Verbindung mit einem vergleichsweise geringen Grad an Stress aufgrund geringer Wahlmöglichkeiten wohl eine gute Erklärung dafür, dass chinesische Frauen die niedrigste Brustkrebsrate der Welt haben, während diese in den westlichen Ländern am höchsten ist. Abgesehen davon führen äußere Faktoren wie Ernährung, Lebensgewohnheiten, die Umwelt und so weiter natürlich ebenfalls dazu, dass chinesische Frauen seltener an Brustkrebs erkranken. Obwohl diese Faktoren nicht so entscheidend sind wie die emotionale Gesundheit, tragen sie dennoch zur allgemeinen Gesundheit bei.

Ernährung

Eine Ernährungsweise, die den freien Fluss des Leber-Qi begünstigt, trägt positiv dazu bei, Brustkrebs zu vorzubeugen. Es ist mit anderen Worten also wichtig, diejenigen Faktoren zu vermeiden, die den Fluss des Leber-Qi behindern und gering halten, strapazieren oder ihn beeinträchtigen. Wenn das Leber-Qi träge wird, neigt es dazu, langsamer und nicht mehr frei zu fließen. Es erzeugt Hitze, da Qi von Natur aus warm ist. Eine Reihe bestimmter Lebensmittel wie heiße, stark gewürzte, pfefferhaltige oder fette Speisen sowie große Mengen dunkles Fleisch und Alkohol fördern zusätzlich die Ansammlung von Hitze in der Leber. Alle diese Lebensmittel wirken, ebenso wie Schokolade und Kaffee, anregend und erzeugen Hitze. Sie sollten deshalb in Maßen genossen werden, um die Leber nicht zu reizen. Speisen, die das Qi übermäßig anregen, stören das Gleichgewicht zwischen Qi und Blut, indem das Qi an die Körperoberfläche gezogen wird. Dadurch bekommt die Leber Probleme, den freien Fluss von Qi und Blut im gesamten Körpersystem zu gewährleisten.

Ein gesundes Organsystem von Milz oder Magen kann mit verhindern, dass das Leber-Qi blockiert wird oder aus dem Gleichwicht gerät. Wenn die Milz geschwächt wird, kann dies dazu führen, dass das Leber-Qi stagniert und ein Überschuss entsteht. Da kalte, gefrorene, rohe und fettige Speisen sowie Milchprodukte zu einer Stagnation des Milz-Qi beitragen, sollten wir nicht zu viel davon essen. Durch diese Lebensmittel kann sich Flüssigkeit einlagern oder Nässe entstehen. Die Nässe beeinträchtigt dann die Milz darin, Flüssigkeiten umzuwandeln und zu transportieren. Eventuell entsteht auch Schleim, einem der entscheidenden Faktoren bei der Entstehung von Mammatumoren.

Wir sollten uns grundsätzlich sehr ausgewogen ernähren und eine Vielzahl unterschiedlicher Lebensmittel zu uns nehmen. Es ist wichtig, dass wir regelmäßig kleinere Mengen essen, denn zu viel oder zu wenig kann entweder die Milz daran hindern, Nahrungs-Qi zu filtern oder sogar dazu führen, dass Nahrungs-Qi in nicht ausreichender Qualität produziert wird. Ersteres schwächt die Milz, letzteres das Qi und das Blut.

Sport und Bewegung

Jeder sollte sich regelmäßig und in Maßen bewegen. Qi Gong oder Tai Chi (siehe Seite 97) sind wirksame Maßnahmen, um den Fluss von Qi und Blut im Körper zu regulieren und zu fördern. Es gibt viele verschiedene Formen des Qi Gong und noch viel mehr verschieden Übungen. Sie können Qi Gong auch mit den Bewegungen, Meditationen sowie den Entspannungs- und Atemübungen des Tai Chi verbinden.

Lebensgewohnheiten

Es ist wichtig, vor und während des Flusses von Himmlischem Wasser Erschöpfung zu vermeiden. Wir sollten uns körperlich ebenso wie geistig nicht verausgaben, denn sehr große und lang anhaltende Müdigkeit kann das Qi auslaugen und das *chongmai* geschädigt werden. Wenn im *chongmai* Qi und Blut nur träge fließen, stellt dies ein Risiko für das Entstehen von Mammatumoren dar.

Risikofaktoren

Außer bereits vorhandenen Funktionsstörungen der Brust gibt es noch eine Anzahl weiterer Faktoren, die das Risiko, eine Brusterkrankung zu erleiden, erhöhen. Diese sind:

Alter

Da der *chongmai* seinen Ursprung in der Gebärmutter hat und sich in kleinsten Gefäßen bis in die Brüste hin verzweigt, kann das Ende unseres Himmlischen Wassers, die Menopause, zu einer Stagnation des Qi und der Entstehung von einem Blutstau in den Brüsten, zu Empfindlichkeit und Tumoren führen.

Hinzu kommt, dass die natürliche Fähigkeit der Milz, verdautes Essen in Qi umzuwandeln, mit zunehmendem Alter abnimmt und dies oft zu einem Qi-Mangel führt. Wenn nicht ausreichend Qi vorhanden ist, das das Blut vorantreibt, kann dieses stagnieren und sich möglicherweise an bestimmten Stellen ablagern wie beispielsweise im Brustkorb oder Unterbauch. Dies führt wiederum zu einer Blutstasis, was eine der Hauptursachen für das Entstehen von Knoten in der Brust darstellt.

Familiengeschichte

Wenn in der Familie schon mehrere Fälle von Brusterkrankungen aufgetreten sind, kann dies Rückschlüsse darauf zulassen, dass diese Menschen einen ähnlichen Lebensstil pflegen. Bestimmte erlernte Essgewohnheiten und Reaktionen auf emotionale Unruhefaktoren können in der Entstehung von Brusterkrankungen ausschlaggebend sein.

Frühe oder späte Menarche

Wenn das Himmlische Wasser zu früh oder zu spät im Leben zu fließen beginnt, kann auch dies ein möglicher Risikofaktor für

Brusterkrankungen sein, denn dies könnte auf einen Überschuss an Leber-Qi hindeuten. Der Beginn der Menarche ist eng mit der Entwicklung der Brüste verbunden und ein Überschuss an Qi kann dazu führen, dass sich die Brüste zu früh formen.

Kinderlosigkeit

Während der Schwangerschaft umgibt die Gebärmutter den Fötus und entlässt bei der Geburt das Baby. Auf diese Weise stößt es stagnierendes Blut und Qi aus und übt so eine wichtige reinigende Funktion aus. Wenn wir erst sehr spät oder gar keine Kinder bekommen, kann es passieren, dass sich altes Blut und Qi stärker verklumpen. Dies führt zunächst zu einer Stagnation im Organsystem der Leber, im Becken in der unteren Körperhälfte, was dann ebenfalls in die Brustregion ausstrahlen kann, wenn die Stagnation lange anhält.

Was am oberen Ende des Kontinuums getan werden kann

Ein Tumor ist nicht die Ursache einer Brusterkrankung, sondern das »äußerste Ende« der Krankheit. Da sowohl eine Empfindlichkeit der Brust wie auch gutartige Knoten in der Brust zur Entwicklung einer Brusterkrankung zählen, die schließlich zu Karzinomen führen kann, sollten Sie die Selbsthilfe-Tipps aus dem Kapitel *Die Pflege der Brüste* befolgen, wenn Sie Schmerzen in der Brust verspüren oder bei Ihnen ein bösartiger Tumor diagnostiziert wurde. Frauen mit Brustkrebs müssen sich dann zwischen den verschiedenen Behandlungsmöglichkeiten entscheiden.

Die Ärzte im alten China unterschieden zwischen der Möglichkeit der Behandlung von bösartigen Knoten, die sie als *ruyan*, also »Bruststeine«, bezeichneten, und von gutartigen Knoten, genannt *rupi* oder »Brustknötchen«. In der Yuan-Dynastie (1281–1358) schrieb Dr. Zhu Dan Xi: »Sorge, Zorn und Niedergeschlagenheit führen zu Verklumpung, das Milz-Qi wird so geschwächt, das Leber-Qi kann nicht mehr frei fließen, es entsteht ein verborgenes Knötchen in der Form eines Eies, das weder Schmerz noch Jucken hervorruft; nach einigen Jahren bringt es ein Geschwür hervor und heißt nun *ruyan*.« Er hatte erkannt, dass die Bruststeine schwerer zu behandeln waren als Brustknötchen. Da der Stein eine harte Masse ist, ist er auch dichter und es dauert im Regelfall länger, bis er ausstreut, als bei einem Ungleichgewicht, das nicht so massiv ist.

In der westlichen Medizin wird Brustkrebs mit Bestrahlungen, Chemotherapie, Hormontherapie (Anti-Östrogen-Therapie) und operativen Eingriffen behandelt, wodurch die Überlebenschancen nach Brustkrebs heute größer sind als je zuvor. Die TCM behandelt Brustkrebs mit Kräutermedizin, Akupunktur und Tuina, um Yin und Yang im Körper ins Gleichgewicht zu bringen, das Lebersystem zu entgiften und die Nierenenergie zu nähren. Obwohl die westliche ebenso wie die Traditionelle Chinesische Medizin in vielen Fällen erfolgreich sind, gibt es doch keine Behandlung, die den Krebs garantiert heilt.

Frauen, bei denen Brustkrebs diagnostiziert wurde, sind oft ängstlich und unsicher, wenn es darum geht, für welche Art der Behandlung sie sich entscheiden sollen. Ich habe festgestellt, dass der Prozess der Entscheidungsfindung von großer Bedeutung ist. Es ist ungeheuer wichtig für die Gesundheit der Frau, die Vor- und Nachteile der verschiedenen Behandlungsmöglichkeiten zu kennen. Genauso wichtig ist aber auch, ihr das zu geben, was sie benötigt, um sich stark genug für diese Entscheidung zu fühlen, egal, wie sie ausfällt. Wenn ich gebeten werde, mit einer Patientin die verschiedenen Möglichkeiten auszuloten, ziehe ich ihr Alter, ihre Familiengeschichte, ihre Lebens- und Essgewohnheiten in Betracht und frage nach, wie lange sie schon von dem Knoten weiß, untersuche, wie groß der Knoten ist, wo er genau sitzt, welche Form er hat, wie beweglich er ist und wie seine Oberfläche beschaffen ist, glatt oder ungleichmäßig wie ein Blumenkohl. Danach vergleiche ich meine Diagnose mit dem Ergebnis der Biopsie. Es sind ungeheuer viele unterschiedliche Faktoren im Spiel, wenn man eine wohlüberlegte Entscheidung treffen will, das wichtigste aber ist, dass man seiner Entscheidung vertraut und dass man von seiner Familie, den Freunden und seinem Arzt bedingungslos unterstützt wird. Wenn eine Frau ihre Entscheidung über die Behandlung in einem Umfeld von Unterstützung und Liebe trifft, kann sie zu ihrer Krankheit eine aktive Beziehung herstellen. Dies vereinfacht die Heilung und gibt der Frau die Möglichkeit, bewusst mit ihrer Krankheit zu leben, indem sie die materielle, die mentale und die emotionale Grundlage erhält, diese zu verarbeiten.

Einige Frauen beschließen auch, alle Behandlungsmöglichkeiten auszuschöpfen, die sich Ihnen bieten. Sie lassen sich bestrahlen und die Chemotherapie über sich ergehen und suchen zusätzlich einen TCM-Therapeuten auf, um die Nebenwirkungen ihrer Behandlung lindern zu lassen. Andere Frauen sagen dagegen, dass sie eine bestimmte Behandlung gar nicht wollen. Ich habe einige Patientinnen, die eine Chemotherapie aufgrund der möglichen Nebenwirkungen ablehnen. Diese Frauen werden oftmals von ihrer Familie dafür gerügt und diese Missbilligung kann dazu führen, dass sie zögern oder sich schuldig fühlen oder sogar ihre Entscheidung bereuen. Solche Gefühle haben einen negativen Einfluss auf den Fluss des Qi durch das Organsystem der Leber, ein Organ, das durch die Krankheit ohnehin bereits Probleme hat. Die Gefühle haben ungeheuer großen Einfluss auf die Fähigkeit einer Frau, ihren Krebs zu besiegen, es ist deshalb wichtig, dass man versucht, immer optimistisch zu bleiben, das Gute zu sehen und niemals aufzugeben.

Die philosophische Grundlage der chinesischen Kultur kann eine gute Möglichkeit darstellen, die Krankheit zu verstehen und mit ihren emotionalen Auswirkungen umzugehen. Zwei der grundlegenden philosophischen Ansätze in China sind einerseits das Prinzip von Yin und Yang und der Buddhismus andererseits. In der Vorstellung von Yin und Yang unterliegt der gesamte Kosmos einer ständigen Veränderung, Bewegung und Wandlung. Alle Phänomene und Ereignisse stehen in einer Verbindung, die unter dem Einfluss der kosmischen Energie Kräfte vereint, die zwar gegensätzlich sind, sich jedoch ergänzen. Das bedeutet, dass jedes Ding zwei Seiten hat und dass Gesundheit nur dann möglich ist, wenn die beiden Kräfte im Gleichgewicht sind. Es gibt keinen Zustand ausschließlicher Traurigkeit oder alleinigen Glücks. Beide sind in ihrem Gleichgewicht oder Ungleichgewicht vom anderen abhängig und jedes braucht das andere, um zu bestehen. Glück ist kein Gefühl, das nur jenseits von Traurigkeit existiert. Glück und Traurigkeit müssen nebeneinander stehen, denn die Quelle des Glücks mag in der Traurigkeit liegen und glücklich zu sein beinhaltet immer ein Körnchen Traurigkeit.

Es gibt eine taoistische Parabel, welche die Beziehung der Gegensätze veranschaulicht: Eines Tages erzählte ein Bauer seinem Nachbarn, dass sein Pferd weggelaufen sei. Der Nachbar hatte Mitleid mit dem Bauern und sagte: »Das ist schlecht.« Der Bauer erwiderte: »Man kann nie wissen, was gut ist und was schlecht.« Am nächsten Morgen kam das Pferd zurück, aber es war nicht allein, es brachte viele wilde Pferde mit. Der Nachbar sagte zum Bauern: »Glückwunsch, es ist gut, dass dein Pferd zurückgekommen ist und noch viele andere Pferde mitgebracht hat.« Wieder sagte der Bauer: »Man kann nie wissen, was gut ist und was schlecht.« Am nächsten Morgen ging der Sohn des Bauern hinaus, um auf einem der wilden Pferde zu reiten. Das Pferd aber warf den jungen Mann ab und dieser brach sich ein Bein. Wieder hatte der Nachbar Mitleid mit dem Bauern. Zum dritten Mal sagte der Bauer: »Man kann nie wissen, was gut ist und was schlecht.« Am nächsten Tag kamen Soldaten vorbei. Sie zwangen junge Männer, in die Armee einzutreten. Wegen seines gebrochenen Beins wurde der Sohn des Bauern jedoch nicht eingezogen.

So wie der Nachbar in dieser Geschichte neigen wir dazu, Dinge zu verabsolutieren, sie entweder als gut oder schlecht zu bewerten. Dieser Wunsch nach einem festen, unfehlbaren Idealzustand steht im Gegensatz zu der chinesischen Vorstellung von Yin und Yang, die eher davon ausgeht, dass alles miteinander in Beziehung steht, als dass etwas fest und unbeweglich ist wie beispielsweise Ebbe und Flut. Wenn man sich von der Vorstellung des Idealzustandes löst, kann man ganz anders mit der Welt und dem Leben in Beziehung treten. Oftmals spricht man auch von einer Sowohl-als-auch-Sichtweise im Gegensatz zu einer Entweder-oder-Vorstellung. Dies bedeutet, dass alles, was in der Parabel passiert ist, sowohl gut als auch schlecht war.

Die Philosophie von Yin und Yang hat weitreichenden Einfluss darauf, welche Bedeutung wir unseren Gefühlen und der Krankheit beimessen. In den westlichen Ländern ist eine Krankheit meist der »Feind«, der besiegt werden muss. Das Hauptaugenmerk liegt auf der körperlichen Behandlung, in der die Gesundheit über die Krankheit triumphiert. Aus Sicht des Yin und Yang gibt es diesen exklusiven Zustand der Gesundheit ohne jede Krankheit gar nicht, denn Wohlbefinden und Krankheit bestehen nebeneinander. Gesundheit spiegelt das Gleichgewicht zwischen den beiden Zuständen, während die Krankheit Ausdruck eines Ungleichgewichts im Fluss von Qi und Blut ist.

Unwohlsein und Krankheiten sind daher ein natürlicher und wichtiger Bestandteil des Lebens und der Gesundheit. Wenn man die Krankheit als einen normalen Zustand des Lebens begreift, vereinfacht dies unsere »Heilung« auf emotionaler, sozialer, spiritueller und körperlicher Ebene. Die westliche Auffassung von Krankheit schafft eine Weltsicht, die eher zu inneren Konflikten und Abwehr führt denn zur Akzeptanz der Krankheit als natürlichem Teil des Lebens und der Realität.

Der philosophische Einfluss, den der Buddhismus in China hat, stellt einen weiteren Weg dar, die Krankheit zu erklären und zu verstehen. Buddha lehrte, dass die Ursachen für das Leiden ein fehlgeleiteter Geist und die Taten aus früheren Leben seien und somit das Karma darstellen. (Karma beschreibt die Vorstellung, dass wir ernten, was wir gesät haben. Sie basiert auf der Annahme, dass alle Dinge voneinander abhängig sind und als Ursache und Wirkung von späteren Zuständen auftreten.) Der spirituelle Weg, Leiden zu lindern, ist ein Prozess, bei dem man schrittweise »die Wirklichkeit so wahrnimmt, wie sie wirklich ist«. Das zieht die Weiterentwicklung von Selbstbewusstsein und Erkenntnis nach sich und verändert die eigene Wahrnehmung der Wirklichkeit dahingehend, dass sich die Trennung zwischen dem Selbst und den anderen auflöst. Man spürt eine grundlegende Verbundenheit mit allem und fühlt in sich tiefes Mitgefühl und ebenso große Akzeptanz aufsteigen. Die Krankheit wird nicht als Strafe eines göttlichen Schöpfers verstanden, sondern als körperlicher Zustand, der geheilt werden kann, wenn wir unsere Bindung an unsere Sicht des Selbst erkennen und beginnen, das Prinzip der Ewigkeit zu verstehen. Aus buddhistischer Sicht gibt es kein »Ich« als festen Bestandteil, als Persönlichkeit, die in meinem Fall Xiaolan heißt. Es gibt lediglich geistige und körperliche Prozesse. Wenn wir an einem falschen Verständnis des Ich festhalten, glauben wir auch, es sei »mein« Körper, der mich leiden lässt. Sich vor einer Krankheit zu fürchten ist Ausdruck unserer Bindung an uns selbst. Wenn wir dies verstehen, gewinnen wir mehr Kraft, um den Zustand der Stagnation und der Opferhaltung hinter uns zu lassen und nach vorn zu schauen.

Die Art und Weise, wie wir eine Krankheit wie Brustkrebs verstehen und die Bedeutung, die wir ihr beimessen, haben großen Einfluss auf unsere Heilung. Wir können mit Krebs leben. Es gibt hier kein Entweder-oder, das besagt, dass wir leben, weil wir keinen Brustkrebs haben und sterben, weil wir ihn haben. Ich kenne Frauen, bei denen Brustkrebs diagnostiziert wurde und die danach die lohnendste und befriedigendste Phase ihres Lebens erlebten. Wenn man Brustkrebs als spirituellen Reinigungsprozess versteht, verändert sich die Bedeutung, die wir ihm beimessen und wir können ihn zu einem Prozess umwandeln, der Veränderung und Heilung bringt.

Laura

Als Laura siebenundvierzig Jahre alt war, spürte sie einen Knoten in ihrer Brust – etwas, das bei ihrer letzten Mammografie nicht zu sehen war. Sie ging zum Arzt, der ihr sagte, es sei eine Zyste. Da die Zyste eventuell bösartig sein konnte, wurde bei Laura eine Biopsie gemacht. Die Diagnose lautete Borderline-Karzinom. Der Arzt sagte: »Machen Sie sich keine Sorgen. Wir setzen die Operation an, wenn Sie die Zeit dafür haben.« Laura beschloss, nicht lange zu warten, denn sie machte sich Sorgen. Sie hatte jahrelang an *Colitis Ulcerosa* gelitten, einer schmerzhaften Darmentzündung und glaubte, die Entfernung der Zyste sei ein Klacks dagegen, eher wie ein Zahnarztbesuch. Sie erzählte ihren Kindern erst am Abend vor dem Eingriff von der geplanten Operation.

Als sie aus der Narkose aufwachte, stand der Chirurg neben ihr und sah sie traurig an. Er entschuldigte sich bei ihr und sagte ihr, sie habe Krebs. Die Zyste hatte einen Tumor verdeckt, sodass der Krebs erst erkannt wurde, als die Zyste entfernt war. Laura hatte so sehr unter der Darmentzündung gelitten, dass sie glaubte, wenn sie das überstanden hätte, würde sie auch mit Krebs fertig werden. Die

Darmentzündung war nicht nur sehr schmerzhaft gewesen, sie hatte Laura auch stark eingeschränkt, sie konnte das Haus nicht verlassen, ohne genau zu wissen, wo die nächste Toilette sein würde. Hinzu kam, dass *Colitis Ulcerosa* als »schmutzige« Krankheit angesehen wird, sie fühlte sich grässlich und es fiel ihr schwer, sich als Frau zu fühlen. Sie sagte: »Ich weiß, dass ich mit diesem Brustkrebs fertig werde. Es wäre echte Verschwendung, die ganze Darmentzündung durchlitten zu haben und dann zu sterben.« Aus ihrer Erfahrung schöpfte sie die Kraft, um mit der neuen Herausforderung umzugehen.

Laura unterzog sich sechs Monate lang einer Chemotherapie und bekam sechs Wochen lang Bestrahlung. Sie hatte große Schlafprobleme und »ernährte sich quasi von Schlaftabletten«. Zusätzlich hatte sie starke Schmerzen durch die Arthritis, die entstanden war, nachdem sich ihre Darmentzündung verstärkt hatte. Ihr wurden gegen die Nebenwirkungen der Chemotherapie Medikamente verschrieben, doch als bei ihr ein Blutgerinnsel entstand, stellte sie fest, dass sie dagegen allergisch war.

In der Zeit ihrer Chemotherapie las Laura, dass Frauen, die in Selbsthilfegruppen gingen, tendenziell länger lebten als solche, die ihre Krebstherapie allein durchstanden. Sie wählte die sieben Frauen für ihre Gruppe sorgfältig aus. Laura beschloss, dass sie nicht in einer Gruppe mit Sterbenden zusammen sein wollte und sprach Frauen an, die auf die Ergebnisse ihrer Blutwerte warteten. Sie machte sich stark dafür, die Unterstützung zu finden, die sie selbst brauchte, und bot diese auch anderen an.

Laura brachte viel Humor in diese Gruppe, und auch in die ehrenamtliche Arbeit, die sie bald darauf begann. Den Frauen, die mit der Chemotherapie begannen, sagte sie: »Spielt sechs Monate lang die Prinzessin. Nehmt, was ihr kriegen könnt.« Sie wollte ihnen Hoffnung geben und sagte: »Wahrscheinlich denkt ihr, dass euch das alles sehr schwächen wird, aber ihr dürft nicht daran glauben.« Laura hatte eine Freundin, die sechs Monate lang mit Medikamenten vollgestopft auf dem Sofa gelegen hatte, sie wollte den Frauen klarmachen, dass es nicht so sein müsse. Sie ermunterte sie, zu tun, was sie konnten, um sich wohl zu fühlen. Sie sagte: »Wenn wir schrecklich aussehen, fühlen wir uns auch so und andere spüren das auch. Ihr fühlt euch besser, wenn ihr ein bisschen Make-up auflegt, egal, ob ihr das normalerweise macht oder nicht.«

Laura wollte sich nicht als Opfer ihrer Krankheit fühlen und versuchte, ein »normales« Leben zu führen, so gut es ging. Sie legte ihre Chemo-Behandlung so, dass sie für das Passah-Fest das Abendessen kochen und auch sonst die Rituale der Familie beibehalten konnte. Sie beschloss, jedem zu erzählen, dass sie Krebs hatte, denn ihrer Erfahrung nach war es so, dass, wenn Leute über eine Krankheit nicht Bescheid wissen, sondern nur Vermutungen anstellen und Gerüchte hören, sie sich dann die schlimmsten Dinge ausmalen und sich in ihrer Gegenwart nicht wohl fühlen würden. Laura spann ein starkes Netzwerk aus Menschen, die sie unterstützten, sich um sie kümmerten und in dieser schwierigen Zeit optimistisch blieben. Ihre Selbsthilfegruppe traf sich regelmäßig und sogar heute noch, nach zehn Jahren, sind noch einige der ersten Mitglieder dabei.

Als Laura mit der Chemotherapie und der Bestrahlung begann, kam sie zu mir. Ihre Darmentzündung war noch nicht unter Kontrolle, auch nicht mit dem operierten Darmausgang. Ich erinnere mich, zu ihr gesagt zu haben: »Sie werden sterben, aber nicht an Krebs. Sie bekommen nicht genügend Nährstoffe, damit sie am Leben bleiben können.« Laura hatte den Eindruck, dass die Ärzte ihr mit der *Colitis* nicht wesentlich weiterhelfen konnten. Sie wurde immer wieder einen Monat lang künstlich ernährt, damit ihr Körper heilen konnte, aber sobald sie wieder zu essen begann, wurde sie wieder krank. Laura war so schwach, dass ich ihr Kräuter gab, die eigentlich verschrieben werden, um Babys zu heilen. Ihre Gesundheit war sehr stark beansprucht und ich wollte ihr gern etwas zeigen, mit dem sie weiterarbeiten konnte. Laura erinnert sich daran, dass ich ihr gesagt habe: »Ich kann Ihnen helfen, aber sie müssen mir vertrauen, sich Zeit nehmen und selbst mithelfen.«

Laura sagte: »Xiaolan war der erste Mensch, der wirklich verstanden hat, was ich gesagt habe. Sie hat nicht versucht, irgendetwas zu beschönigen. Sie war sehr deutlich und hat klar gesagt, welch eine Behandlung ich benötige. Sie hat mir sehr geholfen und sich sehr um mich gekümmert. Ich habe ihr vertraut und, obwohl die Ärzte ja auch da waren, habe ich gezögert, ihnen von den Problemen, die auftraten, zu erzählen. Ich wollte nicht noch mehr Medikamente. Es sah so aus, als ob sie mir nur mit Pillen und Operationen helfen konnten. Bei den Ärzten fühlte ich mich hilflos. In Xiaolan habe ich jemanden gefunden, der sich so gut um mich gekümmert hat, dass ich schließlich die Lösung gefunden habe.«

Laura stellte ihre Ernährung um und aß nun mehr frische Lebensmittel und Fisch, dafür weniger Fleisch. Sie fing an Tofu zu essen und hörte auf ihren Körper. Nach einer Weile war sie in der Lage, zu essen ohne krank zu werden. Sie konnte sogar die Medikamente absetzen, die sie gegen die Migräne genommen hatte, die so schlimm gewesen war, dass sie manchmal sogar ins Krankenhaus gegangen war, um sich Demerol spritzen zu lassen. Nachdem sie wieder zu Kräften gekommen war, konnte sie von Grund auf geheilt werden.

Laura hat in ihrem Leben sehr vielen Schwierigkeiten mutig ins Auge geblickt, sagt aber: »Brustkrebs war das Beste, was mir passieren konnte. Ich glaube, es hat mir den Anstoß gegeben, richtig zu leben.« Sie hatte das Vertrauen, dass sie in der Lage sein würde, an ihrem Brustkrebs und der Darmentzündung zu arbeiten, um dann ihrem Leben neuen Sinn zu geben. Sie ist davon überzeugt, dass unsere Einstellung und unsere Haltung den Ausschlag geben, wenn es darum geht, ob wir geheilt werden können, dazu kommen dann unterstützende, liebevolle Beziehungen, die wir zu uns selbst und zu anderen aufbauen.

Beziehungen, die unser Wachstum hin zur Ganzheit zulassen und erleichtern, sind entscheidend, wenn wir krank sind. Wir alle müssen unsere Hoch- und Tiefpunkte mit jemandem teilen, der versteht und sich kümmert. Nicht die Zahl der Beziehungen ist wichtig, sondern ihre Qualität. Ohne enge Beziehungen fühlen wir uns ausgeschlossen und niedergeschlagen, leer und allein.

Heilsame Beziehungen dagegen geben uns die Möglichkeit zu teilen und verurteilen uns nicht. Sie befriedigen unser Bedürfnis, das Mitgefühl eines anderen zu spüren. Jemand betritt unsere Welt, als sei es seine eigene, und die Liebe und die Zuwendung, die diese Art der Beziehung birgt, ist ausschlaggebend dafür, dass wir eine schwere Krankheit überleben.

Unterstützung nach der Krebsbehandlung

Die Medikamente der Chemotherapie und die Bestrahlung neigen dazu, die Milz zu erschöpfen und die Nieren-Essenz, das Jing, zu schwächen. Eine Medikamenten-Therapie schadet der Magenschleimhaut und dem Darm, sie führt zu Übelkeit, Erbrechen und Appetitlosigkeit. Zusätzlich fängt sie die Nährstoffe ab. Das Milz-Qi, das für die Umwandlung und Bewegung des Blutes entscheidend ist, wird ebenfalls geschädigt. Aus diesem Grund sollten wir alles tun, was wir können, um nach einer Chemotherapie unsere Milz zu unterstützen.

Ernährung

Die folgenden Speisen schwächen die Milz und sollten nach einer Krebsbehandlung vermieden werden:

- kalte, gefrorene und rohe Lebensmittel
- Milchprodukte
- reichhaltige, fette Speisen
- stark gewürztes Essen
- Süßigkeiten

Zusätzlich sollte man keine anregenden Lebensmittel und Getränke wie Schokolade, Kaffee und Alkohol zu sich nehmen, da diese den Fluss des Leber-Qi unterbrechen können. Man sollte regelmäßig kleinere Mengen zu sich nehmen. Zu viel oder zu wenig Nahrung kann dem Körper schaden.

Bewegung

Ausgewogene Bewegung unterstützt zusätzlich die Milz. Versuchen Sie, das Gleichgewicht zwischen Ruhe und Arbeit zu halten, denn weder zu viel Ruhe noch zu viel Arbeit nützen dem Körper.

Akupressur

Wenn man sich selbst wie auf den Seiten 108ff. beschrieben massiert, fördert dies den Fluss des Qi und regt die Netzwerke von Milz und Nieren an.

Qi Gong

Qi Gong pflegt und unterstützt Milz, Leber und Nieren, die alle durch die Krebsbehandlung geschwächt werden. Krebspatienten wird oft empfohlen, diese alte chinesische Bewegungskunst auszuüben.

Kim

Die Krebsdiagnose vor sechzehn Jahren war ein Schock für Kim. Sie arbeitete als Sportlehrerin und Rechtsbeistand, war sehr fit und ernährte sich makrobiotisch. Sie unterzog sich einer Mastektomie, bei der die gesamte Brust und die Achsel-Lymphknoten in der Achselhöhle entfernt wurden. Kim wusste, dass sie lernen musste, mit dem Brustkrebs zu leben und beschloss, einen Kurs im örtlichen Krebszentrum zu besuchen, obwohl sie eigentlich nicht gern an Gruppenveranstaltungen teilnahm. Sie belegte den »Healing Journey»-Kurs am Princess-Margaret-Krankenhaus in Toronto, wo sie Techniken wie Entspannung, Meditation und Visualisierung lernte.

Das fiel ihr nicht ganz leicht, denn sie fand Meditation »ziemlich schräg«, aber sie wollte es versuchen.

Die Kurse veränderten Kim. Sie war nun in der Lage, spirituelle und psychologische Methoden zu erlernen, durch die sie besser mit dem Brustkrebs umgehen konnte, während sie mit dem Medikament Tamoxifen behandelt wurde. Mit diesen Kursen begann für Kim eine tief schürfende, spirituelle Reise, auf der sie sich fragte, wer sie war und was ihr wichtig war. Sie erlernte in den Meditations- und Visualisationskursen Entspannungstechniken, bekam die Gelegenheit, ihre innersten Gefühle auszudrücken und lernte neue Wege, diese anzunehmen und mit ihnen umzugehen. Zwei Jahre später ging sie zu einem Kontrolltermin zu ihrem Arzt und erfuhr, dass sie vollkommen gesund sei. Sie war außer sich vor Freude und feierte dies, indem sie ihrem Arzt eine Flasche Wein brachte.

Keinen Monat später bemerkte sie während des Autofahrens, dass ihre Hände geschwollen waren. Nach zwei Monaten war die Schwellung so weit fortgeschritten, dass sogar ihre gesamte Schulterregion geschwollen und dunkel verfärbt war. Ihr Brustkrebs hatte sich unter ihrem Schlüsselbein ausgebreitet, wo er auf Nerven und Blutgefäße drückte. Man sagte Kim, dass es schwierig würde, den Krebs in dieser Region zu behandeln. Auch wenn sie sich entscheiden sollte, Arm und Schulter amputieren zu lassen, würde dies das Wachstum des Krebses nicht aufhalten. Sie wurde an einen der besten Bestrahlungsonkologen Kanadas verwiesen, der ihr mitteilte, dass er lediglich ihre Symptome lindern könne, und sie die Bestrahlung als krankheitsmildernd, nicht als heilend betrachten sollte.

Kim setzte ihre Meditations- und Visualisierungsübungen fort und hörte von den verschiedensten Stellen, wo Heilung zu erwarten war. Sie wusste nicht, was sie tun und wo sie hingehen sollte. Bei einem ihrer Meditationsseminare fragte sie den Übungsleiter, wohin sie gehen sollte, um sich heilen zu lassen. Dieser sagte: »Wenn es irgendwo auf der Welt eine Heilung gibt, dann genau hier.« Genau solch einen Hinweis brauchte Kim. Als bei ihr zum ersten Mal Brustkrebs diagnostiziert wurde, hatte sie versucht, alles, was möglich war, zu tun und sich vollständig erholt, und doch war der Krebs zurückgekommen. Sie begann, das Wesen der Heilung zu hinterfragen. War Heilung schon in ihr selbst vorhanden? Wie konnte sie darankommen?

Kim probierte es mit Yoga, musste aber feststellen, dass sie die Haltungen aufgrund ihrer Schulterschmerzen nicht ausüben konnte. Sie versuchte es mit Qi Gong, das in einem örtlichen Krebszentrum angeboten wurde. Qi Gong schließlich entsprach ihrem Begriff der Heilung, dass Selbstheilung möglich und in der Geschichte vielfach vorgekommen war. Die Vorstellung, heilende Energie aufzunehmen, um Harmonie und Gleichgewicht in ihren Körper zu bringen, sprach sie stark an. In der Tat verglich sie Heilung mit einem Band, das alles Lebendige verbindet und glaubt heute, dass jeder selbst sein Bestes tun kann, um diese Energie anzuzapfen.

Ein Jahr nach der Wiederkehr ihrer Krebserkrankung begann Kim mit den Qi-Gong-Übungen. Zum Erstaunen ihrer Ärzte, war sie im folgenden Jahr noch am Leben und ihr Tumor war verschwunden. Sie übt noch immer Qi Gong und unterrichtet es heute selbst. Sie arbeitet daran, Mitgefühl für ihren Körper zu entwickeln und zuzulassen, dass die heilende Energie sie durchströmt, und sie so mental, physisch und spirituell heilt.

Kim ist sehr vorsichtig, wenn es um das »Kurieren« von Krankheiten geht. Sie lebt auf ihrer heilenden Reise jetzt gerade ohne Krebs. Sie weiß nicht, was morgen passieren kann, und sagt: »Das Leben ist ein Geheimnis ... es wird sich lüften.«

Dies sind die Qi-Gong-Übungen, die Kim täglich übt:

Das Pferd

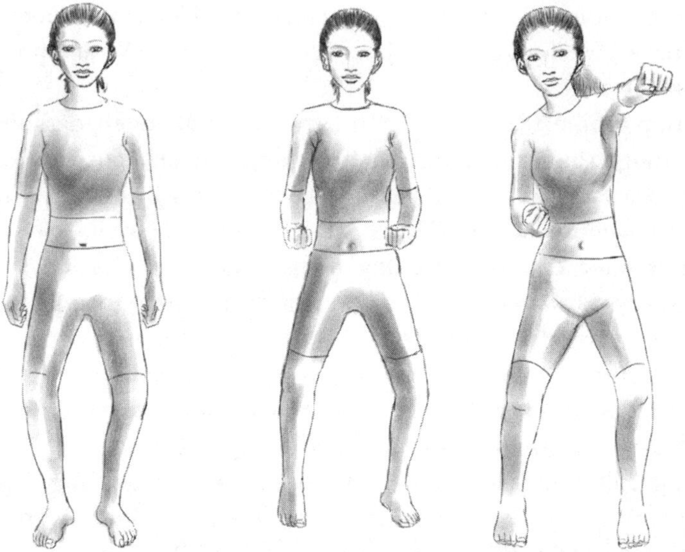

Stellen Sie sich mit geschlossenen Beinen aufrecht hin, die Arme hängen an den Seiten des Körpers herunter. Ihr Gewicht liegt auf dem Vorderfuß. Der Rücken ist gerade. Ziehen Sie beim Einatmen die Luft durch die Fußsohlen zum *Dan Tian*, einem Punkt kurz unterhalb des Bauchnabels, und dann weiter bis in die Lungen. Atmen Sie ein paar Mal tief ein und aus. Machen Sie einen Schritt nach links, so weit, wie es für Sie angenehm ist. Ihre Knie sind locker und leicht gebeugt. Führen Sie Ihre zu Fäusten geballten Hände langsam zur Hüfte und lassen Sie sie dort ruhen. Ihre Handflächen zeigen nach oben. Boxen Sie zuerst mit dem rechten Arm nach vorn und atmen Sie dabei aus. Viele Menschen finden, dass eine explosive Ausatmung zusammen mit der Boxbewegung eine wunderbare Art ist, angestauten Frust und Ärger auszudrücken und abzulassen. Führen Sie die Hand zur Hüfte zurück und boxen Sie nun mit der linken

Hand. Beginnen Sie mit drei Boxbewegungen pro Arm, steigern Sie dann auf fünf, später auf sieben. Führen Sie die Arme zurück an die Körperseiten, strecken Sie die Knie und führen Sie die Füße wieder zusammen.

Zum Mond zeigen

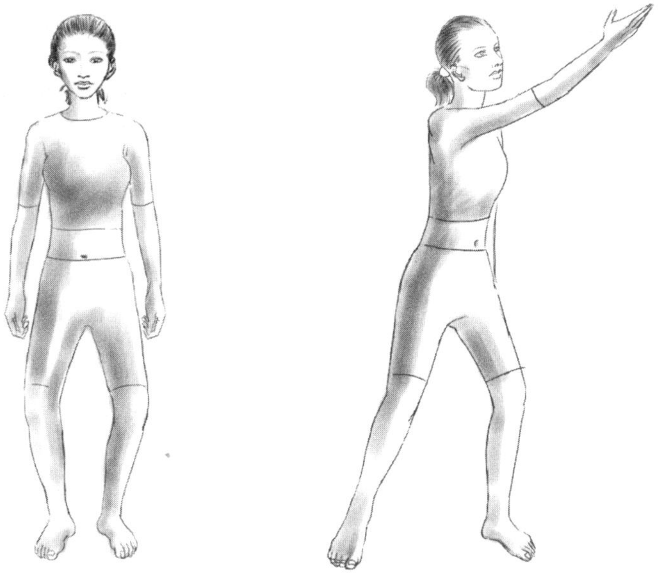

Diese Übung ist sehr hilfreich bei Lymphödemen, wenn als Folge von Lymphablagerungen eine Schwellung im Gewebe von Armen und Beinen entsteht. Solche Beschwerden können nach einer Brustoperation oder nach der Bestrahlungstherapie auftreten. Ziehen Sie Ihren Atem von den Fußsohlen zum *Dan Tian*, einem Punkt unterhalb des Bauchnabels und weiter bis in die Lungen. Ihr Körpergewicht liegt auf dem Vorderfuß und der Rücken ist gestreckt. Lassen Sie die Knie locker und leicht gebeugt. Sie können die Übung im Sitzen oder im Stehen machen, lassen Sie die Arme an den Körperseiten herunterhängen. Machen Sie, wenn Sie stehen, einen Schritt nach links, so groß wie es Ihnen angenehm ist. Führen Sie an jeder Hand Mittelfinger und Daumen zusammen und halten Sie die Arme neben dem Körper. Die Handflächen zeigen nach oben. Beginnen Sie mit dem rechten Arm und schwingen Sie ihn mit der Ausatmung von der Körperseite schräg an der Brust vorbei so weit nach oben links wie es ihnen angenehm ist. Folgen Sie Ihrer Hand mit den Augen. Lassen Sie den Arm zurückfallen und schwingen Sie den linken Arm nach rechts oben. So entsteht ein natürlicher Rhythmus. Achten Sie darauf, dass Sie bei jedem Schwung nach oben ausatmen. Beginnen Sie mit drei Schwüngen pro Seite, steigern Sie dann auf fünf, später auf sieben. Führen Sie die Arme zu den Körperseiten zurück, strecken Sie die Knie und ziehen Sie die Füße wieder zusammen.

Der Kranich

Dies ist eine entlarvende Übung, denn sie sagt uns, ob unser Geist während der Übung abwandert. Die Übung braucht unsere volle Konzentration und Aufmerksamkeit und ist schwieriger, wenn wir über das Abendessen nachdenken oder im Geiste unseren Aufgabenzettel durchgehen. Überprüfen Sie Ihre Haltung und Ihre Atmung. Halten Sie die Arme, Schultern und Handgelenke locker. Schauen Sie auf einen festen Punkt auf dem Boden oder an der gegenüberliegenden Wand. Atmen Sie ein und verlagern Sie Ihr Körpergewicht auf den Fuß, auf dem Sie am besten stehen können. Heben Sie den anderen Fuß an und setzen Sie ihn neben oder hinter das Knie, während Sie einatmen. Strecken Sie langsam die Arme zu den Seiten aus, bis die Hände Schulterhöhe erreicht haben. Die Handflächen zeigen nach oben. Bleiben Sie in dieser Haltung und halten Sie die Luft an. Führen Sie danach, beim Ausatmen, den Fuß zum Boden zurück und lassen Sie die Arme zu den Seiten sinken. Verlagern Sie nun das Gewicht auf den anderen Fuß und wiederholen Sie die Übung. Versuchen Sie, sich langsam und geschmeidig zu bewegen. Führen Sie danach die

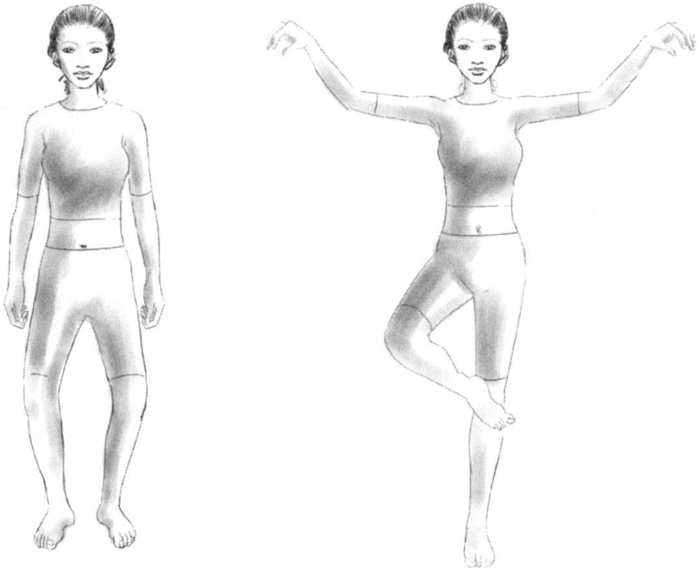

Arme zu den Seiten zurück, strecken Sie die Knie und stellen Sie die Füße nebeneinander auf.

Der Bär

Machen Sie einen Schritt nach links, so groß wie es Ihnen angenehm ist. Lassen Sie die Knie locker und leicht gebeugt. Lassen Sie den gesamten Körper locker und weich. Beugen Sie sich beim Ausatmen nach hinten und ziehen Sie Kopf und Schultern so weit nach hinten, wie es Ihnen angenehm ist. Ziehen Sie die Arme mit geöffneten Handflächen ein wenig nach oben, denn dies öffnet den Brustkorb wunderbar. Lassen Sie ihren Oberkörper mit der nächsten Ausatmung nach vorn fallen. Die Knie sind locker, die Schultern rund. Lassen Sie die Luft aus Ihrem Körper strömen und lassen Sie los. Wiederholen Sie die Übung langsam. Führen Sie danach die Arme wieder zu den Körperseiten zurück, strecken Sie die Knie und führen Sie die Füße wieder zusammen.

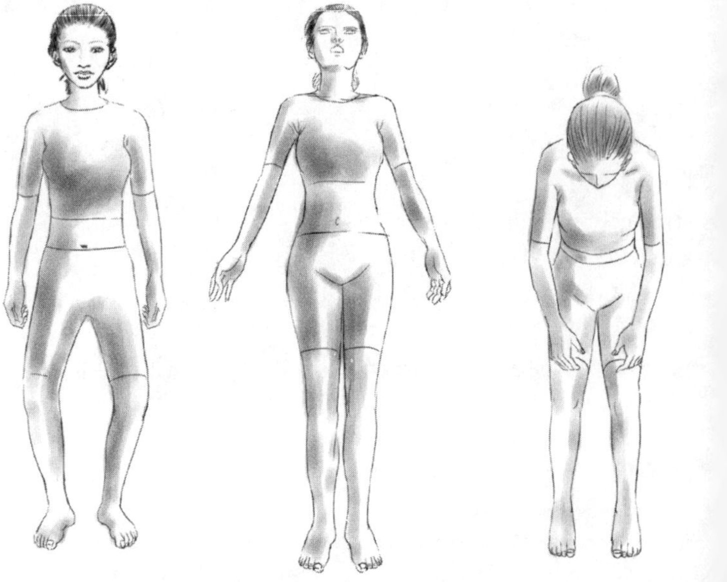

Heilen und Kurieren

Ich bin überzeugt davon, dass der Mensch die Fähigkeit zur Selbstheilung besitzt und dass er, wenn er erst erkennt, wozu er in der Lage ist, all seine Möglichkeiten, sich wohl zu fühlen, ausschöpft. Meiner Meinung nach ist es wichtig, zwischen Heilen und Kurieren zu unterscheiden. Ich sehe Heilen als Prozess des Ganzwerdens und Sinnfindens unter den Gegebenheiten unseres Lebens. Heilen beinhaltet das Harmonisieren aller Aspekte unserer Persönlichkeit, der körperlichen, emotionalen, geistigen und spirituellen. Das chinesische Wort, das all dies einschließt, ist *Xin* und bedeutet etwa »Herz-Geist«. Die Abbildung 7 auf S. 145 zeigt das chinesische Zeichen für *Xin*.

Beim Kurieren dagegen liegt das Augenmerk darauf, Symptome oder eine Krankheit zu besiegen oder zu mildern. Die

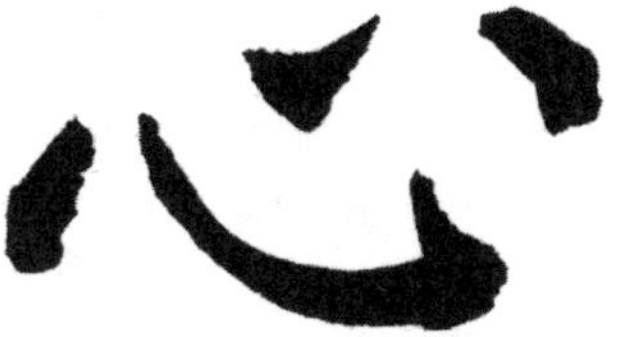

Abb. 7 Xin

schließt normalerweise ein, dass mit dem Körper oder mit einem Prozess im Körper gearbeitet wird. Die Behandlung zielt auf das Beenden, Kontrollieren oder Ausmerzen bestimmter Beschwerden ab. Das Kurieren wird grundsätzlich in die Hände anderer gelegt, meist die des Heilpraktikers. Heilen ist dagegen etwas, das wir selbst vornehmen. Wenn wir verstehen, was Heilen bedeutet, erkennen wir, dass bestimmte körperliche oder psychische Beschwerden die Qualität unseres Lebens nicht unbedingt beeinträchtigen. Unser Leben umfasst mehr als das Körperliche. Das Heilen hilft uns, Zugang zu dem zu finden, was wir in einem »größeren« Kontext sind, was immer wir darunter verstehen. Es bringt unser innerstes Verständnis von Einzigartigkeit in Beziehung mit etwas, das sehr viel »größer« ist als wir. Wir sind im Einklang, in Harmonie mit uns selbst und unserer Umwelt. Selbst, wenn nicht kuriert werden kann, ist Heilung dennoch möglich.

Ich will damit nicht sagen, dass Heilen und Kurieren zwei vollkommen verschiedene Weisen sind, an eine Krankheit heranzugehen, denn beides ist notwendig. Ich bin in westlicher Medizin ausgebildet worden und habe natürlich bei akuten, körperlichen Symptomen, die schmerzhaft sind und den Körper schwächen, das Bedürfnis zu handeln. Als TCM-Therapeutin weiß ich jedoch auch um die Notwendigkeit, die zugrunde liegende Ursache von Krankheiten und Beschwerden zu finden und an diesen zu arbeiten. Gesundheit ist mehr als die Abwesenheit von Krankheiten. Bei der Gesundheit geht es darum, mit allen Ebenen unseres Seins, des *Xin*, in Harmonie zu leben und anzuerkennen, das dies ein Zustand ist, der in Bewegung ist und sich verändert.

Zusammenfassung

Funktionsstörungen der Brust gehen aus einem stetigen Voranschreiten und Verschlimmern von Beschwerden hervor. Symptome, die als normale Begleiterscheinungen des Himmlischen Wassers gelten wie etwa ein Anschwellen der Brüste und Berührungsempfindlichkeit, verweisen auf Ungleichgewichte in den Organsystemen. Wenn diese nicht behandelt werden, verschlimmern sie sich mit der Zeit und ballen sich zu immer schwerwiegenderen und tiefer liegenden Funktionsstörungen zusammen. Die Beschwerden werden in diesem fortlaufenden Prozess von den gleichen zugrunde liegenden Faktoren genährt und zeigen die lange Entwicklung einer Funktionsstörung an. Am äußersten Ende dieses Prozesses von Funktionsstörungen der Brust steht *Ruyan*, Brustkrebs.

Den Funktionsstörungen der Brust liegen meist emotionale Unruhefaktoren wie Zorn, Frustration, unerfüllte Wünsche und Grübeln zugrunde. Wenn solche Gefühle nicht ruhig fließen, etwa dann, wenn wir sie unterdrücken, uns explosionsartig Luft verschaffen oder sie uns immer wieder durch den Kopf gehen lassen, werden sie mit der Zeit negativen Einfluss auf den freien Fluss des Qi in den Brüsten haben. Um die Brust gesund zu halten, ist es unbedingt notwendig, dass wir lernen, wie wir emotionalen Stress auf eine gesunde Art und Weise verarbeiten und reduzieren. Wenn wir lernen, wie wir mit emotionalem Stress positiv umgehen können, ist das ein großer Schritt, den wir für die Gesundheit unserer Brust und das Vorbeugen von Krankheiten tun.

Zusätzlich sollten wir uns ausgewogen ernähren, uns körperlich wie geistig nicht übermäßig anstrengen und allgemeinen Risikofaktoren gegenüber, die uns für Funktionsstörungen der Brust anfälliger machen, achtsam sein. Durch Erholungsübungen wie etwa Qi Gong können wir das Qi unterstützen sowie unsere Gefühle ausdrücken und auch verarbeiten und unseren Stress mildern beziehungsweise lernen, damit umzugehen.

Heilen bedeutet, die Drei Schätze, den physischen, den emotionalen und den spirituellen Bereich in Einklang zu bringen. Die Heilung von einer Krankheit wie Brustkrebs ist eine Reise hin zur Ganzheit, die das Vereinbaren und Ausgleichen der unterschiedlichen Ausdrucksformen des Qi, also Jing, Qi und Shen, beinhaltet und somit das harmonische Zusammenwirken von Körper, Geist und Seele.

Wolken und Regen

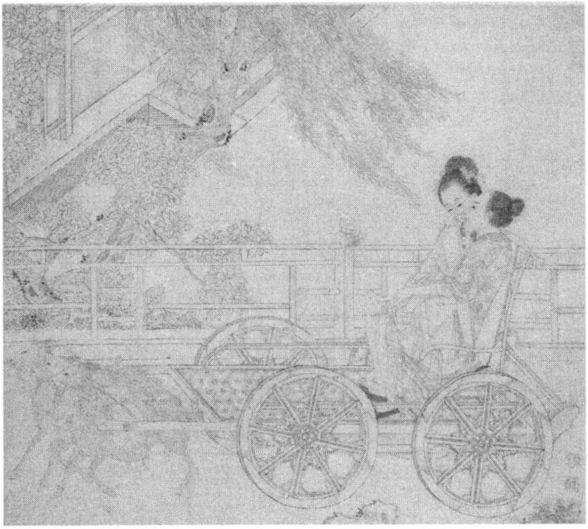

Liebendes Paar, Tusche auf Seide, von Jiao Bingzhen (1622–1723)

Sex und Wohlbefinden

In der Traditionellen Chinesischen Medizin gilt Sex als wichtiger Faktor für die Erhaltung der Gesundheit, mit der gleichen Bedeutung wie Essen und Schlafen. Sex ist nicht nur ein wunderbarer Quell der Freude und Erfüllung, er ist auch ein Mittel, um zu mehr Energie, körperlichem Wohlbefinden und einer hohen Lebenserwartung zu gelangen. Und er ist Ausdruck unserer Ganzheit als Menschen.

Die alten Taoisten beschrieben den Geschlechtsverkehr metaphorisch als »Wolken und Regen«. Für sie standen die Wolken für die Essenz der Frau, ihr Vaginalsekret, während der Regen die Samenausschüttung des Mannes beschrieb. Die Tatsache, dass sie Bilder aus der Natur benutzten, zeigt, dass sie Sex als einen natürlichen und absolut notwendigen Teil des Lebens erachteten.

Im Gegensatz zur westlichen Kultur, in der Sex in den meisten Fällen historisch mit Schuld behaftet war und lediglich in der Ehe als gut, außerhalb aber als verwerflich galt, fällte man im alten China kein moralisches Urteil über Sex. Man sah ihn vielmehr als natürliches Zusammenspiel von Yin und Yang. Da die Ärzte im alten China bemüht waren, Gesundheit und langes Leben durch das Gleichgewicht zwischen Yin und Yang herzustellen, sah man sexuelle Beziehungen als Mittel zur Erhaltung der Gesundheit.

Beim Sex vermengen sich Körperflüssigkeiten und die Atmung beider nimmt denselben Rhythmus an, sodass weder Yin noch Yang dominiert. Die heiße, feurige, kurzlebige Yang-Energie wird durch die kühle, ausdauernde Yin-Energie ausbalanciert.

Geschlechtsverkehr mit Orgasmus hilft Frauen, ihre Yin-Energie anzureichern, indem sie Yang aufnehmen, während die Männer Yin aufnehmen, um ihr Yang zu nähren. Sex bringt Feuer und Wasser in Einklang. Da zum Erwärmen und Kochen von Wasser Feuer notwendig ist, muss ein Mann die Frau mit seinem Feuer beziehungsweise seiner Yang-Energie anregen. Wenn aber die feurige Energie verbraucht ist, bleibt nur noch Asche. Das Wasser dagegen bleibt noch eine Zeit lang warm, auch wenn das Feuer schon erloschen ist. Das Feuer des Mannes entfacht schnell und brennt auch schnell aus, während das Wasser der Frau eine ganze Weile braucht, bis es kocht, aber auch nur langsam kalt wird. Das wird dahingehend interpretiert, dass Frauen endlose Orgasmen erleben können, während ein Mann dazu neigt, nach dem Sex zu schlafen, durch die Ejakulation seiner Energie beraubt.

Die Taoisten im alten China glaubten, der Samen des Mannes sei seine Essenz, sein Jing. Häufige Ejakulationen könnten daher seine lebenswichtige Essenz erschöpfen, den Alterungsprozess vorantreiben und sich in einem schlechten Gesundheitszustand und einem kurzen Leben äußern. Man empfahl den Männern zwar regelmäßigen Sex, aber ausschließlich zur Zeugung zu ejakulieren, um die Essenz zu bewahren.

Das bedeutete nicht, dass sie beim Sex keinen Orgasmus haben durften. Die Taoisten sahen Ejakulation und Orgasmus nicht als ein und dasselbe an. Dadurch, dass sie so dicht aufeinander folgen, nimmt man oft an, sie gehörten zusammen. Dennoch ist die Ejakulation, als körperliches Ablassen der Samenflüssigkeit, vom Höhepunkt getrennt, der ein freudvolles, intensives Gefühl ist, das im gesamten Körper gespürt werden kann. Um den Samenausstoß zu stoppen, wurde empfohlen, den Damm zwischen dem After und dem Hodensack sowohl vor wie auch während des Orgasmus zu massieren. Die Männer erlernten ebenfalls Atemübungen als weitere Technik, um die Ejakulation zu vermeiden.

Diese taoistische Lehre von der Kontrolle des Samenausschusses wurde von einigen westlichen Medizinern scharf kritisiert. Sie sagten, dass bei der Ejakulation die Prostatadrüse durch die Stimulation anschwillt und sich dann zusammenzieht. Ohne Ejakulation ziehe sie sich nicht zusammen und es bestehe die Gefahr, dass die Prostatadrüse sich dauerhaft vergrößere. Die Drüsen, welche die Samenflüssigkeit absondern, könnten dadurch nicht mehr sauber funktionieren, eventuell geschwächt werden und zu verminderter sexueller Leistungsfähigkeit und Verlust der Ejakulationsfähigkeit führen. Die Taoisten jedoch glaubten, dass das Zurückhalten der Samenflüssigkeit die sexuelle Leistungsfähigkeit eines Mannes eher steigern würde, weil es seine Lebenskraft stärke. Zusätzlich würde er durch die kontrollierte Abgabe des Samens in der Lage sein, so lange Geschlechtsverkehr haben zu können, bis seine Partnerin zum Orgasmus käme und er ihre Yin-Energie aufnehmen könne.

Obwohl sich die taoistischen Sexuallehren an Männer richteten, wurde dennoch anerkannt, dass beide Geschlechter zum Orgasmus kommen müssen. Als zusammengehörige Gegensätze müssen sowohl Yin wie auch Yang angeregt und stimuliert werden, um zu vollständiger Vereinigung zu gelangen. Obwohl auch Frauen beim Orgasmus Flüssigkeit verlieren, bleiben diese Sekrete jedoch im Körper, Frauen laufen demnach nicht Gefahr, ihre Lebenskraft einzubüßen. Frauen behalten ihre Essenz und nehmen zusätzlich Yang-Energie auf, um sich zu kräftigen. So werden Frauen als stärker gesehen, mit größerer sexueller Leistungsfähigkeit, größerem sexuellen Verlangen und mehr sexueller Energie. Wasser ist stärker als Feuer, schließlich kann es Feuer löschen.

Das beiderseitige Aufnehmen der Sekrete des anderen Geschlechts betrachteten die alten Chinesen als wichtig für das Gleichgewicht der Yin- und Yang-Energien von Frauen und Männern. Man muss allerdings auch sagen, dass in jeder Frau Yin- und Yang-Energie ist, wie auch jeder Mann sowohl Yang- wie auch Yin-Energie hat.

Es kommt vor, dass eine Frau mehr Yang-Energie hat, während einige Männer ungeheuer viel Yin-Energie besitzen. Eine Frau mit sehr viel innerer Yang-Energie kann durch die Aufnahme von Yin-Energie beim Sex mit einer anderen Frau ins Gleichgewicht kommen. Da Frauen über einen unerschöpflichen Vorrat an Yin-Energie verfügen und diese beim Sex auch nicht verloren geht, wurde die lesbische Liebe auch nicht als gesundheitsschädlich oder lebensverkürzend angesehen.

In gleichem Maße kann ein Mann, der hauptsächlich Yin-Energie besitzt, Yang-Energie von einem anderen Mann bekommen. Wenn die Männer allerdings nicht sehr versiert darin sind, den Samen zurückzuhalten, können diese sexuellen Beziehungen für beide die Erschöpfung der Yang-Energie und der Essenz zur Folge haben.

Für die Taoisten ging es beim Geschlechtsverkehr also nicht darum, Energie und Gefühle frei werden zu lassen, sondern im Gegenteil darum, sexuelle Energie zu tanken und körperliches, emotionales und mentales Wohlbefinden herbeizuführen. Sie waren auch davon überzeugt, dass Sex eine spirituelle Erfahrung sein könne, da es zusammengehörende Gegensätze mit dem Makrokosmos von Himmel und Erde vereine. Man nahm an, dass die Erschöpfung der sexuellen Energie Leere im Geist und in den Sinnen hervorrufe. Wenn dies erfolge, könne es sein, dass wir unsere sexuellen Bedürfnisse unterdrücken oder versuchen, unser Verlangen in anderen stimulierenden Quellen zu stillen, etwa mit Alkohol oder Drogen, um die notwendige, innere Energie, die wir ausgeschöpft haben, wieder aufzubauen.

Wenn wir jedoch zu Alkohol oder Drogen greifen, erschöpfen wir unsere Energien nur noch mehr. Wir suchen zwanghaft immer größere Stimulation, um die Energie, die uns verloren geht, auszugleichen. So entsteht ein Teufelskreis, wenn unsere Energie aufgebraucht wird, Körper und Geist weiter geschwächt werden und wir ein noch größeres Verlangen nach noch größerer Stimulation entwickeln, das letztendlich nur dazu führt, dass wir unsere Energie selbst weiter auslaugen. Unsere Sinne werden überaktiv und unsere Essenz verflüchtigt sich.

Daher ist es wichtig, dass wir unsere sexuelle Energie nicht unterdrücken, nicht missachten oder sie außer Kontrolle geraten lassen. Regelmäßiger Geschlechtsverkehr mit Orgasmus gehört zu den wirksamsten Mitteln, mit denen wir Frauen unsere sexuelle Energie und unsere Essenz pflegen können.

Sexuelle Erfahrungen von Frauen

Auch wenn ein befriedigendes Sexualleben großen Anteil an der allgemeinen Gesundheit und am Wohlbefinden einer Frau hat, ist vielen von uns leider kein harmonisches, erfülltes Sexualleben vergönnt. Wir erfahren Sex dann nicht als kreative Energie, die unsere Leidenschaft anfacht, unser Innerstes pflegt oder unsere innere Energie stärkt. Viele Frauen sind mit ihren sexuellen Erfahrungen unzufrieden, und es gibt eine Reihe von inneren wie äußeren Gründen. An erster Stelle stehen hierbei vermutlich kulturelle und gesellschaftliche Kräfte.

Als ich in China aufwuchs, wurde es mir zwar nie mit Worten verboten, aber ich wusste von allein, dass ich mit dem Jungen, der in der Grundschule neben mir saß, nicht sprechen durfte. Ich stellte mir eine unsichtbare Linie vor, die seinen Platz von meinem trennte, eine Grenze, die wir beide stillschweigend achteten und die wir nicht übertreten durften. Wir hatten keinen Blickkontakt, ich sprach ihn nicht an und berührte ihn natürlich erst recht nicht. Ich hatte unglaubliche Angst vor den Konsequenzen, die entstehen würden, wenn ich mit einem Mitglied des anderen Geschlechts verbal und gar körperlich in Kontakt käme. Wenn ich heute zurückschaue, sehe ich, dass es schwierig war, zu sagen, wovor ich Angst hatte. Meine Mutter hatte mir nicht gedroht, sie würde mich tadeln oder der Lehrer würde dies missbilligen. Es war mehr eine stille Vereinbarung aller, der Eltern, Lehrer und Kinder, dass Jungen und Mädchen, die ein persönliches Gespräch führen würden wie etwa »Wie geht es dir?« oder »Hast du schon gegessen?« oder sich gar berührten, geächtet, verlacht und getadelt würden, weil sie »böse« gewesen seien. Ein kleiner Kontakt zwischen Junge und Mädchen wurde in Zusammenhang gebracht mit Sünde, Schmutz, Entwürdigung und Abwertung, was meine Eltern ebenfalls entehren und zeigen würde, dass ich keine würdige Tochter sei.

Als ich älter wurde, wuchs diese Angst. Als Teenager und junge Erwachsene hatte meine Generation regelrecht Panik davor, Gefühle, die für jemanden des anderen Geschlechts aufstiegen, auch nur zu verspüren. Ich erinnere mich, wie ich kämpfte, nicht romantisch an junge Männer zu denken. In der Oberschule fühlte ich mich zu einem Mitschüler hingezogen, ich bewunderte seinen Geist und bemerkte mehrmals, dass ich ihn anstarrte. Bald schon hörte ich Geflüster hinter meinem Rücken: »Xiaolan mag Y.«, »Hast du gesehen, wie sie ihn ansieht?«, »Was machen die beiden?« Die Gerüchte entstanden durch meine unschuldigen Blicke der Bewunderung. Ich hatte Panik, andere könnten erfahren, dass ich mich zu dem jungen Mann hingezogen fühlte und mich in einer Gesellschaft, in der Konformität das oberste Gebot war, ächten.

So war es im China der Siebzigerjahre, zu einer Zeit, als zwar der Kommunismus an der Macht war, der Konfuzianismus aber noch immer sehr großen Einfluss hatte. Konfuzius lehrte ethische Regeln, wie man sich in der Gesellschaft verhalten solle. Für jede Art von Beziehung, sei es Ehepartner, Eltern und Kinder, Regierende und Untertanen, gab es besondere Verpflichtungen, die, wenn sie beachtet wurden, zu einer aufrechten und harmonischen Gesellschaft führen sollten. Den Frauen wurde eine Rolle zugeschrieben, die ihren Wert an ihrer Pflichterfüllung gegenüber dem Ehemann, dem Vater und dem Sohn maß. Der Konfuzianismus war zudem sehr pragmatisch, Sex war in erster Linie zum Zweck der Fortpflanzung oder vielmehr zur Zeugung von Söhnen da. Romantische Liebe und Leidenschaft wurden verunglimpft, da sie den Sohn von seiner Bindung zu den Eltern lösen würde und somit die Hierarchie der Familienstruktur störe.

Der Beginn des Kommunismus vertiefte diese Haltung, die Sexualität unterdrückte, nur noch. Obwohl die Kommunisten strikte Geschlechterrollen ablehnten und die Gleichberechtigung der Frau als wichtiges Merkmal der Reform etablierten, betrachteten sie leidenschaftliches Verlangen und Liebe als mögliche Gefahren für die politische und gesellschaftliche Stabilität. Man sagte uns, romantische Liebe und Sex seien Hätscheleien der bürgerlichen Klasse, die nur nach der Erfüllung ihrer persönlichen Wünsche trachte und auf diese Weise dem kollektiven Wohlergehen schade. Wir sollten unserer Leidenschaft für die Revolution Ausdruck verleihen und nicht unserer Schwäche, indem wir uns verliebten. Jeglicher Ausdruck der Sexualität wurde unterdrückt, öffentliches Zurschaustellen der Zuneigung, ja sogar Händchenhalten, war inakzeptabel.

Wenn man in einem solchen Milieu groß wird, ist es nicht weiter verwunderlich, dass mein Mann und ich ohne jegliche Ahnung von Sex in die Ehe eintraten. Ich wuselte mich förmlich durch, ohne zu ahnen, dass dies durchaus eine höchst vergnügliche Erfahrung sein kann. Die meisten meiner Freundinnen wussten genauso wenig wie ich und später fand ich heraus, dass unsere Männer nicht einmal eine Minute an das Vorspiel verschwendeten und nur darauf bedacht waren, ihre Lust zu befriedigen, ohne auch nur an uns und unser Vergnügen zu denken. Und wir Frauen stellten nicht infrage, was in unseren Schlafzimmern geschah. Wir nahmen unser Schicksal an. Wir konzentrierten uns darauf, so gut wie möglich unsere Pflicht zu erfüllen, damit unsere Männer zufrieden wären und keinen außerehelichen Sex suchen würden, und damit wir durch die Geburt eines Sohnes für den Erhalt der Familie sorgten.

Nach ein paar Praxisjahren in Kanada fiel mir auf, dass viele Frauen in westlichen Ländern ähnlich wenig Gefallen oder Freude am Sex hatten. Ich erinnere mich an den Tag, als Anne, eine Patientin, die ich bereits mehrere Jahre lang behandelt hatte, zu mir sagte: »Ich habe keinen Spaß am Sex. Ich bin mittlerweile so weit, dass es mir lieber wäre, mein Mann würde seine sexuellen Bedürfnisse woanders befriedigen, als dass ich etwas tun müsste, was ich so wenig mag.« Als ich dies hörte, fühlte ich mich gleichzeitig geehrt, überrascht und verwirrt. Ich fühlte mich geehrt, weil Anne mir dies anvertraute und überrascht, weil Anne es befürwortete, dass ihr Mann Sex außerhalb der Ehe suchen solle und sie ihn wahrscheinlich auch dazu ermutigen würde. Ich war ebenfalls überrascht, dass sie eine Frau aus dem Westen, die die sexuelle Revolution und die Freiheit der Sechzigerjahre erlebt hatte, ebenso wenig Interesse am Sex hatte wie die chinesischen Frauen meiner Generation.

In der Zwischenzeit haben mir noch viele meiner Patientinnen ihre Unzufriedenheit mit ihrem Sexualleben anvertraut. Manche Frauen glauben, sie machten es nicht »richtig«, andere sind gelangweilt und betrachten es nur als einen Punkt unter vielen anderen auf ihrer Haushaltsliste. Für manche ist der Geschlechtsverkehr unangenehm oder schmerzhaft, während wieder andere das Gefühl haben, nicht begehrenswert zu sein. Es gibt sogar einige, die glauben, mit ihrer Sexualität stimme etwas nicht, weil sie keine Lust empfinden oder nicht zum Orgasmus kommen. Seit den Fünfzigerjahren sind die Frauen am Arbeitsplatz immer mehr ins Blickfeld gerückt, man hat Gesetze gemacht, um sicherzustellen, dass Frauen den gleichen Lohn für die gleiche Arbeit erhalten und dass niemand aufgrund seines Geschlechts oder seines Familienstandes diskriminiert wird. Die Frauen haben mehr Kontrolle über ihre Fruchtbarkeit, Sex und die Sexualität der Frau wird in den Medien offen diskutiert, es gibt immer mehr Handbücher, Ratgeber und Therapeuten, die unser Sexualleben bereichern möchten, um nur ein paar wenige wichtige Errungenschaften zu nennen, aber die sexuellen Erfahrungen von vielen Frauen haben sich kaum verändert. Vielleicht liegt der Grund darin, dass die sexuelle Revolution nicht unbedingt zur Gleichberechtigung auf dem Gebiet der sexuellen Erfüllung geführt hat.

Während Männer ihre Sexualität zelebrieren, werden Frauen, die dies tun, noch immer als »Hure« oder »Schlampe« gebrandmarkt, was mit einem Rückgang des Selbstwertgefühls, der gesellschaftlichen Akzeptanz und der Attraktivität als Partner einhergeht.

Hinzu kommt, das wir in unserer Gesellschaft mit Bildern von idealisierten Frauenkörpern in der Werbung, in Zeitschriften und Filmen überschwemmt werden, die uns mitteilen, was »attraktiv« und »sexy« aussieht. Wenn wir nicht in dieses idealisierte Schema passen, wenn wir zu schwer oder zu flachbrüstig, nicht hübsch genug oder zu alt sind, finden wir uns wahrscheinlich nicht attraktiv und sexy. Weil wir uns unvollkommen finden, entwickeln wir ein negatives Körperbild und unser Selbstwertgefühl nimmt ab. Das Bild, das wir von uns selbst und unserem persönlichen Wert haben, ist ein wichtiger Faktor für die sexuelle Erfüllung. Frauen brauchen das Gefühl, beim Sex geachtet und wertgeschätzt zu werden, nicht kritisiert und gehemmt. Die Aufmerksamkeit, die wir Äußerlichkeiten und unserem negativen Körperbild schenken, hindert uns daran, in sexuellen Beziehungen aufzugehen, wodurch wir beim Sex das Gefühl haben, dass wir ungenügend, nicht begehrenswert und nicht lustvoll genug sind.

Dies erinnert mich an die Geschichte über Frösche, die ich einmal gehört habe. Eine Gruppe von Fröschen hüpfte durch den Wald, bis zwei von ihnen in ein tiefes Loch fielen. Alle anderen Frösche scharten sich um das Loch und sahen hinab. »Freunde«, riefen sie, »das Loch ist sehr tief, wir wissen nicht, wie ihr wieder herauskommt.« Die beiden Frösche fingen an, mit aller Kraft zu springen, um aus dem Loch zu kommen. Die anderen Frösche oben sagten: »Oh je, es ist zu tief! Ihr solltet aufhören, es ist zu weit bis zum Rand!« Die beiden Frösche versuchten es weiter und stießen bei ihren Sprüngen an die Wände des Lochs. Die Frösche oben konnten es kaum aushalten zuzusehen. Sie riefen: »Bitte hört auf, ihr tut euch weh, es hat keinen Sinn!« Einer der beiden Frösche nahm sich zu Herzen, was die anderen sagten, und gab auf. Er setzte sich hin und wurde mutlos und niedergeschlagen. Der andere Frosch aber sprang weiter so fest er nur konnte, bis er einen gewaltigen Satz machte und herauskam! Die anderen Frösche scharten sich um ihn und fragten: »Hast du nicht gehört, dass wir gesagt haben, ihr sollt aufhören?« Der Frosch sagte: »Ich höre schlecht. Ich habe gedacht, ihr feuert mich an.«

Diese Geschichte handelt von der Macht der Worte und Botschaften. Der eine Frosch, der glaubte, von den anderen ermutigt zu werden, war in der Lage, ein scheinbar unüberwindbares Hindernis doch zu überwinden. Beide Frösche erhielten dieselbe Botschaft, aber der Glaube tief im Inneren der beiden führte dazu, dass sie sehr unterschiedlich mit der Situation umgingen. In der gleichen Weise hören wir Frauen alle die gleichen Botschaften darüber, wie wir aussehen und was wir anziehen sollen, um geschätzt zu werden, aber besteht der Unterschied nicht in dem, was wir aus diesen Botschaften machen? Sind wir in der Lage, unsere Einschätzung über den Wert dessen, was wir sind, selbst zu gestalten, damit wir nicht mehr davon abhängig sind, was andere sagen? Können wir an dieser Einschätzung festhalten und nicht zulassen, dass die Worte und Botschaften anderer uns beeinflussen?

Ich glaube, dass sehr oft die Stimme, der wir kein Gehör schenken sollten, nicht von außen kommt, sondern dass es unsere eigene, innere Stimme ist, die sagt: »Mein Körper ist nicht in Form, weshalb also sollte mein Partner mich wollen?« oder »Ich bin zu alt, um an Sex zu denken.« Wir können auf diese Stimmen hören und uns unattraktiv, unzureichend oder voller Fehler fühlen, oder wir können beschließen, diesen Stimmen kein Gehör zu schenken und uns selbst ermutigen. Wir können anfangen, an uns selbst zu glauben, als sexuelle Wesen, als einzigartig und auf unsere Art schön. Und vielleicht können wir dadurch auch Vertrauen zu unserer Sexualität gewinnen, herausfinden, was wir wollen und woran wir Spaß haben und so auch unsere sexuelle Energie ungehindert fließen lassen.

Wenn wir danach gehen, was wir in der Werbung und in Zeitschriftenartikeln sehen, könnte man denken, Frauen seien lediglich dazu da, die Wünsche und Bedürfnisse von Männern zu erfüllen. Es scheint, dass wir Frauen konditioniert sind, Stereotype von Frauen und Männern zu akzeptieren, die uns bestätigen, wie wir aussehen und was wir tun müssen, um Männer glücklich zu machen. Wenn es beim Sex hauptsächlich um das Verlangen und die Befriedigung der Männer geht, bleibt nicht viel Platz für das

Erfüllen unserer eigenen Bedürfnisse. Wir Frauen täuschen Orgasmen vor, um unseren Männern einen Gefallen zu tun. Wir machen uns Sorgen, dass unser Partner sich vielleicht unzulänglich vorkommt, wenn wir nicht zum Höhepunkt kommen, weil man uns gesagt hat, dass das Selbstwertgefühl eines Mannes von seiner sexuellen Leistungsfähigkeit abhängt und es an seinem Selbstbewusstsein zu rütteln hieße oder gar die ganze Beziehung zu gefährden. Wir glauben, es sei leichter, einen Orgasmus vorzutäuschen, als einen echten zu haben und wir möchten nicht, dass unser Partner sich verpflichtet fühlt, es weiter zu versuchen. Wenn wir nicht zum Orgasmus kommen können, ist es besser, den Sex zu beenden. Wir täuschen vor und machen uns selbst weis, es sei für uns nicht so wichtig, zum Höhepunkt zu kommen wie für Männer. Der Grund, warum wir beim Orgasmus lügen, ist der, dass wir das sexuelle Wohlbefinden unseres Partners hätscheln wollen. Weshalb konzentrieren wir uns auf Kosten unserer eigenen Wünsche und Bedürfnisse darauf, wie sich unser Partner fühlt?

Die eigene sexuelle Identität finden

Es scheint, als ob wir im Hinblick auf unsere Sexualität nicht mehr genau wüssten, wer wir eigentlich sind und was wir wollen. Wir müssen versuchen, diejenigen gesellschaftlichen, kulturellen und persönlichen Faktoren hinter uns zu lassen, die uns dazu verleiten, unsere eigenen Bedürfnisse zurückzustellen. Ich bin davon überzeugt, dass der Schlüssel zum Verstehen und Verändern unseres Sexuallebens darin besteht, zu erkennen, dass wir den Zugang zu unseren eigenen Wünschen verloren haben könnten. Wir müssen unsere Überzeugungen und Gefühle neu überdenken, wenn wir unser sexuelles Potenzial entfalten wollen. Ich bin fest davon überzeugt, dass zu den wichtigsten Erkenntnissen, die wir uns zu Eigen machen sollten, die gehört, dass Frauen sexuelle Befriedigung und Vergnügen zusteht und dass wir dies sogar benötigen. Und es steht uns zu, ohne dass wir zuerst die Bedürfnisse unseres Partners erfüllen. Wir haben das Recht, unser eigenes sexuelles Verlangen und unsere Gefühle, wie auch immer diese sein mögen, voll und ganz zu spüren und darauf, dass unser Verlangen gestillt wird. Natürlich bedeutet dies, dass wir herausfinden müssen, was wir sexuell wirklich wollen. Wenn wir nicht wissen, was wir uns wünschen, was uns erregt, was sich gut anfühlt und was nicht, wie sollen wir uns selbst dann als sexuelle Wesen wahrnehmen? Wir bekommen unsere Orgasmen nicht von den Männern, wir selbst ebnen ihnen den Weg. Diese Vorstellung macht Mut, weil wir selbst diejenigen sind, die für unsere Befriedigung verantwortlich sind. Wir sind keine hilflosen Opfer, sondern aktive Teilnehmer.

Was aber denken wir über uns selbst, wenn wir Zugang zu unserer eigenen Sexualität suchen? Wenn wir auf ehrliche Weise zu einem solch tiefen und intimen Teil unseres Selbst Kontakt aufnehmen, hilft uns dies dabei, uns selbst besser kennenzulernen, zu akzeptieren und wertzuschätzen, wer wir sind. Wieder dürfen wir den entmutigenden inneren Stimmen kein Gehör schenken, die vielleicht sagen: »Sex macht gar keinen Spaß« oder »ich bin so blöd, dass ich richtig Angst habe, meine Sexualität kennenzulernen« oder »ich kann doch mit einem Mann nicht darüber sprechen, was ich beim Sex will«. Stattdessen müssen wir uns selbst mit aufmunternden Worten und Taten Mut machen. Wenn wir im Einklang mit uns selbst stehen, stellen wir vielleicht fest, dass unsere Gefühle gar nicht so abgestorben und flüchtig sind. Und wenn wir ein befriedigendes Sexualleben haben, stellen wir vielleicht auch fest, dass wir besser schlafen, unsere Essgewohnheiten sich normalisieren und dass wir mehr Energie haben. All diese Faktoren tragen zur allgemeinen Gesundheit bei, auch unserer emotionalen Gesundheit. Wenn wir mit unserem Sexualleben nicht glücklich sind, üben unsere Gefühle einen nachteiligen Einfluss auf Körper, Geist und Seele aus.

Rachel

Rachel ist eine erfolgreiche Frau, die Männer schnell in ihren Bann zieht. Als sie eine ernsthafte Beziehung zu einem Mann einging, litt sie unter einer Reihe immer wiederkehrender Harnwegsinfekte. Nach mehreren Schüben kam sie zu mir. Während wir uns unterhielten, fragte ich sie nach ihrer Beziehung. Rachel erzählte, dass ihr Freund »ständig Sex haben wolle«, dass sie aber wegen ihrer Infektion kein Interesse am Sex hatte. Je mehr wir darüber sprachen, desto mehr hatte Rachel das Gefühl, ihr Freund sei hauptsächlich wegen des Sex mit ihr zusammen. Sie fühlte sich verletzt, weil sie den Eindruck hatte, dass er sich eigentlich gar nicht für das interessierte, was sie zu sagen hatte und was sie spannend fand. Je intensiver die Beziehung wurde, desto häufiger traten die Harnwegsinfekte auf. Ich fragte Rachel, ob sie glaube, dass die Infekte für sie eine Möglichkeit darstellten, sich dem Sex mit ihrem Freund zu entziehen oder es ihm »heimzuzahlen«, weil sie sich verletzt fühlte. Als Rachel spürte, dass sie für ihren Freund nur so viel wert war wie ihre sexuelle Willigkeit und ihre Attraktivität, fühlte sie sich nicht nur verletzt, sondern auch wütend. Sie hatte den Eindruck, dass sie nicht als Ganzes wertgeschätzt wurde und begann, ihren Freund zu verachten.

Bald nach unserem Gespräch, entschied sich Rachel, die Beziehung zu beenden. In der nächsten Zeit gingen die Harnwegserkrankungen zurück und verschwanden schließlich. Sie ging dann eine neue Beziehung zu einem Mann ein, der sie unterstützte und ermutigte. Als sie das letzte Mal zu mir kam, hatte sie mehr als zwei Jahre lang keinen Infekt mehr gehabt. Rachel hatte Zugang zu ihrer Wut und ihrer Verletzung finden und daraufhin eine Entscheidung treffen können, die ihrer Wertschätzung entsprach. Auf diese Weise endeten ihre Harnwegserkrankungen und sie genoss ihren regelmäßigen Sex.

Bei intimen, sexuellen Beziehungen gibt es viele Gelegenheiten, bei denen wir uns akzeptiert oder abgelehnt fühlen können. Die Art und Weise, wie wir über unsere Sexualität denken, hat auch außerhalb des Schlafzimmers weitreichende Folgen, denn sie hat Einfluss darauf, wie wir uns allgemein fühlen, was wir wiederum durch Gefühle, Worte, Gedanken und Taten äußern. Wenn wir ein befriedigendes Sexualleben haben, haben wir mehr Selbstvertrauen, größeres Selbstwertgefühl und wissen, was wir zu einer Beziehung beitragen können. Wenn wir merken, dass wir unseren eigenen Wert kennen, benötigen wir die Almosen in Form von Botschaften anderer nicht mehr. Es kann sein, dass wir dann bestimmte Entscheidungen treffen, damit wir uns selbst nicht mehr verleugnen. Wir kümmern uns liebevoll und mitfühlend um uns selbst und unterstützen Körper, Herz und Geist. Wir lösen uns von dem Drang, die Bedürfnisse des Partners über unsere eigenen zu stellen, weil wir ein integraler Bestandteil der sexuellen Gleichberechtigung geworden sind. Wir sind wertvoll und ebenso berechtigt, sexuelle Erfüllung zu erleben, eben weil wir uns selbst wertschätzen.

Sie denken vielleicht, nun, gedanklich kann ich dem folgen, aber wie finde ich Zugang zu dem, was ich sexuell wirklich will? Die Antwort ist für jede von uns anders, sie hängt davon ab, was wir erlebt haben, wie wir aufgewachsen sind und welche Dinge den größten Einfluss auf unser Leben hatten. Ich selbst musste auch herausfinden, wie ich über Sex und über mich selbst als sexuelles Wesen denke. Was bedeutet sexuelle Anziehungskraft für mich und wie fühle ich mich körperlich und emotional, wenn ich mich zu jemandem hingezogen fühle? Wie genieße ich meinen Körper und was erregt mich? Was befriedigt mich sexuell? Ich gebe zu, dass ich mich, als ich begann, diese Fragen zu stellen, viel zu überfordert und verloren fühlte, um auch nur zu verstehen, was diese Fragen für mich bedeuteten, ganz zu schweigen davon, sie beantworten zu können. Vielleicht fühlen Sie sich auch so. Wenn ja, dann möchte ich Ihnen mit dem helfen, was mir geholfen hat.

Als Erstes musste ich genug Zeit finden, um herauszufinden, wie ich über Sex dachte. Ich begann mit der Absicht, all dies herauszufinden. Eine andauernde und ernsthafte Absicht besitzt die

Macht, Taten hervorzurufen, denn ohne Absicht entstehen niemals Taten, Gedanken oder Worte. Wenn wir bewusst und mit aufrichtiger Absicht Zugang zu unserer Sexualität finden wollen, werden wir feststellen, dass wir auch die Zeit dafür haben. Es ist sehr wichtig, zu spüren, was im Körper vorgeht, wenn wir uns die Zeit nehmen, unsere Sexualität kennenzulernen und uns selbst Fragen über unsere Gefühle stellen. Wenn ich über Sex nachdachte, sprach oder schrieb oder einen Film darüber ansah, horchte ich in mich hinein, um herauszufinden, was in meinem Körper vor sich ging. Ich achtete auf die Gefühle, die leisen Schwankungen, das Prickeln, die Schwere, das Herzklopfen und so weiter. Ich analysierte, ob ich Angst hatte, aufgeregt oder wütend war.

Es ist wichtig, Zugang zu unserem Körper zu finden und sich ihm ganz zu öffnen, wenn wir herausfinden wollen, was wir begehren und was wir mögen. Versuchen Sie dabei, jegliches Urteil, was »gut« und was »schlecht« ist, zu vermeiden. Das gleiche gilt für vorgefasste Meinungen über das, was in einem aufsteigt, sei es ein Gefühl, etwas, das man spürt, Gedanken, Gefallen oder Missfallen. Viele von uns werden sicherlich das sexuelle Begehren und den erotischen Impuls mit moralischem Urteil behaften, bevor wir noch die Gelegenheit haben, herauszufinden, wie wir wirklich fühlen, bevor wir noch Zugang zur Intensität des Gefühls gefunden haben oder bevor klar wird, ob dies etwas ist, das wir wirklich mögen oder nur etwas, das wir mögen sollen. Achten Sie auf Gefühle wie Scham, Verlegenheit oder Schuld, wenn Sie sich von einem Menschen, einer Handlung oder einer Situation angezogen fühlen und dies Sie auf dem falschen Fuß erwischt oder Sie dies unangenehm finden. Wenn wir herausfinden wollen, was wir begehren, kann es passieren, dass uns die stärksten Emotionen mit Pauken und Trompeten packen, wenn wir aber unsere innersten Gefühle untersuchen, zensieren wir diese. Versuchen Sie also, geduldig zu sein und lassen Sie sich so lange auf die Gefühle, Gedanken und das, was Sie spüren, ein, bis Sie sie benennen können: »Das fühlt sich gut an«, »ich fühle mich verletzt«, »ich bin aufgeregt«, »ich habe Angst«, »das mag ich«, »ich fühle mich schuldig« oder »dabei ist mir nicht wohl«. Zugang zu dem zu finden, was wir über Sex, einen Menschen, eine Handlung oder uns selbst als sexuelle Wesen denken, ist entscheidend, wenn wir lernen möchten, unseren Körper anzunehmen und uns mit unserem Körper wohl zu fühlen und damit, wie wir fühlen, riechen, uns bewegen und aussehen – mit und ohne Kleider. Wenn wir verstehen, was wir auf sexuellem Gebiet wollen und begehren, wird uns das helfen, in unserem Sexualleben und schließlich auch in anderen Beziehungen zu uns selbst und zu anderen positive Veränderungen herbeizuführen.

Denken Sie daran, dass die Art und Weise, wie wir auf sexuellem Gebiet fühlen, sich mit der Zeit verändern und weiterentwickeln wird. Die Art und Weise, wie ich vor zwanzig Jahren über Sex dachte, unterscheidet sich maßgeblich von dem, was ich heute denke und ich habe keinerlei Zweifel daran, dass meine Gefühle sich noch weiter verändern werden, wenn ich älter werde. Ein Mensch, zu dem ich mich beispielsweise vor ein paar Jahren hingezogen fühlte, übt heute wahrscheinlich nicht mehr dieselbe Anziehungskraft auf mich aus. Trotz aller Veränderungen, die sich ergeben, ist die Konstante jedoch meine Verbindung zu dem, wie ich über mich selbst als sexuelles Wesen denke. Ich weiß, wer ich bin und habe genug Selbstvertrauen, zu wissen, was *ich* begehre.

Wenn wir einmal Zugang zu uns selbst als sexuellem Wesen gefunden haben, bietet uns der Taoismus viele Methoden an, unsere sexuelle Energie zu fördern. Diese sind unter anderem körperliche Bewegung, Atemübungen, Massage, Visualisierung, Meditation und Sexualtechniken, die Yin und Yang ins Gleichgewicht bringen, um Nutzen aus dem Geschlechtsverkehr zu ziehen. (Diese Praktiken werden in den alten Schriften *The Handbook of the Plain Girl* und *The Art of the Bedchamber* beschrieben.) Eine Technik, die sexuelle Energie zu pflegen, ist die durch den Mikrokosmischen Energiekreislauf.

Der Mikrokosmische Energiekreislauf

Bei dieser Atem- und Visualisierungsübung wird die sexuelle Energie durch den Yang-Kanal (*dumai*), nach oben gezogen. Dieser beginnt am Damm, der zwischen Vagina und After liegt, zieht sich dann die Wirbelsäule hinauf, um den Kopf herum und wieder hinunter zum Mund. Wenn man mit der Zunge den Gaumen hinter den Schneidezähnen berührt, schließt sich der Kreis, indem er den Yin-Kanal (*renmai*) berührt, der ebenfalls am Damm beginnt, dann aber an der Vorderseite des Oberkörpers entlangläuft, vorbei am Schambein, durch die inneren Organe, den Hals hinauf und an der Zungenspitz endet (siehe Abbildung 8).

Um uns den Mikrokosmischen Energiekreislauf bewusst zu machen, müssen wir uns ein paar Minuten lang ruhig hinsetzen und nach innen schauen. Suchen Sie sich einen Zeitpunkt und einen Ort aus, an dem sie nicht gestört werden, und setzen, stellen oder legen Sie sich bequem hin. Entspannen Sie Ihren Körper und Ihre Atmung. Legen Sie die Hände auf den Bauch, mit den Daumen in der Nähe des Bauchnabels und aneinander grenzenden Zeigefingern, denn so entsteht eine Art Dreieck über den Eierstöcken, wo die weibliche Sexualenergie gespeichert wird. Legen Sie Ihre Zunge hinter den Schneidezähnen gegen den Gaumen. Konzentrieren Sie sich bei der Einatmung durch die Nase auf die Gegend unter Ihren Händen.

Zunächst spüren wir wahrscheinlich gar nichts. Vielleicht spüren wir auch ein Gefühl von Wärme oder sanfter Energie. Diese Energie entsteht in der Nabelgegend und wandert zunächst nach unten zum Damm. Dies ist in der chinesischen Medizin ein wichtiger Punkt, es ist der Sitz der Jing-Energie. Die Energie fließt

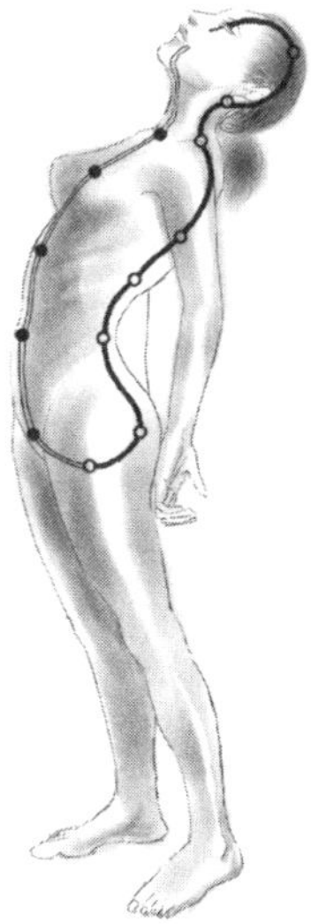

Abb. 8:
Der Mikrokosmische Energiekreislauf

dann die Wirbelsäule hinauf, über den Hinterkopf zum Gesicht und zum Gaumen, dann durch die Zunge, den Hals hinunter, vorn am Oberkörper entlang und über das Schambein zurück zum Damm. Dann beginnt ein neuer Kreislauf. Versuchen Sie, zu spüren, wie sich die Energie bewegt, indem Sie sich darauf konzentrieren, wo sie entlangläuft. Mit ein bisschen Übung spüren wir, wie sie den Oberkörper hinab und die Wirbelsäule wieder hinauf fließt. Vielleicht spüren Sie ein Prickeln oder ein Gefühl der Erregung. Versuchen Sie, sich jeden Tag Zeit zum Üben dieser einfachen, aber hochwirksamen Meditation zu nehmen, die das sexuelle Vergnügen steigert und Energie in viele Teile des Körpers trägt, wodurch sie für Ausgewogenheit und Heilung sorgt und den Alterungsprozess verlangsamt.

Zusammenfassung

In der Traditionellen Chinesischen Medizin gilt befriedigender Sex als Bedingung für einen guten Gesundheitszustand und ein langes Leben. So dachten bereits die Taoisten im alten China, die das Leben als dynamisches Zusammenspiel von zusammengehörigen Gegensätzen betrachtet haben, wobei Frauen als Yin und Männer als Yang nur ein Beispiel von vielen sind. Das Zusammenführen von Yin und Yang hat spirituellen wie auch emotionalen Nutzen, der sich in unserem körperlichen Wohlbefinden wie auch in harmonischen Beziehungen zu uns selbst und anderen zeigen.

Chinesische Frauen meiner Generation verstehen zwar die Rolle, die Sex für die Gesundheit spielt, ihre Haltung dem Sex gegenüber ist jedoch stark von Konfuzianismus und Kommunismus geprägt. Beide Weltanschauungen basieren auf der Annahme, dass Sex und Leidenschaft Familienmitglieder voneinander trennen oder jemanden von seiner Loyalität der Partei gegenüber abbringen können. Daher war man davon überzeugt, dass

Sex schädlich für den Zusammenhalt der Familie und der Gesellschaft sei.

Für viele Frauen, in China wie in westlichen Ländern, ist Sex weder ein Vergnügen noch befriedigend. Obwohl die Gründe dafür sehr unterschiedlich sind, steht eine Erklärung ganz oben: Wir achten nur darauf, dass unser Partner befriedigt ist und vernachlässigen unsere eigenen Bedürfnisse und unser Verlangen.

In den westlichen Ländern wurden die Frauen zum Sexualobjekt gemacht, in gewisser Hinsicht haben wir das allerdings mit gefördert. Wir halten daran fest, unser Selbstwertgefühl von unserem Aussehen abhängig zu machen, also daran, wie sehr wir mit dem kulturell festgelegten Ideal, der begehrenswerten, attraktiven Frau, übereinstimmen. Indem wir uns auf die Befriedigung des Mannes konzentrieren und unsere eigene dabei außer Acht lassen, verlieren wir unsere sexuelle Identität und richten uns nach dem, wie Männer uns sehen. Dabei ist unsere eigene sexuelle Befriedigung nicht weniger wichtig als die der Männer. Die Taoisten im alten China glaubten sogar, Frauen seien sexuell mächtiger als Männer. Beide, Yin und Yang müssen angeregt und befriedigt werden, um ein Gleichgewicht zu schaffen, und die sexuelle Energie verhilft uns zu körperlicher, emotionaler und mentaler Gesundheit, zu Lebenskraft und einem langen Leben. Da all dies miteinander zusammenhängt, haben wir Frauen nicht nur ein Anrecht auf ein befriedigendes Sexualleben, sondern wir sollten auch aktiv danach streben. Es ist mein Herzenswunsch, dass wir die Lebenskraft und die Gesundheit, die damit verbunden ist, eigene sexuelle Energie zu besitzen, erkennen und erleben, denn diese sexuelle Energie ist ein wichtiger Faktor für unsere Identität als gesunde, selbstbewusste Frauen.

Die Frucht reifen lassen

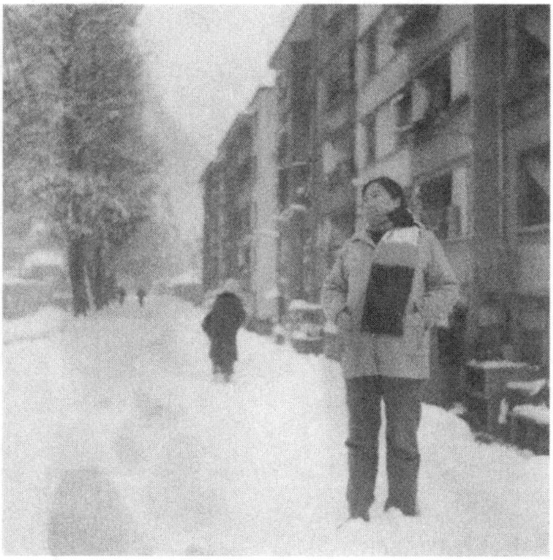

Ich im Januar 1984, als ich mit meinem Sohn
Zhao Zhao schwanger war

Die Saat ausstreuen

Gemäß der Traditionellen Chinesischen Medizin ist das Organsystem der Nieren für die Fortpflanzung des Menschen sowie für Wachstum und Entwicklung verantwortlich. In den Nieren wird unser Jing, unsere Essenz, gespeichert. Sie ist die Grundlage unseres Körpers und seiner Funktionen, und sie kann in Qi umgewandelt werden. Es gibt zwei Arten von Essenz. Die erste ist die vorgeburtliche Essenz, die das genetische Material darstellt, das wir bei der Zeugung von unseren Eltern erben. Sie rüstet uns mit einer einzigartigen Konstitution, Lebenskraft und Persönlichkeit aus. Jeder von uns besitzt eine bestimmte Menge an vorgeburtlicher Essenz, von der wir jeden Tag ein wenig verbrauchen, um Qi zu produzieren und es dann durch unseren Körper zu tragen. Wenn es vollständig verbraucht ist, sterben wir auf natürliche Weise. Die zweite Sorte Essenz ist nachgeburtliche Essenz, die wir aus der Nahrung, die wir zu uns nehmen, und der Art und Weise, wie wir leben, ziehen. Wenn wir über reichlich nachgeburtliche Essenz verfügen, verbrauchen wir weniger unserer vorgeburtlichen Essenz und verlängern so unser Leben.

Die Kraft unserer Essenz, des Nieren-Qis, hat dazu einen großen Einfluss auf unsere Empfängnisfähigkeit und bestimmt die Gesundheit und die Lebenskraft unserer Kinder. Aus der Essenz der Eltern entsteht die vorgeburtliche Essenz des Babys, die es im Mutterleib wie auch später im Leben stärkt und nährt. Aus diesem Grund tragen die Grundkonstitution, der Gesundheitszustand und das Alter beider Eltern zum Zeitpunkt der Zeugung zur Gesundheit des Babys bei. Wenn die Nieren der Eltern aufgrund einer Konstitutionsschwäche, des Alters oder durch Überarbeitung geschwächt sind, kann dies zu mangelhafter Essenz führen, was sich wiederum in Empfängsnisschwierigkeiten oder Unfruchtbarkeit äußern kann. Bei bereits erfolgter Zeugung kann es passieren, dass der Fötus nicht ausreichend ernährt wird, um sich gut genug zu entwickeln und zu wachsen.

Wenn wir Kinder möchten, sollten wir unsere Nieren-Essenz pflegen. Wir sollten darauf achten, dass wir unsere vorgeburtliche Essenz bewahren, indem wir Überarbeitung, große körperliche Erschöpfung, wozu auch intensiver Sport zählt, unregelmäßiges Essen, ungenügend Ruhe und chronische Krankheiten vermeiden. Unsere vorgeburtliche Essenz wird auch dadurch gestärkt, dass wir unsere nachgeburtliche Essenz vermehren. Die Nahrungsmittel und die Getränke, die wir zu uns nehmen, werden in Blut und Qi umgewandelt und für unser tägliches Leben gebraucht. Wenn am Tagesende ein Überschuss an Blut und Qi besteht, wird dieser dann in nachgeburtliches Qi umgewandelt und in den Nieren gespeichert. Um die Herstellung von reichlich nachgeburtlicher Essenz zu fördern, sollten wir versuchen, eine möglichst ausgewogene Ernährung einzuhalten, uns von kalten und nassen Wetterbedingungen fernzuhalten, unseren Stress und unsere Gefühle zu verarbeiten und möglichst wenig Kaffee, Tabak und Alkohol zu uns zu nehmen sowie ein Gleichgewicht zwischen Arbeits- und Ruhephasen zu schaffen. Wir ernähren uns ausgewogen, wenn wir kalte, rohe und gefrorene Speisen nur in Maßen zu uns nehmen, ebenso nicht zu viele Milchprodukte sowie fetthaltiges Essen. Wir sollten dagegen Nahrungsmittel mit hohem Eisengehalt essen wie Spinat, süßer, schwarzer Reis und Rosinen, dazu getrocknete Longan-Früchte, die das Blut anreichern. Eine Ernährung, die aus reichlich Lebensmitteln wie frisch gegartem Gemüse und Fisch besteht, kann leicht verdaut werden und unterstützt so die Umwandlung von Nahrung in Qi und Blut und somit auch in nachgeburtliche Essenz.

Auf körperlicher Ebene zeigt sich die nachgeburtliche Essenz als Himmlisches Wasser bei Frauen und als Samen bei Männern. Die Empfängnis ist die Vereinigung der roten Essenz der Mutter mit der weißen Essenz des Vaters im Mutterleib (der in der TCM auch als »Baby-Palast« bezeichnet wird). Beide Essenzen sind davon abhängig, dass die Nieren gut funktionieren und davon, dass

Blut und Qi frei und ungehindert fließen können. Da das Blut eine grundlegende Stellung im weiblichen Fortpflanzungssystem einnimmt, ist sein ruhiges Fließen in ausreichender Menge wichtig für unsere Empfängnisfähigkeit. Wenn unser Himmlisches Wasser normal ist, können wir sicher sein, dass wir genug Blut haben und es ruhig fließt. Zu den Dingen, die wir als Vorbereitung auf die Empfängnis selbst tun können, gehört vor allem die Regulierung unseres Himmlischen Wassers. Die gelingt uns mit den Empfehlungen in dem Teil *Das Himmlische Wasser* dieses Buches, der davon handelte, dass das Blut seinen freien Fluss einer guten Leberfunktion verdankt. Wenn das Lebersystem im Gleichgewicht ist, erleichtert es den freien Fluss von Qi und Blut zur Gebärmutter hin, versorgt die Organnetzwerke von Milz und Nieren und lässt die Wahrscheinlichkeit, schwanger zu werden, steigen. Eine Empfängnis kann nur dann stattfinden, wenn die Nieren stark sind, das Durchdringungsgefäß mit Blut gefüllt und das Konzeptionsgefäß offen ist und freien Fluss gewährleistet. Wenn man heißes, stark gewürztes oder sehr fettiges Essen zu sich nimmt, kann dies den freien Fluss des Leber-Qi hemmen, und die Hauptursache für eine Stagnation des Leber-Qi ist ja, wie wir wissen, emotionaler Stress. Auch die westliche Medizin erkennt den Einfluss an, den Stress auf die Empfängnisfähigkeit hat.

Wanda

Wanda war eine feingliedrige, schmale, fünfunddreißigjährige Frau, deren Periode schon immer unregelmäßig gewesen war. Ihr Mann und sie wollten gern Kinder haben, konnten aber keins empfangen. Wanda war Innenarchitektin und stand oft unter dem Druck, die kurzfristigen Termine einzuhalten. Sie neigte dazu, ihre Arbeit mit nach Hause zu bringen, buchstäblich wie auch im übertragenen Sinne. Für eins ihrer Projekte musste sie ein halbes Jahr lang ins Ausland. Während dieses Aufenthalts blieb ihr Himmlisches Wasser ganz aus. Mit ihrer Gesundheit ging es bergab, weil ihr Beruf sie förmlich auffraß.

Als Wanda nach Kanada zurückkam, kam sie zu mir. »John und ich hätten wirklich gern ein Baby«, sagte sie. »Ich habe für diesen Job so viel aufgegeben, aber nicht zurückbekommen, was ich mir erhofft hatte. Im Gegenteil hat er sogar dazu geführt, dass meine Chancen, ein Baby zu bekommen, noch mehr gesunken sind, weil ich jetzt keine Periode mehr habe. Ich würde die ganze Mühe, die ich in den Job gesteckt habe, lieber dafür verwenden, ein Kind zu bekommen.«

Die Unregelmäßigkeit ihrer Periode zusammen mit dem Ausmaß an Stress, den sie ihn ihrem Beruf hatte, machte es sehr schwer, schwanger zu werden, wenn sich nichts ändern würde. »Dies ist jetzt kein Projekt, das Sie im Kopf angehen können«, sagte ich ihr. »Wir sind ganzheitliche Wesen und werden von einer Weisheit geleitet, die größer ist als unser Geist. Unser Geist, unsere Gefühle und unser Körper hängen zusammen. Der Stress, den Sie durch Ihre Arbeit haben, hat Auswirkungen auf Ihre Menstruation. Wenn Sie ein Kind bekommen, ohne selbst zu wissen, wie Sie fühlen und mit Stress umgehen, würde dies das Muttersein unglaublich stressig machen, und dieses Projekt würde den Rest Ihres Lebens andauern. Lernen Sie, mit ihren Gefühlen besser umzugehen. Das wird dazu beitragen, dass Ihre Periode wiederkommt und Sie das neue Projekt starten können.«

Ich sprach mit Wanda darüber, wie Sie sich darüber im Klaren würde, wenn sie gestresst sei, wie sich das in ihrem Körper anfühlte und wo der Stress saß. Wanda war wie von ihrem Körper getrennt und lebte hauptsächlich in ihrem Kopf. Wir besprachen verschiedene Möglichkeiten sich auszuruhen und mit der Anspannung umzugehen. Da sie so auf ihren Kopf fixiert war und darauf, alles zu durchdenken, Wissen anzuhäufen und Probleme zu lösen, statt zu fühlen und zu spüren, schlug ich ihr vor, es mit Visualisierung zu versuchen. Es handelt sich dabei um eine geführte Meditation, die gedankliche Bilder verwendet, um den Geist zu reinigen. Mit einer Visualisierung können wir zu einer positiven Erfahrung zurückfinden oder eine solche erschaffen. Vielleicht möchten Sie die folgende einfache Visualisierungsübung zu Entspannung ausprobieren:

Einfache Visualisierungsübung zur Entspannung
Nehmen Sie eine bequeme Haltung ein. Schließen Sie langsam die Augen und atmen Sie tief. Nehmen Sie sich die Zeit, Ihre Atmung zu beobachten. Spüren Sie Ihre Ein- und Ihre Ausatmung. Stellen Sie sich einen Ort vor, der Sie beruhigt und an dem Sie sich wohl fühlen. Vielleicht ein Ort, wo Sie mit Ihrem Partner einmal waren, vielleicht eine Kindheitserinnerung oder ein Ort, wo Sie schon immer einmal hinwollten. Viele Menschen wählen einen Platz in der Natur für die Visualisierung, aber wo immer Sie hingehen, es sollte ein besonderer Ort sein. Erfahren Sie die genaueren Gegebenheiten dieses Ortes mit allen Sinnen. Wie sieht es dort aus? Ist es bunt dort? Können Sie etwas hören? Worauf sitzen oder liegen Sie? Wie fühlt sich das an? Womit kommt Ihre Haut in Berührung? Gibt es Wind oder sind Sie in einem Haus? Können Sie einen bestimmten Geruch ausmachen? Erfahren Sie diesen besonderen Ort und geben Sie sich selbst die Gelegenheit, alle aufkommenden Gefühle zu durchleben. Bleiben Sie dort so lange wie Sie mögen, es gibt keinerlei Zeitvorgabe. Öffnen Sie dann langsam Ihre Augen und nehmen Sie auf, wo Sie sind, beobachten Sie, was um Sie herum ist.

Ich habe Wanda auch empfohlen, eine bestimmte Übung zu machen, die sich als sehr wirksam erwiesen hat, wenn Frauen schwanger werden wollten. Es kommt hin und wieder vor, dass sich die Gebärmutter nach hinten neigt, vor allem, wenn die Frau gern auf dem Rücken schläft. Und wenn sie so schmal ist wie Wanda, die nur wenig Fettgewebe hat, das den Uterus stützt, kann dies leicht passieren und negative Auswirkungen auf ihre Empfängnisfähigkeit haben. Die folgende Übung lindert dies: Knien Sie sich auf den Boden und stützen Sie Ihren Oberkörper auf Ihren verschränkten Armen ab, so dass Ihr Lendenwirbelbereich im 45-Grad-Winkel zum Boden liegt (siehe Abbildung S. 180). Legen Sie den Kopf auf den Armen ab. Bleiben Sie zehn Minuten in dieser Haltung.

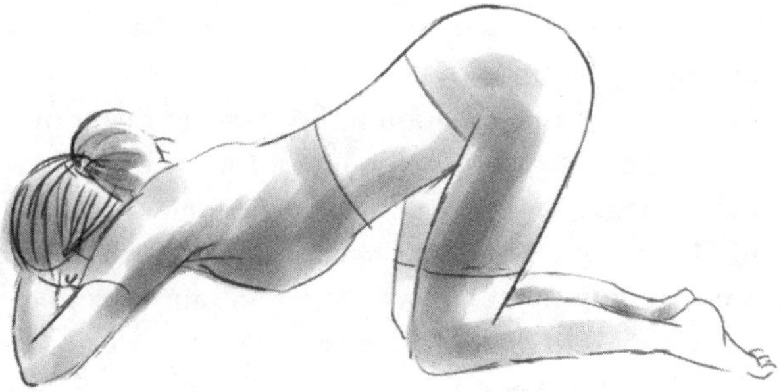

Mit dieser Übung konnte Wanda wieder ein Gefühl für ihren Körper, vor allem ihre Gebärmutter, bekommen. Sie machte die Übung gewissenhaft täglich, sah zu, dass sie genug Ruhe hatte, ernährte sich ausgewogen und arbeitete weiter an ihrem Stressmanagement. Bald schon kam ihre Periode zurück und ein halbes Jahr später wurde sie schwanger. Heute ist sie Mutter eines gesunden Jungen.

Bevor Wanda schwanger werden konnte, musste ihr Himmlisches Wasser wieder fließen. Das regelmäßige und normale Fließen des Menstruationsblutes ist Grundvoraussetzung für die Empfängnis. Da emotionaler Stress einen enormen Einfluss auf das Himmlische Wasser hat, ist das freie und angemessene Ausdrücken von Gefühlen wiederum sehr wichtig für den freien Fluss von Blut und Qi. Wenn wir ein Baby bekommen, was vielleicht eines unserer größten kreativen Projekte ist, werden auch einige unserer größten emotionalen und spirituellen Widerstände zutage gefördert. Die Art und Weise, wie wir uns selbst in der Welt sehen und definieren, ändert sich grundlegend, wenn wir davor stehen, einem neuen Wesen das Leben zu schenken. Wenn uns die aufkommenden Gefühle nicht behindern, entfaltet sich vor uns eine neue, gesunde Art und Weise, uns selbst zu sehen. Manchmal müssen wir dafür alte Identitäten ablegen oder uns für

Neues öffnen. Unsere Fähigkeit, uns mit dem, was kommt, zu arrangieren und feste Grundsätze, Erwartungen und Identitäten aufzugeben, spielt eine wichtige Rolle für die Empfängnis und dafür, ein gesundes Kind zur Welt zu bringen.

Gefallene Frucht

Als ich schwanger wurde verlief mein Leben wie auf Schienen. Ich war in meinem Beruf als Ärztin erfolgreich, mein Mann und ich galten als perfektes Paar, meine Familie und meine Freunde unterstützten mich und meine Vorhaben und ich war kerngesund. Ich war in vielen Bereichen meines Lebens erfolgreich und ich fühlte mich irgendwie überirdisch.

Ungefähr in der siebten Schwangerschaftswoche ging ich mit ein paar Freunden zum Tennisspielen. Ich liebe diesen Sport und spielte an diesem Tag fast vier Stunden. In den nächsten zwei Tagen hatte ich Blutungen und schwere Uteruskrämpfe. Ich nahm rasch einige chinesische Kräuter ein und ließ eine Ultraschalluntersuchung machen. Ich war erleichtert, denn alles war in Ordnung, das Herz meines Babys schlug normal.

In der nächsten Zeit strengte ich mich körperlich nicht mehr an, denn ich wollte die ersten drei Monate überstehen. Meine Arbeit aber machte ich weiterhin in der gewohnten, hektischen Art und Weise ohne mich auszuruhen. In der vierzehnten Woche verabredete ich mich zum Tennis mit einer Kollegin, die ebenfalls im vierten Monat schwanger war, wir fühlten uns ebenbürtig. Wir hatten uns ein paar Wochen nicht gesehen und als wir uns trafen, meinte meine Freundin, mit mir stimme etwas nicht, mein Bauch sei flach wie ein Brett. Ich verstand ihre Besorgnis nicht, denn ich konnte spüren, wie sich der Fötus bewegte.

Sie überredete mich, einen Ultraschall machen zu lassen. Als ich auf den Monitor sah, war ich schockiert: Es gab keine Herztöne. Die Untersuchung ergab, dass der Fötus geschrumpft war. Ich konnte es nicht fassen. Ich erinnere mich lebhaft, wie meine Kollegen das Ultraschallgerät immer wieder ungläubig ansahen und die Ergebnisse ebenso wenig verstanden. Sie zogen den Krankenhausdirektor zu Rate. Es war sehr ungewöhnlich, dass ein Fötus im Mutterleib starb, ohne dass die Mutter Fieber oder Blutungen oder zumindest Ausfluss hatte.

Obwohl es mir körperlich gut ging, fühlte ich mich furchtbar. Tausende von Gefühlen und Gedanken stürmten auf mich ein. Meine Trauer war überwältigend und ich fühlte ungeheure Schuld und Scham. Als Ärztin hätte ich doch wissen müssen, was ich zu tun hatte, um eine ungefährdete Schwangerschaft sicherzustellen und ein gesundes Baby zu bekommen. Ich empfand einen großen Verlust, den Verlust meines Babys und damit verbunden so viele Hoffnungen und Wünsche. Ich fühlte mich, als ob ich alles verloren hätte, einschließlich meines »Gesichts«. Ich hatte das Gefühl, dass mich alle dafür verurteilen würden, dass ich dies zugelassen und Schande über mich gebracht hatte. Ich saß da mit einem überwältigenden Gefühl des Scheiterns und der Enttäuschung.

Das Gefühl gescheitert zu sein war besonders schwer zu ertragen, weil ich in meinem gesamten Leben bisher bei allem, was ich angefangen hatte, hervorragende Leistungen vorgelegt hatte. Ob als Ärztin, als Tochter, Schwester, Ehefrau, Freundin, Studentin, ich hatte einfach keine Erfahrung darin, mit etwas keinen Erfolg zu haben. Ich war auch nie ernsthaft krank gewesen. Im Nachhinein habe ich erkannt, dass ich mich für unbesiegbar hielt. Vielleicht habe ich deswegen nicht das befolgt, was ich anderen schwangeren Frauen immer rate. Wenn eine meiner Patientinnen solche Krämpfe und Blutungen bekäme wie ich sie hatte, würde ich sie eine Woche lang mit kompletter Bettruhe krankschreiben. Warum musste ich vorgeben, alles sei in Ordnung, sogar noch als ich Darmbewegungen spürte und glaubte, es sei der Fötus? Ich erinnere mich, dass meine Großmutter mich gefragte hatte, ob ich von einem Arzt untersucht worden sei. Ich hatte es nicht notwendig gefunden, einen Arzt aufzusuchen und hatte auch viel zu viel zu tun gehabt. Und da meine Familie meinem Urteil unwidersprochen vertraute, waren sie beruhigt, als ich sagte, mir ginge es gut.

Ich war davon ausgegangen, dass mein Körper mich in keinem Fall im Stich lassen würde. Ich hatte mich selbst angehalten, meine Karriere und einige andere Dinge voranzutreiben, ohne zu beachten, dass eine Schwangerschaft körperliche Einschränkungen mit sich bringt. Ich hatte meiner Gesundheit und meiner Fähigkeit, alles zu schaffen, vertraut und mich nie gefragt, was mein Erfolgsstreben für mein Baby bedeuten würde. Als ich feststellte, wie wichtig mir der Erfolg war, konnte ich besser erkennen, dass ich meiner Karriere und dem Streben, eine gute Ärztin zu sein, oberste Priorität einräumte. Danach kamen mein Mann und dann ein Kind. Es war nicht einfach für mich, dies zu akzeptieren, und ich glaubte zunächst, ich eigne mich nicht zur Mutter. Ich dachte, mein Baby hätte vielleicht gespürt, dass ich mich zu sehr auf meine Karriere konzentriert hatte.

Ich nahm einen Monat frei und glücklicherweise unterstützten mich mein Mann, meine Familie und Freunde und meine Kollegen. Sie verurteilten mich nicht, ich erfuhr von ihnen nur Fürsorge und Besorgnis. Ich litt am meisten unter meinem eigenen Urteil und meiner eigenen Enttäuschung. Mir wurde bewusst, dass ich an meiner Vorstellung von Erfolg nicht länger festhalten konnte, sei es in meinem Beruf als Ärztin, sei es als gesunde, kompetente Frau mit starkem Körper. Es sollte sich herausstellen, dass meine Fehlgeburt eigentlich ein Geschenk war, denn sie zeigte mir sehr deutlich, wenn auch schmerzhaft, wie unangemessen ich mich selbst über meinen Erfolg definierte. Mir wurde wirklich klar, in welchem Maße mein Leben von Arbeit und Erwartungen aufgesogen wurde. Ich erinnerte mich daran, dass ich früher dachte, Ärzte sollten überhaupt nicht heiraten. Ich hatte geglaubt, sie sollten ihre Hingabe und ihre Verpflichtungen auf die Menschen verwenden, die Hilfe nötig hatten. Ich hatte beobachtet, wie der Krankenhausdirektor damit kämpfte, seine Familienverpflichtungen mit den Bedürfnissen seiner Patienten zu vereinbaren. Ich hatte diese Ansicht gewissermaßen verkörpert und sie zeigte sich in meiner Fehlgeburt.

Nach meinem eigenen Verlust war ich besser in der Lage, den Schmerz anderer Frauen, die ein Baby verloren hatten, zu verstehen. Frauen, die eine Fehlgeburt erlitten haben, benötigen spezielle Betreuung und verständnisvolle Unterstützung, wenn sie über ihre Gefühle sprechen. Sie müssen emotional loslassen können, um wieder zu heilen und mit den gewonnenen Erkenntnissen nach vorn schauen zu können.

Gloria

Für Gloria hatten Kinder keine Priorität. Sie hatte mit dreißig geheiratet, ihren Master-Abschluss an der Uni gemacht und sich auf die Karriere konzentriert. Ein traditioneller Nestbau hatte sie nie interessiert, sie fühlte sich auch in keiner Weise zu Babys und Kindern hingezogen.

Erst der Tod ihres Schwiegervaters war schließlich das auslösende Moment, das ihren Mann und sie dazu brachte, über Kinder nachzudenken. Als sie vier Jahre verheiratet waren, beschlossen sie, es zu versuchen. Gloria begann, Hormonpräparate zu nehmen, um ihre Fruchtbarkeit zu erhöhen, und nach fünf Monaten wurde sie schwanger. In der sechsten Woche erlitt sie eine Fehlgeburt. Drei Monate später wurde sie wieder schwanger. Sie ließ sich von einer Geburtshelferin untersuchen und begann zwei Tage später leicht zu bluten. Innerhalb der nächsten Woche erlitt sie eine Fehlgeburt.

Gloria war psychisch aufgelöst und körperlich durch Wassereinlagerungen aufgedunsen. So kam sie in meine Praxis. Da sie sehr hohe Dosen Hormonpräparate genommen hatte, musste sie zunächst entgiften und entschlacken. Ich verordnete ihr eine zweiwöchige Gemüse-Fastenkur und begann danach, ihren Körper mit Akupunktur und Kräutern zu stärken. Zusätzlich musste sie sich emotional von einer karrierebewussten Frau zur Mutter wandeln. Nach nicht einmal sechs Monaten wurde Gloria wieder schwanger.

Dieses Mal konnte sie das Baby zum Glück ganz austragen und gebar eine hübsche, gesunde Tochter.

Zwei Jahre später, als Gloria achtunddreißig war, wollten sie und ihr Mann gern ein zweites Kind. Sie wurde im Juni schwanger und verlor das Kind im August. Sechs Monate später war sie wieder schwanger, in der zwölften Schwangerschaftswoche begann sie jedoch leicht zu bluten und verlor auch dieses Kind. Ein halbes Jahr später wurde sie erneut schwanger. In der siebten Schwangerschaftswoche ging sie zum Ultraschall, wo man keinen Herzschlag feststellte. Gloria war am Boden zerstört, sie hatte innerhalb von sechzehn Monaten drei Fehlgeburten erlitten. Zu ihrer Niedergeschlagenheit kam der Druck, das zweite Kind vor dem vierzigsten Geburtstag haben zu wollen. Sie hatte Angst, mit über vierzig als Mutter zu alt zu sein. Dieser Geburtstag war eine große Last für Gloria.

Ich schlug ihr vor, das Gefühl der Notwendigkeit, das Baby spätestens mit vierzig haben zu müssen, fallen zu lassen. Gloria sagte, in dem Moment, als sie diesen Termin selbst als unwichtig ansah, wurde sie wieder schwanger und bekam schließlich einen gesunden kleinen Jungen.

Bei der Empfängnis endet der Fluss des Himmlischen Wassers und das Blut verwandelt sich in Essenz, welche den Fötus und die Mutter nährt. Nachgeburtliche Essenz wird in Milz und Magen aus Nahrung und Flüssigkeiten gewonnen. Eine übermäßige Menge von kalten, rohen oder süßen Speisen kann, zusammen mit emotionaler Unruhe wie großen Sorgen oder Grübeln, die Aufgabe der beiden Organe, Blut zu gewinnen und zu transportieren, stören. Wenn dies geschieht, wird der Blutfluss zur Gebärmutter behindert oder verlangsamt.

Unser Drang, an vorgefassten Meinungen und Gefühlen festzuhalten, kann den Fluss unseres Blutes und unseres Qi blockieren. Energetisch verkrampfen wir und ziehen uns zusammen. Wie oft haben wir, wenn wir unseren Gefühlen keinen freien Lauf lassen konnten, eine Art Klumpen im Magen verspürt?

Dies ist die körperliche Manifestation stagnierender Gefühle, des Qi. Ein emotionaler, geistiger oder spiritueller innerer Konflikt kann dazu führen, dass Energie in den Meridianen und Organen stagniert. Abhängig davon, wie intensiv diese energetische Blockade ist beziehungsweise wie lange sie anhält, kann sich diese Stagnation in einem körperlichen Symptom oder als Beschwerden äußern, oder sie untergräbt unsere Lebenskraft in einigen Bereichen des Lebens. Ich musste meine Angst vor dem Versagen und mein Erfolgsstreben loswerden. Gloria musste sich von ihrer Selbsteinschätzung als Karrierefrau lösen und dann von ihrem selbst gewählten Termin, vor dem vierzigsten Geburtstag schwanger zu werden. In beiden Fällen war das Loslassen ein entscheidender Faktor zur Heilung und hin zu einer weiteren Schwangerschaft.

Zweite Chance

Drei Jahre nach meiner Fehlgeburt wurde ich wieder schwanger. Ich war aufgeregt, aber ängstlich. Würde ich in der Lage sein, eine normale Schwangerschaft durchzustehen? Würde ich ein gesundes Baby bekommen? Natürlich fühlte ich mich aufgrund der Fehlgeburt ziemlich unter Druck. Dieses Mal achtete ich sehr darauf, mich in den ersten drei Monaten körperlich nicht zu sehr anzustrengen. Während dieser Zeit ist die Energie der Nieren und der Leber besonders wichtig, diese Organe müssen gesund und stark sein. Wenn die Energie von Nieren und Leber nicht optimal ist, ist der Fötus gegenüber Verletzungen sehr empfindlich. In der zwölften Schwangerschaftswoche hatte ich das Gefühl, die kritische Phase für eine Fehlgeburt hinter mir gelassen zu haben. Mein Körper fühlte sich stark an und hatte sich auf die Schwangerschaft eingestellt.

Mein Mann und ich lebten in einem sechsstöckigen Haus, das wie die meisten Wohngebäude in China keinen Aufzug hatte. Ei nes Tages kam ich mit dem Fahrrad von der Arbeit zurück und beschloss, es die fünf Treppen zu unserer Wohnung selbst hinaufzutragen. Fünf Minuten nachdem ich zu Hause angekommen war, spürte ich, wie etwas Warmes meine Beine umfing wie eine Schlange. Ich sah nach unten und schrie auf: Blut strömte aus meinem Körper in meine Socken hinein. Ich war vor Angst wie gelähmt und mein Mann musste mich ins Bett tragen. Innerhalb kürzester Zeit war das Bett voller Blut. Ich wurde in die Ambulanz gebracht, wo man mir Medikamente verabreichte und mich zu strenger Bettruhe nach Hause schickte.

Diese Mal blieb ich zwei bis drei Wochen im Bett. Ich hatte große Angst, auch dieses Baby zu verlieren und sagte dem Fötus immer wieder: »Bitte bleib bei mir, ich werde das nie wieder tun.« Ich hatte meinen Körper ein zweites Mal herausgefordert, weil ich glaubte, stärker zu sein, als ich tatsächlich war. Ich lebte gesund, rauchte nicht, trank nicht, aß nährstoffreich und ausgewogen und liebte die Arbeit, die ich tat. Ich glaubte wohl, meinen Körper stärker beanspruchen zu können. Einerseits war mein Leben im Gleichgewicht, auf der anderen Seite war ich aus dem Lot und ging bis an die Grenzen. Mein Kopf war das Cockpit, das meinen Körper zwang, mehr zu tun, als er konnte. Ich erwartete ungeheuer viel von meinem Körper, wollte, dass er stark und zäh sei, wollte, dass er tat, was mein Kopf ihm sagte. Ich erkannte, dass ich ein Geschäft mit mir selbst eingehen musste: Wenn ich mich mehr um meinen Körper kümmern würde, würde er mir keine Sorgen mehr bereiten.

Zu erkennen, dass mein Kopf nicht die absolute Kontrolle hatte, war ein großer Schritt gewesen. Meine Erfahrungen mit meinen Schwangerschaften haben mich gelehrt, nachzugeben und den Kontrollwahn aufzugeben. Ich baute eine neue Beziehung zu mir selbst auf, die gesünder war und in allen Bereichen ausgeglichener.

Es gibt eine buddhistische Fabel, die zeigt, wie wir manchmal an Prinzipien festhalten, ohne uns bewusst zu sein, was wir gerade tun. Eines Tages sagte ein junger Mönch zu einem alten Mönch: »Unser Zölibatsgelübde ist ein sehr schweres Gelübde.«

Der alte Mönch stimmte zu. Der junge Mönch fügte hinzu: »Und wir haben auch das Gelübde abgelegt, uns nicht in die Gesellschaft von Frauen zu begeben.« Der alte Mönch stimmte wieder zu und zeigte dann auf eine Frau, die in einem festlichen Hochzeitsgewand am Ufer des Flusses stand.

»Und was ist, wenn diese Frau die Hochzeit ihrer Schwester verpasst, weil niemand sie auf die andere Seite bringt?»

»Oh, man darf sein Gelübde nicht brechen«, sagte der junge Mönch, der erst kürzlich alle Regeln gelernt hatte.

»Wo bleibt das Mitgefühl?«, fragte der ältere Mönch. »Schau sie an. Sie ist sehr betrübt und wenn wir ihr nicht helfen, kann sie nicht zur Hochzeitsfeier ihrer Schwester gehen.«

»Wir haben unsere Regeln.«

Ohne ein weiteres Wort nahm der ältere Mönch die Frau auf die Arme, trug sie durch das Wasser und setzte sie am anderen Ufer ab. Als er zurückkehrte, setzten die beiden Mönche ihren Weg fort.

Nachdem einige Stunden vergangen waren, sagte der junge Mönch: »Ich denke, es war nicht richtig, dass du die hübsche junge Frau hochgehoben und über den Fluss getragen hast.«

Der alte Mönch antwortete: »Mein lieber Mönch, ich habe sie vor einigen Stunden am Ufer abgesetzt. Es scheint, dass du sie seitdem bei dir getragen hast.«

Eine Schwangerschaft gibt uns die Gelegenheit, wieder Zugang zu unserem Körper, unserem Herzen, unserem Geist und unserer Seele zu gewinnen. Wir müssen Veränderungen, die auftreten, hinnehmen. Wir müssen diesem natürlichen Prozess vertrauen, der uns auf ein noch viel größeres Loslassen vorbereitet – die Geburt.

Die Frucht erhalten

Wenn man ein Baby bekommt, bringt das innerhalb von sehr kurzer Zeit ungeheure Veränderungen für den Körper, die Gefühle und die Seele mit sich. Bei allen schwangeren Frauen, die ich behandelt habe, waren ihr Gemütszustand und ihre Einstellung zu eigenen Kindern und zu der Bedeutung, die sie für sich als Frauen haben würden, für den Verlauf der Schwangerschaft entscheidend. Frauen, die kein Gewicht zulegen wollten, und Frauen, die fürchteten, die Kontrolle über ihren Körper zu verlieren oder sich zu stark über ihr Äußeres identifizierten, kämpften mit den natürlichen Gegebenheiten des Kinderbekommens.

Die Essenz sowie das Blut und das Qi der Mutter unterstützt und versorgt die Entwicklung des Fötus im Mutterleib. Daher hat die Art und Weise, wie eine Mutter sich um sich selbst kümmert, großen Einfluss auf die Entwicklung und die Gesundheit des Babys.

Olivia

Olivia war schockiert, als ich ihr sagte, sie sei schwanger. Sie sagte: »Das kann nicht sein, ich hatte letzte Woche meine Periode.« Olivia wollte nicht noch einmal schwanger werden. Die vergangenen acht Jahre mit ihren beiden Töchtern waren sehr schwer gewesen, denn der Gesundheitszustand der Mädchen war nicht besonders gut und Olivia war jetzt endlich an einem Punkt angekommen, wo sie sich ausgeruht, gesund und fit fühlte.

Es war eine schwere Zeit, als Olivia mit Gabriela, ihrem ersten Kind, schwanger war. Sie lebte mit ihrem Mann Victor in Mexiko, wohin sie vor dem Bürgerkrieg in El Salvador geflohen waren, und ernährte sich hauptsächlich von Bohnen und Mais. Um ihren jüngeren Bruder heil aus Mexiko herauszubekommen, hatte Olivia eine Einladung, als Flüchtling nach Kanada zu kommen, ausschlagen müssen. Glücklicherweise sprach Kanada in diesem seltenen Fall eine zweite Einladung aus und sie konnte mit ihrer Familie nach Toronto ziehen.

Vier Jahre nach ihrer Emigration war Olivia mit ihrer zweiten Tochter Isabel schwanger. Zu diesem Zeitpunkt hatte Victor mit hohen Cholesterinwerten zu kämpfen und Gabriela hatte schwere Asthmaanfälle. Olivia hatte Angst und misstraute dem »System« in Kanada. Sie sagte: »Ich bin mir nie sicher, ob meine persönlichen Daten nicht überwacht und vielleicht gegen mich verwendet werden. Vielleicht sind das alte Ängste, die aus der Unterdrückung durch das Regime entstanden sind, unter dem ich in Mittelamerika leben musste.«

In dieser Schwangerschaft aß Olivia, was sie konnte, sie hatte ständig Hunger und sehnte sich nach Essen, das sie satt machte. Sie lebte nach dem Motto, dass sie »für zwei« essen müsse, ohne zu erkennen, dass die Qualität des Essens gemeint ist, nicht die Menge. Olivia wachte mitten in der Nacht auf und aß alles, was sie im Kühlschrank finden konnte. Am Ende hatte Olivia eine sehr schwere Geburt und Isabels Haut war zunächst blau und schwarz verfärbt.

Über die nächsten vier Jahre waren beide Mädchen oft krank, sie hatten Asthma, Allergien und Kinderkrankheiten und Olivia wurde zunehmend müder. Sich an ein neues Land zu gewöhnen, zu lernen und sich Tag und Nacht um die kranken Töchter zu kümmern, hatte sie derart erschöpft, dass ihre Gesundheit litt. Eines Nachmittags, als sie vom Krankenhaus, wohin sie Isabel am Abend zuvor gebracht hatte, nach Hause fuhr, sah sie ein Auto auf sich zukommen, hatte aber nicht mehr die Kraft zu reagieren. Sie sagte: »Ich sah das Auto nur an und ließ es auf mich zufahren.«

Bald nach dem Unfall begann ich die gesamte Familie zu behandeln. Mit der Zeit verlor Olivia das Gewicht, das sie während der Schwangerschaften zugelegt hatte und war nicht mehr so müde. Sie freute sich, dass ihre Töchter keine Asthmaanfälle mehr bekamen und die Allergien zurückgingen. Auch Victors Cholesterinwerte sanken. Für Olivia waren die Veränderungen in ihrem eigenen

Wohlbefinden und dem ihrer Familie solch eine Erleichterung, dass sie nicht noch einmal schwanger werden wollte.

Ich fragte sie, ob sie sich einen Jungen wünschte. Sie sagte ja. Im Scherz sagte ich, wenn es ein Junge würde, könnte sie ihn behalten, wenn es ein Mädchen würde, nähme ich sie. Sie sagte, wenn sie dieses Baby schon bekäme, wolle sie aber unter keinen Umständen noch ein weiteres krankes Kind. Olivia entschied sich ganz bewusst für eine gesunde Schwangerschaft und ein gesundes Baby, und dazu, meinen Empfehlungen zu folgen.

Ich empfahl Olivia zunächst, ihr Gewicht im Auge zu behalten, da es weder für sie noch für ihr Kind gesund wäre, wenn sie zu viel zunähme. Übergewicht kann zu hohem Blutdruck und einer schweren Geburt führen. Ich bat Olivia, weniger Kaffee zu trinken, und half ihr, eine Ernährungsweise auszuarbeiten, die aus viel frischem Obst und Gemüse, Fisch und Nüssen bestand. Victor sagte oft, Olivia würde wahrscheinlich ein Meerschweinchen oder ein Karnickel zur Welt bringen, weil sie so viel Salat und Möhren aß.

Olivia hatte Vertrauen zu mir, weil wir beide noch nicht lange im Land waren und vorher unter ähnlich repressiven Regierungen gelebt hatten. Sie sagte, es sei sehr wichtig für sie, mit mir reden zu können, und hatte deshalb auch keine Angst. Für Olivia war dies ein großer, heilender Schritt. Indem sie mir zugestand, ihr zu helfen und sie zu führen, fühlte sie sich sicherer, dass alles in Ordnung sei oder man zumindest alles im Griff habe.

Olivia trug das Kind in einer leichten Schwangerschaft ganz aus und brachte ein hübsches, gesundes Mädchen zur Welt. Alyssa ist ganz anders als ihre beiden älteren Schwestern. Obwohl Olivia darauf wartete, dass auch die dritte Tochter Asthma bekäme oder krank würde wie die ersten beiden, blieb dies bei Alyssa aus. Sie hat auch eine gänzlich andere körperliche und energetische Struktur als Gabriela und Isabel. Sie ist rank und schlank und voller Energie, während ihre beiden Schwestern schwerer sind und körperlich wie energetisch weniger aktiv.

Die Art und Weise, wie wir und unser Partner auf uns selbst achten, hat entscheidenden Einfluss auf die Konstitution unseres Kindes. Olivia und Victor waren gesund und nicht mehr so müde, als sie Alyssa zeugten. Zudem achtete Olivia während der Schwangerschaft auf eine gute und unterstützende Ernährungsweise. Sie arbeitete an tiefen emotionalen Mustern, indem sie ihr Misstrauen aufgab und sich jemandem öffnete. Es ist in der Schwangerschaft besonders wichtig, dass wir auf das Ausmaß an Stress achten, den wir erleben. Wir sollten wissen, wann wir durchhalten und dem Energiefluss in unseren Gefühlen und unserem Körper widerstehen müssen. Wir sollten uns nicht überarbeiten und erschöpfen. Wenn wir Energie aufbauen, haben wir umso mehr, was wir davon an unser Kind weitergeben können. Der gesundheitliche Zustand von Körper, Geist und Seele sowie unsere Ernährungs- und Lebensgewohnheiten haben weitreichende Auswirkungen und ungeheuer großen Einfluss auf die Leichtigkeit der Schwangerschaft und schließlich die Gesundheit unsers Kindes. Wir können an den äußeren Veränderungen unseres Körpers in der Schwangerschaft vielleicht nicht viel ändern, aber wir können erheblichen Einfluss auf unsere allgemeine Vitalität und das Wesen unseres Kindes ausüben.

Die richtige Ernährung für Zhao Zhao

In China betrachtet man eine Schwangerschaft als normale und erwartungsgemäße Phase im Leben einer verheirateten Frau und es gibt verschiedene Praktiken, die befolgt werden. Gemäß der chinesischen Tradition hat nämlich alles, was eine schwangere Frau sieht, erlebt und fühlt Auswirkungen auf ihr ungeborenes Kind. Gedanken werden dem Organsystem des Herzens zugeordnet, und was den Geist einer Frau bewegt, hat Auswirkungen auf ihr Herz und somit über das Blut auf ihr ungeborenes Baby. Ab der Empfängnis spricht eine Frau mit ihrem Baby, liest gute

Bücher, hört Musik und massiert ihren Bauch. Sie gerät nicht in Rage oder wird allzu traurig. In der ersten Zeit der Schwangerschaft entspannt sie sich, ruht sich aus, hebt keine schweren Gegenstände und ernährt sich gut, um in der Schwangerschaft gesund zu bleiben und ein gesundes Baby zu bekommen.

Als ich mit Zhao Zhao schwanger war, litt ich zwar nicht an morgendlicher Übelkeit, aber ich habe später viele Frauen behandelt, denen übel war und die sich in der Schwangerschaft übergeben mussten. Manchen Frauen ist nur morgens nach dem Aufstehen übel, anderen wird bei bestimmten Gerüchen schlecht, wieder andere verspüren später am Tag Brechreiz und vielen Frauen ist den ganzen Tag über flau. Bei vielen Frauen lässt die Übelkeit nach den ersten drei Monaten nach, während andere die gesamte Schwangerschaft über darunter leiden. Die Übelkeit geht auf eine Blockierung des Magen-Qi zurück, das nicht mehr in der gewohnten Richtung nach unten fließen kann, sondern sich stattdessen nach oben bewegt. Es gibt verschiedene Ursachen für den Umkehrfluss des Magen-Qi, darunter kalte, rohe und gefrorene Speisen, kalte Getränke, übermäßige Sorgen, Überarbeitung, Erschöpfung oder emotionaler Stress. Alle diese Faktoren können Ungleichgewichte in den Meridianen auslösen, die wiederum Einfluss auf das Magen-Qi haben. Es ist von größter Wichtigkeit, dass wir diesen Fluss, soweit es in der Schwangerschaft möglich ist, normalisieren und ausgleichen, indem wir unsere Ernährungsgewohnheiten umstellen, uns ausruhen, darauf achten, dass wir uns geistig nicht überanstrengen und versuchen, nicht zu sehr an bestimmten Gedanken zu hängen.

Es ist ebenfalls sehr wichtig, viel zu trinken und den Anteil an behandelten Lebensmitteln in unserer Ernährung möglichst gering zu halten. Ingwer gehört zu den Gewürzen, die gut gegen Übelkeit helfen. Man kann sich Tee aus frischem Ingwer, Minze und Honig oder aus frischem Ingwer und Orangenschalen kochen.

Ingwer-Minz-Tee

Für 8 Tassen

ein 2,5 cm dickes Stück frische Ingwerwurzel, geschält und gerieben
5 Blätter frische Minze
4 große Tassen (600 ml) kochendes Wasser
Honig nach Geschmack

Geben Sie den Ingwer und die Minze in eine Teekanne. Übergießen Sie beides mit dem kochenden Wasser. Decken Sie die Kanne ab und lassen Sie den Tee 3 bis 5 Minuten lang ziehen. Fügen Sie nach Geschmack Honig zu.

Ingwer-Orangen-Tee

Für 8 Tassen

ein 2,5 cm großes Stück frische Ingwerwurzel, geschält und gerieben
$^1/_2$ Esslöffel geriebene Orangenschale
4 große Tassen (600ml) kochendes Wasser
Honig nach Geschmack

Geben Sie den Ingwer und die Orangenschale in eine Teekanne. Übergießen Sie beides mit dem kochenden Wasser. Decken Sie die Kanne ab und lassen Sie den Tee 3 bis 5 Minuten lang ziehen. Fügen Sie nach Geschmack Honig zu.

Alternativ können Sie frischen Ingwer auch in etwa drei Zentimeter große Ringe schneiden und mit Leukoplast innen an die Handgelenke und auf den Bauchnabel kleben. Dies sind dieselben Anti-Übelkeits-Akupunkturpunkte, auf denen sogenannte »Sea Bands«, also Armbänder, die gegen Seekrankheit helfen, wirken.

Ein weiteres Rezept, um mit Ingwer gegen morgendliche Übelkeit vorzugehen, ist, Ingwer-Reis zu essen.

Ingwer-Reis

1 große, frische Ingwerwurzel
1 Tasse Reis (125 g)

Schälen Sie die Ingwerwurzel und hacken Sie sie grob. Geben Sie den Ingwer in eine Schale und pürieren Sie ihn mit einem Pürierstab. Legen Sie den pürierten Ingwer in ein Geschirrtuch und quetschen Sie den Ingwersaft in die Schale. Dies ergibt etwa einen Teelöffel voll Ingwersaft.
Geben Sie den Reis in eine mittelgroße Bratpfanne und erwärmen Sie ihn bei niedriger Hitze. Tröpfeln Sie den Ingwersaft darüber und braten Sie den Reis unter Rühren, bis er sich gelb verfärbt. Dies dauert etwa fünf Minuten. Diesen Reis zu essen hilft gegen Übelkeit.

Als ich mit Zhao Zhao schwanger war, achtete ich darauf, Dinge zu essen, die seine Entwicklung und sein Wachstum in meinem Bauch förderten. Ich aß verschiedene Sorten von Nüssen und Samen, besonders Walnüsse, Mandeln und Sesam. Diese gelten als »Gehirnnahrung«, weil sie essenzielle Fette enthalten, die das Gehirn für seine Entwicklung benötigt. Interessanterweise sieht eine Walnusshälfte wie ein Gehirn oder eine Niere aus, und Walnüsse sollen das Nieren-Qi anregen. Walnüsse sind zudem gut für die Entwicklung der Wirbelsäule. Fisch gehört, weil sein Öl so gut ist, ebenfalls zu den Lebensmitteln, von denen ich in meiner Schwangerschaft viel aß.

Ich trank regelmäßig eine Suppe, die aus vielen Rinder-, Schweine- oder Hühnerknochen gekocht wurde. Ich trank diese Suppe literweise, um Krämpfen vorzubeugen und Zhao Zhaos Zähne und Knochen zu stärken. Um das Kalzium richtig aus den

Knochen zu ziehen, kann man der Suppe zwei Esslöffel Apfelessig zugeben. In China wird keine Milch, auch nicht Sojamilch, als Kalziumquelle genutzt, weil sie als Ursache für das Entstehen von Nässe gilt, welche den Fluss des Qi behindern kann.

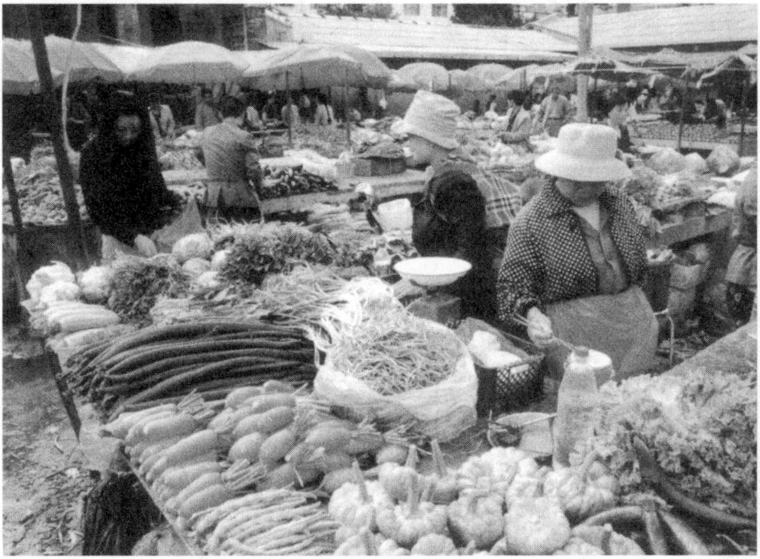

Gemüsemarkt in Kunming

Knochensuppe
(für 6 Portionen)

1 Kilo Rinder-, Schweine- oder Geflügelknochen
10 Tassen (1,5 Liter) kaltes Wasser
2 Esslöffel Apfelessig

Geben Sie die Knochen in einen großen Topf. Fügen Sie das Wasser und den Apfelessig hinzu und lassen Sie alles aufkochen. Decken Sie den Topf ab und lassen Sie die Suppe bei mittlerer Hitze vier Stunden lang kochen.

Da unsere Blutmenge innerhalb einer Schwangerschaft zunimmt, ist es wichtig, Speisen zu essen, die das Blut anreichern und unterstützen. Eine gute Wahl sind Eier, Rosinen, Walnüsse, getrocknete Longan-Früchte, schwarzer, süßer Reis, Spinat oder anderes grünes Blattgemüse. In Kunming, wo ich damals wohnte, gibt es glücklicherweise das ganze Jahr über reichlich frisches Gemüse und Obst. Ich aß während meiner Schwangerschaft viel frische Produkte und achtete darauf, auch faserreiches Gemüse wie Blattsenf zu essen, um Verstopfung vorzubeugen. Ich aß auch eine Honig-Nuss-Mischung. Diese kann man selbst herstellen, indem man Pinienkerne zwei Wochen lang in Honig einlegt. Man isst dann jeden Tag einen Teelöffel voll davon. Weitere Dinge, die man gegen Verstopfung tun kann, sind, viel Wasser trinken (etwa acht Gläser pro Tag), regelmäßig kleinere Mahlzeiten zu sich zu nehmen und sich regelmäßig zu bewegen, beispielsweise durch Spazierengehen.

Pinienkerne in Honig

1 Tasse (150 ml) Pinienkerne
Kaltgeschleuderter Honig

Geben Sie die Pinienkerne in ein verschließbares Glas und übergießen Sie die Kerne mit Honig, sodass alles bedeckt ist. Verschließen Sie das Glas und lagern Sie es zwei Wochen lang in einem Schrank.

Spazierengehen hilft auch gegen Ödeme oder Wassereinlagerungen. Ich habe im weiteren Verlauf meiner Schwangerschaft die Verschlimmerung meiner Ödeme verhindert, indem ich mich abends so setzte, dass meine Füße höher lagerten als meine Hüfte. Ödeme können vor allem, wenn sie zusätzlich zu hohem Blutdruck auftreten, ein ernsthaftes Problem werden, deshalb sollten Sie damit unbedingt zum Arzt gehen und sie behandeln lassen. Sie sollten ebenfalls einen Arzt aufsuchen, wenn Ihnen schwindelig wird oder Sie Durchfall bekommen. Zu den Dingen, die Sie außerdem gegen Ödeme tun können, gehört, dass Sie weniger Salz zu sich nehmen, weniger Milchprodukte und fettige Speisen, mehr trinken und öfter kleinere Mahlzeiten zu sich nehmen (fünf oder sechs pro Tag). Dazu ist es hilfreich, den *San Yin Jiao*, den Akupunkturpunkt der Milz zu massieren, der sich an der Innenseite des Unterschenkels, etwa vier Finger breit oberhalb des Knöchels befindet (siehe Seite 109). Massieren Sie diesen Punkt zwanzig Mal.

Im ersten Schwangerschaftsdrittel sollten Sie Geschlechtsverkehr vermeiden. Das Nieren- und das Leber-Qi sind noch nicht stark und fest genug und der Fötus ist noch anfällig für körperliche Traumata, Unruhe und emotionale Verletzungen. Auch nach dem siebten Monat sollte man wieder auf Geschlechtsverkehr verzichten.

Um Rückenschmerzen zu vermeiden, habe ich regelmäßig Stretching gemacht. Eine sehr hilfreiche Übung ist, sich hinzuknien und mit den Händen am Boden abzustützen, so dass es aussieht wie ein Tisch (siehe Abbildung Seite 199). Die Arme sollten gestreckt sein, die Hände direkt unterhalb der Schultern und die Knie direkt unterhalb der Hüfte auf dem Boden aufliegen. Atmen Sie langsam ein und ziehen Sie beim Ausatmen den Bauch nach oben und machen Sie den Rücken nach oben hin rund. Lassen Sie den Rücken mit der Einatmung locker und kehren Sie so zur Ausgangsposition zurück. Wiederholen Sie diese Übung mehrmals langsam.

Um Schmerzen im unteren Rücken zu lindern, können wir unsere Hände solange aneinander reiben, bis sie heiß werden, und sie dann über die Nieren legen, die auf jeder Seite der Wirbelsäule gerade oberhalb der Hüfte liegen (siehe Abbildung Seite 199 unten). Oft bereitet uns ein Ziehen im Rücken Schlafschwierigkeiten. Ich fand, dass es gerade zum Ende der Schwangerschaft hin ein bisschen bequemer war, wenn ich auf der Seite schlief und ein Kissen zwischen den Knien hatte. Es ist dabei am besten, auf der rechten Seite zu liegen, weil unsere Nahrung so

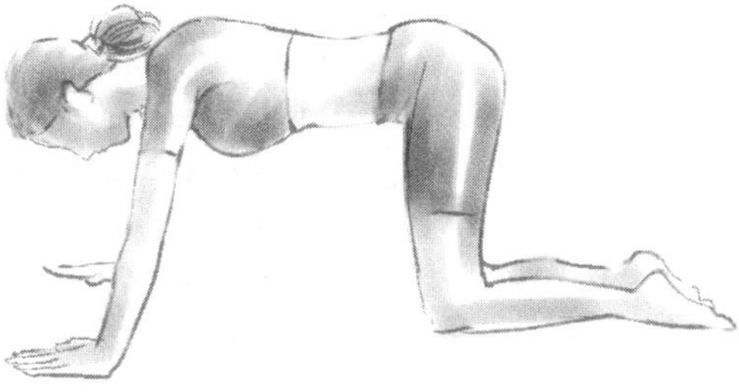

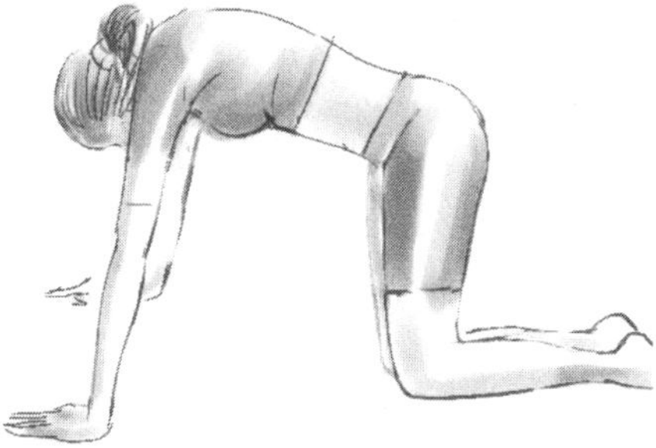

vom Magen aus in den Darm weitergeführt werden kann. Zudem wird auf diese Weise kein unnötiger und übermäßiger Druck auf das Herz ausgeübt.

Auch Einschlafschwierigkeiten können während der Schwangerschaft auftreten, diesen kann man aber abhelfen, indem man immer zur gleichen Zeit schlafen geht. Man kann auch versuchen, sich vor dem Einschlafen zu entspannen und den Geist vor dem Schlafen »herunterfahren«. Meditation, Musikhören, Lesen oder ein warmes Bad helfen dabei, sich von einem anstrengenden Tag zu entspannen. Auch das Massieren unserer Schläfen kann beim Ent-

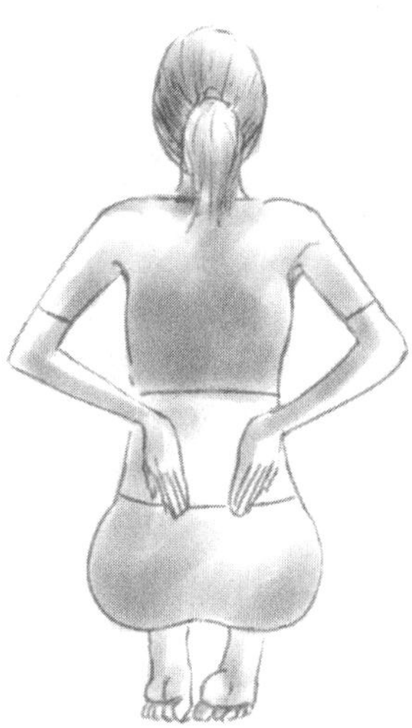

spannen helfen. Oder Sie versuchen, den Punkt Jong Quan (Nierenquellpunkt) zu massieren, der in der Kuhle hinter dem Fußballen liegt (sie Seite 108). Üben Sie dort in einer festen Bewegung mit dem Daumen oder mit den Fingerknöcheln Druck nach unten aus, in Richtung innen und hin zu den großen Zehen. Massieren Sie eine Minute lang. Sie können diesen Punkt am Fuß auch fest gegen ein Buch oder einen Stein drücken, um diesen Akupunkturpunkt anzusprechen.

Um mich auf das Stillen meines Babys vorzubereiten, habe ich drei Monate vor dem errechneten Geburtstermin begonnen, regelmäßig meine Brustwarzen zu fassen und daran zu ziehen. Zunächst einmal ist das Stillen nämlich kein ganz so natürlicher Prozess, wie es uns immer vorkommt, wenn wir sehen, wie eine Mutter ihr Baby stillt. Ein Neugeborenes verfügt über einen Saugreflex, braucht aber Hilfe, die Brustwarzen richtig zu fassen. Das Herausziehen hilft dabei, die Brustwarzen zu verlängern, damit das Baby tatsächlich etwas hat, woran es saugen kann. Zusätzlich habe ich sie mit einem feuchten, sauberen Handtuch oder einem festen Schwamm jeden Tag fast fünf Minuten lang massiert. Auf diese Weise waren die Brustwarzen vorbereitet und wurden nicht empfindlich und wund, als ich mit dem Stillen begann.

Als ich im siebten Monat war, entwickelten sich kleine braune Flecken in meinem Gesicht, die allgemein auftauchen, wenn eine Stagnation von Blut und Leber-Qi entsteht, und die auch in westlichen Ländern Leberflecken genannt werden. Kräuter wie beispielsweise *Xiao Yao Wan* und *Dong Quai*, die oft empfohlen werden, um das Leber-Qi wieder zum Fließen zu bringen, können helfen, die Flecken zu reduzieren. Diese beiden chinesischen Kräutermedikamente kann man in Apotheken erhalten, die chinesische Kräuter führen, ich empfehle aber, sie nur nach Anordnung eines TCM-Therapeuten zu nehmen. Auch sollte man Sonnenlicht vermeiden, da dies die Flecken nur verstärkt.

Alle Symptome, die während der Schwangerschaft auftreten, sollten so bald wie möglich angegangen werden. Wenn wir Ungleichgewichte wieder ausgleichen, stellen wir sicher, dass die

Organfunktion nicht behindert wird und dass die Gesundheit unseres Babys und natürlich auch unsere eigene besser unterstützt werden. Akupunktur wird allgemein angewendet, um bestimmte Beschwerden wie etwa morgendliche Übelkeit und Ödeme zu lindern oder um die Funktionen eines geschwächten Organs zu unterstützen. Man muss jedoch gut darauf achten, keinen Akupunkturpunkt zu massieren oder mit Nadeln zu stimulieren, der den Fötus oder eines der Bauchorgane anspricht. Während der Reifezeit sollte der Fötus ruhen und nicht aufgeregt werden. Gemäß der chinesischen Medizin dauert eine Schwangerschaft zehn Monate nach dem Mondkalender (was etwa neun Monaten nach dem Sonnenkalender entspricht). In jedem der zehn Reifemonate nährt immer ein bestimmtes Organsystem den Fötus.

Zusätzlich gibt es einige besondere Dinge, die wir jeden Monat tun können, um uns selbst und unser Baby in der Schwangerschaft zu unterstützen. Wenn wir wissen, wie sich unser Baby jeden Monat weiterentwickelt, hilft uns dies dabei, unsere täglichen Aktivitäten mit den Bedürfnissen unseres Babys in Einklang zu bringen.

Schwangerschaftskalender

Die Informationen in Tabelle 5 auf den folgenden Seiten stammen aus alten Texten und beziehen sich auf die Entwicklung des Fötus in jedem der zehn Reifemonate des Mondkalenders. Zusätzlich wird in der Tabelle die Schwangerschaft auch aus der Perspektive der westlichen Medizin beschrieben.

Tabelle 5: Schwangerschaftskalender

Chinesische Medizin[2]		
Monat (Mondkalender)	Zugeordneter Meridian	Beschreibung
1	Leber	• Der Embryo wird durch den Leber-Meridian der Mutter gestärkt.
2	Gallenblase	• Der Embryo wird durch den Gallen-Meridian der Mutter gestärkt. • Das vorgeburtliche Qi (die vorgeburtliche Essenz oder Yuan Qi) entsteht. • Die Mutter kann Gelenkschmerzen verspüren, wenn der Embryo wächst.

2 nach Giovanni Maciocia, *Die Gynäkologie in der Praxis der Chinesischen Medizin*, Verlag für ganzheitliche Medizin, 2000

	Westliche Medizin	
Selbsthilfe	**Monat (Sonnen-kalender)**	**Beschreibung**
• Der Blutkreislauf ist geschwächt, vermeiden Sie also körperliche Überanstrengungen. • Nehmen Sie gekochte, leicht verdauliche Speisen zu sich. • Saure Lebensmittel sind erlaubt, wenn Sie Heißhunger darauf haben. • Vermeiden Sie große Hitze (sie könnte den Fötus ängstigen) und starke Kälte (die dem Fötus Furcht einflößt).	1	• Nach der Einnistung des Eies bilden sich die Nabelschnur und die Plazenta. • Das Geschlecht wird festgelegt. • Das Herz, die Lungen, das Gehirn und das Nervensystem bilden sich. • Augen, Mund, Innenohr und Verdauungstrakt bilden sich. • Um den 25. Tag beginnt das Herz zu schlagen. • Es gibt bereits die Punkte für Augen, Ohren und Nase. • Es bilden sich »Knospen« der Gliedmaßen.
• Vermeiden Sie heiße oder scharfe Speisen. • Verzichten Sie auf Geschlechtsverkehr. • Vermeiden Sie Überarbeitung. • Vermeiden Sie große Kälte (was eine Fehlgeburt herbeiführen kann) und Hitze (welche den Fötus schwächen kann).	2	• Die wichtigsten Organe bilden sich. • Beim Embryo entwickeln sich Ellenbogen, Knie, Zehen, Finger und Sexualorgane. • Die Knochen beginnen fester zu werden. • Die Wirbelsäule entsteht. • Die Augenlider bilden sich, sind aber geschlossen. • Das Innenohr entwickelt sich.

Chinesische Medizin		
Monat (Mond-kalender)	**Zugeordneter Meridian**	**Beschreibung**
3	Herz	• Der Fötus wird durch den Herz-Meridian der Mutter gestärkt. • Das Geschlecht und der Körperbau des Fötus stehen noch nicht fest, da sie von Faktoren abhängig sind, welche die Mutter beeinflussen.
4	Dreifacher Erwärmer/ Dünndarm	• Der Fötus wird durch den Dünn-darm-Meridian der Mutter gestärkt. • Der Fötus beginnt, aus den Nieren der Mutter Essenz aufzunehmen, um eigene Blutgefäße zu entwi-ckeln. • Die Yang-Organe bilden sich.

	Westliche Medizin	
Selbsthilfe	**Monat (Sonnenkalender)**	**Beschreibung**
• Um einen Sohn zu bekommen, sollte die Mutter sich im Bogenschießen üben. • Wenn sie sich eine Tochter wünscht, sollte Sie Schmuck tragen. • Um ein hübsches Kind zu bekommen, sollte sie Jadesteine betrachten. • Um ein Kind mit gutem Herzen zu bekommen, sollte die Mutter, so oft es geht, still sitzen.	3	• An den Fingern und Zehen entstehen weiche Nägel. • Die Haare beginnen zu wachsen. • Die Nieren bilden sich und sondern Urin in die Blase ab. • Das Geschlecht des Babys wird erkennbar. • Die Organe des Fötus sind am Ende des dritten Monats vollständig ausgebildet.
• Essen Sie Fisch oder Gans, um das Blut und das Qi des Fötus zu kräftigen, dafür zu sorgen, dass seine Augen und Ohren gut funktionieren und den Dünndarm-Meridian frei und sauber zu halten. • Essen Sie nicht mehr so viel. • Die Mutter sollte ruhig bleiben und emotionale Unruhe vermeiden.	4	• Die Haut des Fötus ist dünn und durchsichtig. • Es bilden sich Haare, Augenbrauen und Wimpern. • Es bilden sich die zwanzig Knospen für die Milchzähne. • Die Stimmbänder bilden sich heraus. • Der Fötus kann bereits am Daumen lutschen. • Alle Gliedmaßen sind vollständig ausgebildet. • Die gesamte Haut ist mit einer feinen Haarschicht überzogen, die man Lanugo nennt.

Chinesische Medizin		
Monat (Mondkalender)	**Zugeordneter Meridian**	**Beschreibung**
5	Milz	• Der Fötus wird durch den Milz-Meridian der Mutter gekräftigt. • Das Temperament des Fötus entwickelt sich aus dem essenziellen Qi des mütterlichen Herzens. • Arme und Beine bilden sich.
6	Magen	• Der Fötus wird durch den Magen-Meridian der Mutter gekräftigt. • Es nimmt Stärke aus dem Lungen-Qi der Mutter. • Mund und Augen bilden sich.

	Westliche Medizin	
Selbsthilfe	**Monat (Sonnenkalender)**	**Beschreibung**
• Schlafen Sie lange. • Halten Sie sich warm. • Halten Sie sich in der Sonne auf. • Essen Sie Rind, Weizen und Lamm. • Achten Sie darauf, nicht zu viel und nicht zu wenig zu essen.	5	• Haare, Augenbrauen und Wimpern wachsen. • Der Fötus entwickelt einen regelmäßigen Schlafrhythmus. • Der Fötus entwickelt Muskulatur.
• Treiben Sie leichten Sport. • Halten Sie sich viel draußen auf. • Um starke Sehnen und Muskeln, eine feste Wirbelsäule und einen starken Rücken zu gewährleisten, sollte das Fleisch frei lebender Tiere gegessen werden und die Mutter sollte Hunden und Pferden beim Rennen zusehen. • Essen Sie nur kleine Mengen Süßes.	6	• Eine weiße Schicht, Käseschmiere genannt, umgibt die Haut. • Das Gehirn entwickelt sich schnell. • Bei Mädchen entwickeln sich Eier in den Eierstöcken. • Die Lungen sind noch nicht vollständig ausgebildet.

Chinesische Medizin		
Monat (Mondkalender)	**Zugeordneter Meridian**	**Beschreibung**
7	Lungen	• Der Fötus wird durch den Lungen-Meridian der Mutter gekräftigt. • Aus dem essenziellen Leber-Qi der Mutter bilden sich die Knochen. • Haare und Haut bilden sich.
8	Dickdarm	• Der Fötus wird durch den Dickdarm-Meridian gekräftigt. • Durch den Erhalt des essenziellen Milz-Qi der Mutter wird das Hautwachstum gefördert.
9	Nieren	• Der Fötus wird durch den Nieren-Meridian der Mutter gekräftigt. • Das Wachstum von Haut und Haaren wird durch den Erhalt der mütterlichen Essenz angeregt. • Alle Organe bilden sich.

	Westliche Medizin	
Selbsthilfe	**Monat (Sonnenkalender)**	**Beschreibung**
• Bewegen Sie sich (strecken und beugen Sie die Gelenke), um den Kreislauf von Blut und Qi anzuregen. • Essen Sie Reis, um die Knochen und die Zähne des Fötus zu stärken. • Essen Sie nichts Kaltes. • Halten Sie sich warm.	7	• Die Knochen werden härter und stärker. • Unter der Haut bildet sich eine Fettschicht. • Das Lanugo verschwindet aus dem Gesicht. • Das Gehirn und das Nervensystem wachsen schnell. • Die Hoden wandern in den Hodensack.
• Vermeiden Sie emotionale Unruhe. • Das mütterliche Qi wird durch ruhige Atemübungen unterstützt, welches dem Fötus eine durchscheinende Haut verleiht. • Essen Sie nicht zu viel. • Vermeiden Sie Wut.	8	• Das Gehirn wächst weiterhin schnell. • Das Baby ist nun reif genug, um zu überleben, falls es geboren werden sollte. • Die Augen sind geöffnet. • Das Baby kann sich schon in die Geburtsposition drehen.
• Nehmen Sie süße Speisen zu sich. • Halten Sie sich von feuchter Umgebung fern. • Tragen Sie weite Kleidung. • Sprechen Sie sanft.	9	• Das Baby ist voll entwickelt. • Die Schädelknochen sind weich und flexibel für die Geburt. • Das Lanugo ist fast vollständig verschwunden.

Chinesische Medizin		
Monat (Mond-kalender)	**Zugeordneter Meridian**	**Beschreibung**
10	Blase	• Der Fötus wird durch den Blasen-Meridian der Mutter gekräftigt. • Die Yin-Organe sind voll ausgebildet. • Die Yang-Organe arbeiten ungehindert.

	Westliche Medizin	
Selbsthilfe	**Monat (Sonnenkalender)**	**Beschreibung**
• Um die geistigen Fähigkeiten des Babys und die Entwicklung seiner Gelenke zu fördern, sollte sich die Mutter auf ihr Qi am unteren *Dan Tian* (drei Finger breit unterhalb des Nabels) konzentrieren.		

Von den Mühen und Wehen, loslassen zu können

Am Tag vor meiner Geburt saß meine Mutter bis Mitternacht in ihrem Büro und vertiefte sich in die Lehren der kommunistischen Regierung. Das machte sie jeden Abend, denn die Regierung übte Druck auf die Bürger aus, so zu verfahren, und ermutigte sie sogar, sich gegenseitig zu beobachten und gleich zu melden, wenn sie konterrevolutionäre Handlungen vermuteten. Als meine Mutter nach Hause kam, begannen die Wehen. Mein Vater war auf einer Geschäftsreise und meine Schwestern und mein Bruder schliefen. Meine Mutter wollte sie nicht wecken. Sie schlich deshalb wieder hinaus und bat eine Nachbarin, sie zu Fuß zum Krankenhaus zu begleiten.

Während der Wehen stöhnte meine Mutter nicht auf, schrie auch nicht, sie gab gar keinen Laut von sich. Sie sagte, dass sie trotz der Schmerzen innere Stärke gespürt hätte und nicht das Bedürfnis gehabt hätte zu stöhnen oder zu schreien. Mein Vater sei ohnehin nicht da gewesen, um sie zu hören und sie dachte, wenn sie zu viel Lärm machte, würde sie den Schwestern zur Last fallen. Die anderen Frauen in der Wöchnerinnenstation glaubten, meine Mutter hätte eine schmerzlose Geburt gehabt und spekulierten, sie habe sich irgendetwas von den Russinnen abgeschaut, von denen es hieß, sie bekämen ihre Babys ohne Schmerzen.

Die Herangehensweise meiner Mutter an meine Geburt spiegelte die Art und Weise wider, wie sie ihr eigenes Leben gelebt hat und es noch heute tut. Die Geburt eines Kindes ist ein Meilenstein im Leben einer Frau, den sie so nahm, wie er sich ihr darstellte. Sie machte sich nicht lange Gedanken darüber, was alles passieren könnte. Man hatte ihr nicht beigebracht, einer Geburt mit ungutem Gefühl und Angst entgegenzusehen. Meine Mutter vertraute ihrer Fähigkeit und Kraft, den Schmerz und die Geburt durchzustehen.

Schon immer haben Frauen gesunde Kinder zur Welt gebracht, die schließlich selbst Kinder bekamen. Dennoch sieht man einer Geburt noch immer mit Furcht, Angst und Besorgnis entgegen. Geht dies auf unsere Sorge um die Gesundheit unserer Kinder zurück oder auf die Angst vor dem Schmerz? Sind wir nervös, weil wir keinen Fehler machen wollen oder weil irgendetwas schief gehen könnte? Haben wir Angst, die Kontrolle darüber zu verlieren, was sich in unserem Kopf abspielt? Oder haben wir grundsätzlich das Vertrauen zu natürlichen Vorgängen verloren und zweifeln an unserer inneren Weisheit? Ich frage mich oft, in welchem Maße medikamentenunterstützte, technologisierte Geburten uns von dem entfernen, was eigentlich eine natürliche Geburtserfahrung sein sollte. Kann es sein, dass wir unserem Körper immer mehr misstrauen, weil wir uns auf das konzentrieren, was schief gehen kann? Ich zweifle weder den Wert noch den Nutzen der modernen Medizin an, aber ich finde es wichtig, dass wir wieder Zugang zur inneren Weisheit des weiblichen Körpers finden. Sie beschreibt dieselbe Intelligenz, durch die unser Körper »weiß«, wie er eine Schürfwunde zu heilen hat. Wenn wir dieser Weisheit vertrauen, hilft uns das, die Angst, die sich um die Geburt aufgebaut hat, zu reduzieren und kann uns vielleicht sogar die Geburt erleichtern. Obwohl wir das Geschehen nicht kontrollieren und nicht voraussagen können, was passieren wird, können wir lernen, mit unserer Unsicherheit ganz neu umzugehen. Damit etwas Neues in unser Leben hineingeboren werden kann, müssen wir ungewohnte Erfahrungen machen.

Eine Art, mit dem Unbekannten umzugehen, ist, sich vorzubereiten und zu wissen, inwieweit wir unseren inneren Ressourcen und Fähigkeiten vertrauen können. Wenn wir uns des Selbstvertrauens bewusst werden, das wir besitzen, um mit unvorhergesehenen und stressigen Situationen umzugehen, bekommen wir ein Gefühl dafür, wie wir auf die Geburt ansprechen könnten. Wie habe ich in der Vergangenheit reagiert, wenn ich in eine ungewohnte oder körperlich schmerzhafte Situation geriet? Wie sehr habe ich meiner Fähigkeit vertraut, mit dieser Situation oder Person fertig zu werden? Welche inneren Ressourcen habe ich aktiviert?

Wenn man über diese Dinge nachdenkt, stellt man fest, dass die eigenen inneren Ressourcen immer wieder Grabenkämpfe gegen alle die Stimmen austragen müssen, die da sagen: »Du tust das Falsche«, »du wirst für dein Verhalten getadelt werden«, « du benimmst dich total peinlich«, »du bist nicht stark oder klug oder fürsorglich oder professionell genug dafür«. Wie schnell stellt man sein Licht unter den Scheffel, ordnet seine Wünsche unter, spielt das, woran man glaubt, herunter. Wir sind schnell dabei, unsere Motivation und unser Verhalten zu beurteilen und gehen hart mit uns ins Gericht. All dies aber nagt an unserem Selbstvertrauen.

An sich selbst glauben bedeutet, den inneren Ressourcen zu vertrauen, der inneren Weisheit, die jeder von uns innewohnt. Wie gehen wir mit unseren Gefühlen um, wie bewerten wir unsere Intuition? Zugang zu dieser inneren Weisheit zu finden bedeutet, Zugang zur Yin-Energie, dem Weiblichen zu bekommen. Wir müssen der Ahnung vertrauen, die uns bei einem Menschen beschleicht, auf das Gefühl, das wir in einer bestimmten Situation bekommen, hören und auf unser Bauchgefühl achten. Um das Selbstvertrauen (was im Grunde nichts anderes ist als unsere innere Intelligenz) zu fördern, müssen wir Platz schaffen für das, was wir zutage treten lassen möchten. Wir müssen eine Beziehung zu unserem Körper und zu unseren Gefühlen aufbauen und lernen, das zu unterstützen, was für uns das Beste ist. Wenn wir dies tun, respektieren und ehren wir diese intuitive Stimme, die unsere kollektive Weisheit darstellt, die Weisheit darüber, wie man ein Kind zur Welt bringt. Indem wir darauf vertrauen, dass unser Körper den Geburtsvorgang kennt, vermindern wir die Angst und die Furcht vor den Unwägbarkeiten der Geburt. Dieses Naturereignis besitzt einen geheimnisvollen Bauplan, der von allein ausgeführt wird, wenn wir uns ihm nur überlassen.

Zusätzlich zu der Selbstermutigung durch das Vertrauen in die Weisheit unseres Körpers, mit dem Unbekannten zurechtzukommen, können wir uns in Geburtsvorbereitungskursen Wissen über die verschiedenen Stadien der Geburt aneignen. Wissen darüber, wie sich eine Wehe entwickelt und wie sie ihren Höhepunkt erreicht, sowie Kenntnisse über unseren Körperbau und unsere körperlichen Funktionen bereiten uns darauf vor, so gut es geht mit unserem Körper zusammenzuarbeiten und an der Geburt teilzuhaben, statt uns machtlos zu fühlen. Wenn wir nicht wissen, was während der Geburt mit unserem Körper passiert, bekommen wir vielleicht Angst, was dann oftmals den Grad der Schmerzen verschlimmert und unserem Baby Stress verursacht.

Wir können unser Selbstvertrauen für die Geburt aufbauen, indem wir an einer engen Beziehung zwischen Geist und Körper arbeiten. Mit Visualisierungstechniken erreichen wir unsere mentale, emotionale und körperliche Ebene, dies hilft uns, mit den Unwägbarkeiten der Wehen umzugehen und ermöglicht es uns, zu entspannen, damit wir Zugang zu unserer inneren Weisheit finden. Da Körper und Geist miteinander verbunden sind, können Übungen wie Visualisieren und Meditieren positive Auswirkungen auf unserer körperliche Kondition, unsere Erfahrung und unsere Reaktionen haben.

Visualisieren

Kreatives Visualisieren kann bedeuten, dass man sich ganz konkret vorstellt, wie man sein Kind gern zur Welt bringen möchte und wie die Wehen und die Geburt wohl sein werden. Entwickeln Sie ein klares Bild einer ungefährlichen Geburt, eines gesunden Babys und anderen Dingen, die Sie sich wünschen. Zu erkennen, was man wirklich will und für möglich hält, ist ein erster wichtiger Schritt zum eigenen Visualisieren. Suchen Sie sich Bilder, mit denen Sie sich wohl fühlen und die Ihnen nicht unbekannt sind. Wenn Sie genau wissen, was Sie wollen und klare Bilder davon im Kopf haben, sollten Sie sich diese immer so vorstellen, als ob sie tatsächlich bereits stattgefunden hätten, nicht nur als Wunsch oder Traum. Zu Ihrer Visualisierung kann auch Ihre Vorstellung davon gehören, wo Sie Ihr Kind zur Welt bringen: Zu Hause? Im Krankenhaus? Im Wasser? Wie sieht der Raum aus? Welche Musik wird gespielt? Wer ist dabei? Wie lange dauert die Geburt? Wie gehen Sie mit jeder Wehe mit?

Eventuell entscheiden Sie sich auch dafür, in Ihrer Visualisierung mit metaphorischen Bildern zu arbeiten. Suchen Sie sich symbolische Bilder aus, die für Sie wichtig sind, damit Ihr Geist einen Zusammenhang herstellen kann. Wenn Sie möchten, dass sich Ihr Muttermund langsam und leicht öffnet, visualisieren Sie vielleicht, wie sich aus einer Knospe eine Blume öffnet und alle Ihre Blätter zu voller Blüte entfaltet. Metaphorische Bilder können oftmals zu besonders guten Visualisierungen führen, den Prozess tatsächlich erleichtern und somit bevorstehenden Ereignissen den Stress nehmen.

Möglicherweise möchten Sie mit den Visualisierungsübungen schon in einem recht frühen Stadium der Schwangerschaft beginnen, damit sie, wenn die Wehen beginnen, mit der Leichtigkeit und Ruhe lange bekannter Dinge kommen. Versuchen Sie jeden Tag, an Ihre Visualisierung zu denken. Vielleicht fällt es Ihnen leichter, Ihren Körper zu entspannen, wenn Sie zuvor ein paar Mal bewusst tief ein- und ausgeatmet haben.

Wenn wir Visualisierungen der Geburt entwickeln, bedeutet das nicht, dass wir das Risiko, dass etwas Unvorhergesehenes passieren oder Schmerz entstehen könnte, ignorieren. Mit dieser Übung entwickeln wir positive Bilder der Geburt, die vielleicht bestehende negative oder beängstigende Bilder ersetzen. So visualisieren wir die Geburt als ein natürliches Ereignis, das nicht mit Angst oder der Notwendigkeit eines medizinischen Eingriffs belegt ist. Indem wir unser eigenes Bild einer Geburt entwickeln, kommen wir dem Vertrauen auf die Weisheit unseres Körpers näher und entwickeln eher das Selbstvertrauen, unser Kind im Einklang mit der Natur zur Welt zu bringen, und geben dem gesamten Prozess damit eine positive Note.

Meditieren

Das Meditieren hilft uns dabei, unseren Körper zu entspannen und den Geist zur Ruhe kommen zu lassen. Es kann das Vertrauen in unser inneres Wissen stärken und viele Ängste in Bezug auf die Geburt lindern. Wenn wir mit der natürlichen Ordnung der Welt in Verbindung treten, uns die Zeit nehmen, die Kreisläufe und den Rhythmus der Natur zu erkennen, hilft uns das vielleicht dabei, unsere eigene Natur wertzuschätzen und zu ehren.

Wir können über den Klang meditieren, den das Wasser hervorbringt, wenn es Steine umspült, über das Gefühl, wenn der Wind uns über das Gesicht streicht oder darüber, wie frisch und belebend die Frühlingsluft nach einem Regenguss riecht. In diesen Momenten müssen wir nichts tun, nirgendwohin gehen, nichts verstehen und keine Entscheidung treffen. Versuchen Sie, ruhiger zu werden und die Harmonie und den Frieden der Natur zu spüren. Lassen Sie dies in Ihren Körper eindringen und lösen Sie sich für diesen Augenblick von Ihren Gedanken, Überzeugungen und Ansichten. Geben Sie sich ganz der Energie, die Ihren Körper durchzieht, hin und nehmen Sie die tiefe Entspannung, die sich Ihnen bietet, an. Jede dieser Meditationen kann ihren Weg durch Ihren Körper finden und Spannungen lösen, die Ihren Geist überspült und die relative Leichtigkeit dieses natürlichen, wenn auch ungewohnten Prozesses, unterbunden haben.

Bei einer Variation der buddhistischen Meditationsübung des *Tonglen* können wir auch mit negativen Energien arbeiten. Im Tibetischen bedeutet *tonglen* »geben und nehmen«. Wir üben diese Meditation, um mehr Mitgefühl für uns selbst zu sammeln, wenn wir uns ängstigen und leiden. Tonglen öffnet unser Herz für das, was uns davon abhält, eins mit unserer wahren Natur zu werden. Indem wir lernen, Hindernisse zu überwinden, die uns davon abhalten, unserer inneren Weisheit zu vertrauen, entdecken wir eine neue Beziehung zu den Dingen, die uns Schmerz und Stress bereiten.

Um unser Herz dafür zu öffnen, bringt uns Tonglen dem nahe, was uns leiden lässt. Wir versuchen nicht, unseren Schmerz loszuwerden, sondern bewegen uns auf sein Zentrum zu. Wir erkennen Stück für Stück, wie sehr sich unser Herz und unser Geist dieser Angst verschlossen haben, indem wir unseren Geist und unser Herz geöffnet lassen, während wir uns durch unsere Angstgefühle oder andere Emotionen atmen. Mit Tonglen lernen wir Emotionen als gefühlte Körpereigenschaften kennen, denen wir dann zugestehen, sich zu verändern, ohne ihnen in ein schier endloses Leiden zu folgen. Möglicherweise haben wir ein wenig Angst davor, was während der Wehen auf uns zukommt, und ehe wir uns versehen, stellen wir uns schon die schlimmstmöglichen Szenarien vor. Wenn wir dieser Spur folgen, bringt uns das viel Kummer ein. Tonglen dagegen hilft uns, aus dieser Kettenreaktion auszubrechen.

Man sagt, dass die Saat unseres Mitgefühls auf denjenigen Feldern ausgestreut wurde, auf denen unsere Neurosen, Ängste und alles das wächst, was wir als negativ empfinden, wie etwa Vertrauen, Entspannung und die Entwicklung einer inneren Stärke, die uns durch die Geburt hilft. In unserem Schmerz liegt ein Wert, wenn wir zulassen, dass transformative Energien aufsteigen und wir mit diesen arbeiten. Diese Sicht wird durch das Prinzip des Yin und Yang dargestellt, das besagt, dass die Wurzeln unseres Mitgefühls in schwierigen Emotionen liegen und dass die Quelle dessen, was als negatives Gefühl erachtet wird, dem Mitgefühl entspringt.

Es besteht keine Notwendigkeit, unsere Angst auszulöschen. Wir sollten sie als Objekt der Achtsamkeit nutzen, sie nicht als gut oder schlecht beurteilen, als richtig oder falsch, sondern sie einfach berühren und dann ziehen lassen. An sich ist es nicht ungesund, Angst zu erleben. Es ist vielmehr so, dass eine anhaltende oder übermäßige Reaktion unsererseits auf dieses normale, menschliche Gefühl die Ursache für Krankheiten darstellt. Wenn wir einen gesunden Weg finden, mit unserer Angst so zu leben, dass wir nicht leer und ohne emotionale Erfahrungen dastehen, erleichtern wir dem Qi den freien Fluss. Tonglen ist eine wirksame Übung, mit der wir die reine Energie unserer schwierigen

Gefühle verstehen lernen und somit unser Verhältnis zu diesen Gefühlen verändern können.

Eine Tonglen-Meditation

- Setzen Sie sich zur Meditation in die gewohnte Haltung und konzentrieren Sie sich auf Ihr wahres Wesen. Sie können dies als kollektive Weisheit, als erleuchtetes Mitgefühl oder als Höheres Selbst verstehen.
- Denken Sie nun über ein Gefühl nach, das schwierig oder unbequem ist, vielleicht die Angst, die Sie in Ihren Gedanken an die Geburt Ihres Kindes begleitet. Dringen Sie bis ins Zentrum Ihres Unwohlseins und Ihres Schmerzes vor. Sie werden vermutlich einen automatischen Impuls verspüren, die Angst beiseite zu schieben oder sich zu sträuben und etwas anderes zu tun, damit Sie es nicht spüren müssen. Nehmen Sie dies zur Kenntnis und atmen Sie sich in Ihr Unwohlsein hinein, in dem Bewusstsein, dass das, was Sie fühlen, Millionen anderer Frauen ebenfalls fühlen.
- Werden Sie sich des Leidens bewusst, das dieses Gefühl Ihnen zugefügt hat, indem Sie es beobachten. Bemerken Sie den Stress und die Sorgen, die Sie durch Ihre Angst erfahren haben. Vielleicht ist Ihr Schlaf gestört oder Sie sind reizbar geworden. Spüren Sie nun langsam eine Zärtlichkeit und Besorgnis für den Teil Ihres Selbst, der Angst hat.
- Atmen Sie nun dieses Gefühl wie dicken, schwarzen Rauch oder eine dunkle Wolke aus. Atmen Sie es mit jeder Pore Ihres Körpers aus.
- Atmen Sie dann weißes, kühles, erfrischendes Licht ein, das Züge der Inspiration trägt, von Raum, liebevoller Freude und vom Loslassen. Schicken Sie dieses Licht zu dem Teil Ihres Selbst, der Schmerzen hat und unter der Angst leidet. Atmen Sie durch jede Pore Ihres Körpers ein.

- Wenn Ihre Gedanken Sie ablenken, nehmen Sie dies zur Kenntnis, ohne sich einfangen zu lassen und verwandeln Sie diese Gedanken in schwarzen Rauch.
- Beobachten Sie, ob Ihre Ein- oder Ihre Ausatmung länger ist. Ist es für Sie leichter zu nehmen oder zu geben?
- Fahren Sie fort zu geben und zu nehmen, indem Sie so lange in der Ein- beziehungsweise Ausatmung bleiben, wie es Ihnen angenehm ist. Mit ein bisschen Übung und wenn Sie sich an Ihre Gefühle gewöhnt haben, werden Sie sich wohler damit fühlen und mehr Zutrauen gewinnen.

Indem wir Tonglen üben, schließen wir Freundschaft mit unseren schwierigen Gefühlen und sind dadurch in der Lage, mit all dem fertig zu werden, das auf uns zukommt. Wir bewegen uns nahe an unseren Ängsten und öffnen uns für uns selbst. Unser Mitgefühl erreicht nicht nur uns, sondern auch andere. Unsere Angst vor der Geburt wird genommen oder zumindest wird sie uns vertrauter, sodass sie nicht mehr die Macht hat, uns einzuschränken. Dies hilft uns, uns zu entspannen und bereitet uns darauf vor, mit den Herausforderungen und den mächtigen Energien, die während der Geburt frei werden, zu arbeiten.

Menschen, die für Sie da sind

Das Erlebnis der Geburt mit Menschen zu teilen, die für Sie da sind, dem Partner, Freunden, Familienmitgliedern, ist eine weitere Möglichkeit, wie wir besser an unseren Ängsten vor der Geburt arbeiten können. Menschen, die uns nahe stehen, in den Geburtsprozess einzubeziehen ist auf mehreren Ebenen tröstlich und hilft vielen Frauen, die Angst davor haben, ihr Kind allein auf die Welt bringen zu müssen.

Wenn wir zulassen, dass wir auf unsere Familie und Freunde angewiesen sind, hilft uns das, Vertrauen aufzubauen und Unterstützung zu akzeptieren. Wir dehnen die Geburtserfahrung auf mehr als einen Menschen aus, wir müssen nicht stark sein und dies allein durchstehen, und uns nicht ausgeliefert, isoliert und allein fühlen. Wenn wir in dieser Zeit großer Ungewissheiten die Hilfe anderer annehmen, dürfen wir uns ihnen gegenüber verwundbar zeigen und ihnen schließlich auch vertrauen. Wenn wir dies tun, geben wir uns einem Prozess hin, der unsere große Schaffenskraft, unsere kollektive Weisheit sowie unsere kollektive und vereinte Stärke darstellt.

Akupressur

Eine von vielen Möglichkeiten, die Menschen, die uns nahe stehen, in die Geburt mit einzubeziehen, ist, dass sie Ihre Akupressurpunkte massieren. Damit ein Baby auf die Welt gebracht werden kann, muss das Qi sinken. In der Schwangerschaft wird Yin – in Form von Blut – gespeichert, während die Wehen und die Geburt einen Wechsel zur aktiven Yang-Energie verlangen, denn diese wird benötigt, um das Baby und das Blut auszustoßen. Durch die Akupressur weicht das Qi zurück, dies ist eine ungefährliche, nicht-invasive, aber wirksame Methode, um die Wehen voranzutreiben, und auch um Schmerzen und anderes Unangenehmes zu lindern.

Die Punkte, die das Qi sinken lassen und die Wehen fördern, sind *San Yin Jiao*, *Jian Jing* und *He Gu*. *Ci Liao* und *Jong Quan* werden gemeinsam mit *Jian Jing* benutzt, um die Mutter zu beruhigen. Achtung: Diese Punkte sollten nicht während der Schwangerschaft stimuliert werden.

San Yin Jiao

San Yin Jiao liegt etwa drei Finger breit oberhalb des Innenknöchels am Schienbein (siehe Illustration Seite 109). Der Punkt ist recht empfindlich bei Berührung. Massieren Sie diesen Punkt kräftig mit dem Daumen oder Zeigefinger. Drücken Sie dreißig Sekunden lang in Richtung der Beinvorderseite, und pausieren Sie dann dreißig Sekunden lang. Wiederholen Sie dies drei bis vier Mal. Warten Sie danach zwanzig Minuten und massieren Sie dann den San Yin Jiao-Punkt des anderen Beins.

Jian Jing

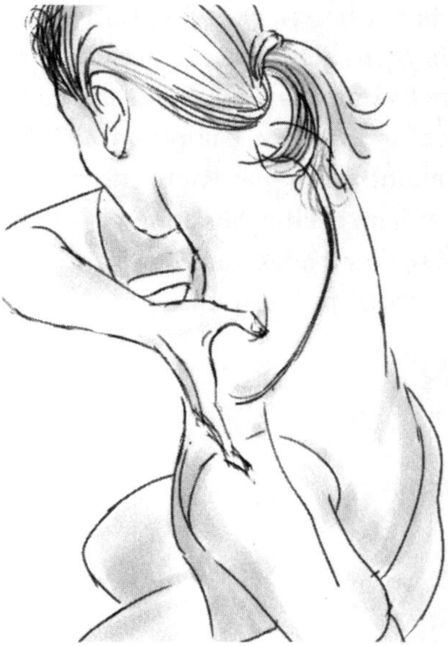

Um Jian Jing zu finden, sollten Sie sich zunächst den Mittelpunkt eines Bogens von Ihren Nackenwirbeln (wenn Sie den Kopf nach vorn fallen lassen, sticht der unterste Nackenwirbel normalerweise am meisten heraus) bis zum Schulterende vorstellen. Jian Jing liegt dann auf dem höchsten Punkt des Schultermuskels. Ebenso wie San Yin Jiao ist auch er berührungsempfindlich und der Druck ruft ein kribbelndes, warmes oder stumpfes Gefühl hervor. Das Stimulieren des Jian Jing stimuliert den Uterus und hilft während der Wehen. Benutzen Sie zum Massieren die Daumen und üben Sie aus dem ganzen Arm Druck aus, nicht nur aus dem Finger. Drücken Sie beim Beginn einer jeden Wehe diesen Punkt oder halten Sie den Punkt gedrückt und verstärken Sie den Druck dann bei jeder Wehe.

He Gu

He Gu liegt zwischen Daumen und Zeigefinger in dem Winkel, wo sich die Knochen, die aus dem Zeigefinger und dem Daumen erstrecken, in einer schmalen Senke treffen. Drücken Sie diesen Punkt mit dem Daumen dreimal, je zehn Sekunden lang. Die Stimulation dieses Punktes kann die Wehen verstärken.

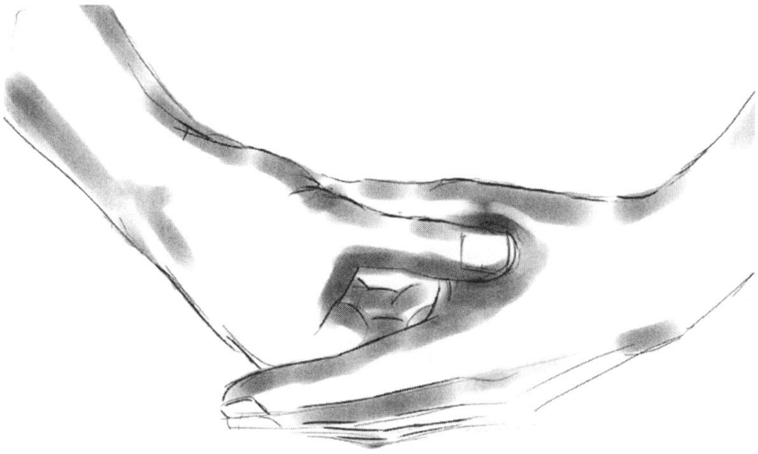

Ci Liao

Ci Liao wird genutzt, um die Mutter zu entspannen und ihr Schmerzen zu nehmen. Dieser Punkt liegt in der Mitte zwischen den Kuhlen oberhalb der Gesäßfalte. Er liegt ungefähr einen Fingerbreit oberhalb der Gesäßfalte und jeweils eine Daumenbreite links und rechts neben der Wirbelsäule. Man spürt an dieser Stelle eine leichte Vertiefung. Legen Sie die Fingerknöchel auf diese Punkte und drücken Sie fest nach unten. Wenn die Wehen fortschreiten, sollten Sie den Druck weiter unten entlang der Wirbelsäule ausüben und die Hände näher zusammenführen, bis Sie an der Gesäßfalte angelangt sind. An diesem Punkt sollten sich die Fingerknöchel der Hände berühren.

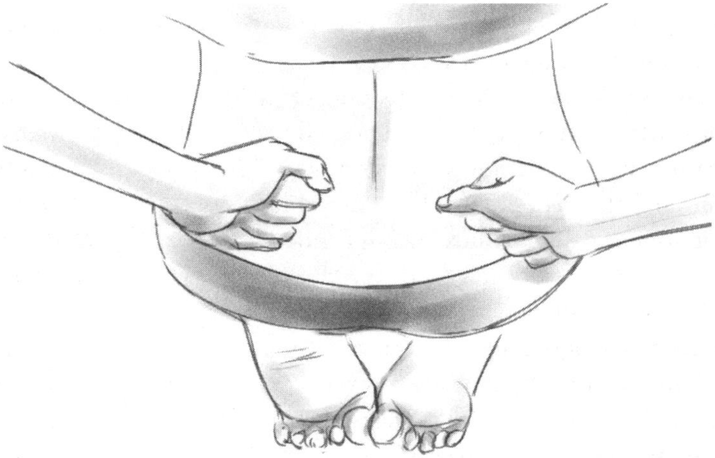

Jong Quan

Dieser Punkt wird auch Nierenquellpunkt genannt und hilft ebenfalls der Mutter, sich zu entspannen. Jong Quan liegt in der Senke, die sich im oberen Drittel der Fußsohle bildet, wenn die Zehen zur Fußsohle gedrückt werden. Drücken Sie fest in diese Kuhle und pressen Sie nach oben und einwärts in Richtung des großen Zehs (siehe Abbildung Seite 108). Dieser Punkt kann in jeder Phase der Geburt massiert werden.

Zusammenfassung

Eine gesunde Empfängnis und eine ebensolche Schwangerschaft sind eng an den ungehinderten und freien Fluss des Himmlischen Wassers gekoppelt. Die Leber speichert Blut, welches an die Gebärmutter weitergeleitet wird, um von dort während der Menstruation ausgeschieden zu werden oder den Fötus im Uterus zu nähren. Faktoren, die den Fluss des Himmlischen Wassers beeinträchtigen, haben dadurch auch Einfluss auf die Möglichkeiten, schwanger zu werden und auf die angemessene Ernährung des Fötus. Es sind dieselben emotionalen Faktoren, die den energetischen Ungleichgewichten ursächlich zugrunde liegen, die sich in körperlichen Beschwerden während der Menstruation, beispielsweise PMS oder Unfruchtbarkeit, zeigen. Auch hier ist es also notwendig, dass unsere Gefühle frei und angemessen ausgedrückt werden, damit wir ein Baby empfangen und eine gesunde Schwangerschaft erleben können. Wenn wir an unseren Emotionen wie Frustration und Wut arbeiten, helfen wir dabei, diejenigen körperlichen Beschwerden zu lindern, welche die Empfängnis und die Fruchtbarkeit behindern oder die Gesundheit während der Schwangerschaft beeinträchtigen. Wenn wir emotional so unbelastet wie möglich sind, werden wir leichter schwanger und bewegen uns leichter durch die Schwangerschaft in die Geburt.

Ein Baby zu haben bringt innerhalb kürzester Zeit enorme Veränderungen mit sich, körperlich, emotional und spirituell. Unsere Fähigkeit, fest verankerte Bilder unseres Selbst und ebensolche Hoffnungen zu verändern oder ganz loszulassen spielt eine maßgebliche Rolle für unsere Fähigkeit, schwanger zu werden und ein gesundes Baby zur Welt zu bringen. Ich habe bei meinen Patientinnen grundlegende Veränderungen in der Fähigkeit, ein Kind zu empfangen und voll auszutragen, erlebt, einfach dadurch, dass sie bestimmte Ansichten über sich selbst über Bord warfen. Ihre Gefühle und Erwartungen während der Schwangerschaft beeinflussten deren Verlauf stark.

Umgekehrt werden auch Gefühle wie Wut oder Ablehnung dadurch abgebaut, indem wir uns um unsere körperlichen Beschwerden wie prämenstruelle Brustschwellungen kümmern. Wir können nicht darüber hinwegsehen, dass unsere körperliche Gesundheit vor der Empfängnis wichtig für eine gesunde Schwangerschaft und ein gesundes Geburtserlebnis ist. Körperliches Wohlbefinden ist von einem sanften Transport des Qi und des Blutes durch unseren Körper abhängig. Der freie Fluss des Qi ist nichts anderes als unser emotionales Wohlbefinden, daher müssen wir zwar die körperlichen Ausdrucksformen des aus dem Gleichgewicht geratenen Flusses von Qi und Blut behandeln, sollten aber auch unsere emotionale Unruhe, die Ursache unserer Unausgewogenheit, nicht aus den Augen verlieren. Es ist wichtig, dass wir vor und während der Schwangerschaft auf unseren emotionalen Kummer achten und darauf, was er für uns in einer Zeit besonderer körperlicher Veränderungen bedeutet.

Das Gleiche, was die Nieren-Essenz versorgt, unterstützt auch die Empfängnis und die Gesundheit des Fötus. Auch die Gesundheit unserer elterlichen Essenz hat zum Zustand unserer Konstitution und unseres Wesens beigetragen. Wenn die Essenz unserer Eltern zum Zeitpunkt unserer Zeugung schwach war, wurde dies an uns weitergegeben. Auch wir geben unsere Essenz an unsere Kinder weiter. Wir können uns bemühen, unsere Nieren-Essenz zu unterstützen, indem wir dafür sorgen, sie nicht zu rasch oder leichtsinnig zu verbrauchen, oder indem wir sie durch unsere nachgeburtliche Essenz beschützen. Die Essenz verbraucht sich nicht so schnell, wenn wir es vermeiden, uns zu überarbeiten, Schwangerschaften rasch auf einander folgen zu lassen, nicht chronisch krank werden, während der Menstruation auf Geschlechtsverkehr verzichten und wenn es uns gelingt, mit unseren Gefühlen fertig zu werden.

Auch durch unsere Ernährung können wir unsere Essenz bewahren. Wenn die Menge an nachgeburtlicher Essenz, die von Milz und Magen aus den Lebensmitteln und den Getränken, die wir zu uns nehmen, gezogen wird, größer ist als die Menge, die wir tagtäglich verbrauchen, wird dieser Überschuss in den Nieren gespeichert. Diese nachgeburtliche Essenz wird verbraucht, bevor unsere vorgeburtliche Essenz angegriffen wird. Wenn wir also bestimmte Lebensmittel zu uns nehmen und Milz und Magen eine leitfähige Umgebung schaffen, um Speisen in einen Überschuss an nachgeburtlicher Essenz umzuwandeln, trägt dies dazu bei, dass die Nieren-Essenz bewahrt und vermehrt wird.

Die Art und Weise, wie wir mit unserem emotionalen und spirituellen Wohlbefinden umgehen, und wie wir uns durch Ernährungs- und Lebensgewohnheiten um unseren Körper kümmern, fördert unsere Fähigkeit, die Saat natürlich zur Frucht reifen zu lassen und den Baum (das Selbst) damit wachsen zu lassen.

Um uns selbst zu unterstützen, wenn wir ein Kind zur Welt bringen, sollten wir unsere Ängste vor dem Unbekannten kennenlernen und verstehen lernen, wie wir mit Unsicherheiten umgehen. Unsere Reaktion auf Ungewohntes hängt oftmals mit dem Grad unseres Vertrauens oder Misstrauens in unser inneres Selbst ab. Die Ansichten, die wir von uns selbst haben, unterdrücken vielfach unser Vertrauen darauf, dass unser Körper ein immanentes Wissen darüber hat, wie ein Kind zur Welt gebracht wird. Dieses innere Wissen, das wir aus unserem Inneren hervorholen können, ist ein Aspekt unserer kollektiven Weisheit.

Indem wir uns selbst wertschätzen und Vertrauen zu unserem inneren Wissen entwickeln, können wir an der Ungewissheit der Wehen und der Geburt arbeiten. Die Geburt ist eine Zeit, in der das tiefe, instinktive Wissen des Körpers zum Tragen kommt. Wenn wir dem misstrauen, finden wir vielleicht heraus, dass wir keinen Zugang zu den inneren Ressourcen bekommen, die wir benötigen, um unser Baby zur Welt zu bringen. Wir sollten auch das Ungewisse einer Geburt respektieren, indem wir uns Wissen darüber aneignen, was passieren wird, indem wir visualisieren und meditieren oder indem wir die aktive Teilnahme unseres Partners, der Familie oder von Freunden anfordern. Welchen Weg auch immer wir einschlagen, es ist möglich, unsere vorgefassten Ansichten über die Geburt und unsere Angst vor der Ungewissheit des Geburtsprozesses loszulassen, und stattdessen der kollektiven Weisheit unseres Körpers zu vertrauen. Auf diese Weise beginnen wir, uns durch den natürlichen Prozess der Geburt mit dem Geheimnis der Natur zu verbinden.

Der Goldene Monat

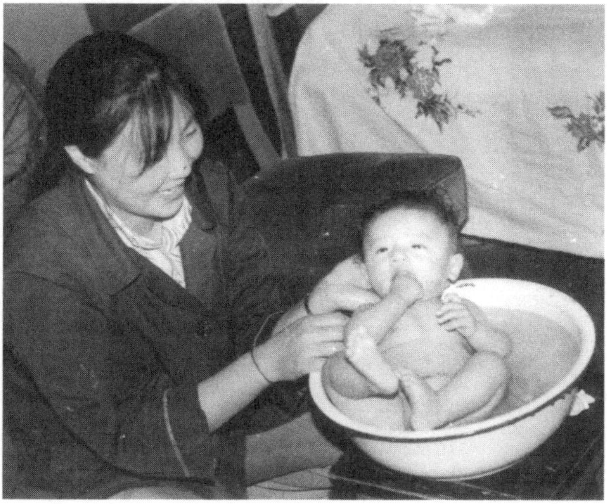

Ich, beim Baden von Zhao Zhao

Unterschiedliche Traditionen

Für viele Frauen steht eine vaginale Geburt gar nicht zur Wahl. Zhao Zhaos Geburtstermin beispielsweise wurde auf den 22. Februar 1984 gelegt. Ich galt als »Risikoschwangere«, da ich bereits eine Fehlgeburt erlitten hatte und für chinesische Verhältnisse alt war, weil ich erst mit siebenundzwanzig Jahren schwanger wurde. Meine Ärzte glaubten, dass meine Knochen aufgrund meines Alters nicht mehr so biegsam seien. Zudem hatten sie Sorge, dass sich meine Plazenta nicht von der Gebärmutterwand lösen würde, was bedeutet, dass die Blutung nach der Geburt nicht gestoppt werden könnte. Seitdem man in den späten Siebzigerjahren die Ein-Kind-Politik eingeführt hatte, wurden besondere Vorsichtsmaßnahmen getroffen, um die Sicherheit und Gesundheit des einzigen Kindes zu gewährleisten. Man nannte Zhao Zhao auch einen »besonderen Schatz«, weil so viele Komplikationen möglich schienen, sodass meine Ärzte mir sehr ans Herz legten, ihn per Kaiserschnitt zur Welt zu bringen.

Als ich zum geplanten Geburtstermin ins Krankenhaus ging, begleiteten mich an die zwanzig Familienmitglieder: Mein Mann, meine Eltern, meine Schwiegereltern, meine beiden Schwestern, mein Bruder, Schwager, Schwägerin, Nichten und Neffen. Für chinesische Familien ist eine Geburt ein feierliches Ereignis, daher ist es normal, dass so viele Menschen dabei sind und auch Lebensmittel mitbringen, damit es der Mutter gut geht.

Als der Zeitpunkt für meinen Kaiserschnitt gekommen war, erhielt ich eine Epiduralanästhesie, damit ich von der Hüfte abwärts nichts mehr spürte. Man benutzte keine Akupunktur, weil man mich dafür zu schwach hielt. Ich erinnere mich, dass ich gern gesehen hätte, wie die Ärzte den Schnitt machten, aber wegen des weißen OP-Tuchs, das über meinen Unterleib gebreitet war, konnte ich nichts sehen. Ich hörte das metallene Klappern des chirurgischen Bestecks und den Befehl, eine Schere anzureichen. Bevor Zhao Zhao aus mir herausgehoben wurde, fühlte ich mich schwach und hörte, wie einer meiner Kollegen sagte, dass mein Blutdruck gesunken war. Schnell gaben Sie mir eine Sauerstoffmaske. Und das Nächste, an das ich mich erinnern kann, war, dass ich mein Baby schreien hörte! Ich musste jedoch noch bis zum Tag nach der Geburt warten, bis ich ihn in den Arm nehmen durfte.

Der eigentliche Name meines Sohnes ist Jin Zhao, wobei Jin der Nachname und Zhao der Vorname ist. In China wird der Nachname vorangestellt, um zu zeigen, dass die Familie mehr Bedeutung hat als der Einzelne. Wir gaben ihm den Namen Zhao, weil es »innere Stärke« bedeutet, was ich meinem Sohn für seinen Lebensweg wünsche. Zhao ist zwar auch mein Nachname, aber im Chinesischen bedeutet dieser etwas anderes als der Vorname. Nach seiner Geburt gaben wir ihm den Spitznamen Zhao Zhao.

Als ich im Wöchnerinnen-Zimmer lag, verspürte ich das dringende Bedürfnis, meinen Darm zu entleeren. Ich wollte gern allein zur Toilette gehen. Ich setzte mich langsam auf, zog den Katheter heraus und meine Hosen an. Ich erinnere mich, dass ich aufstand und das Gefühl hatte, den Boden unter meinen Füßen zu verlieren. Es war, als ginge ich über einen dicken Teppich aus Wattebauschen. Beim zweiten Schritt begann mein ganzer Körper vor Schmerz zu zittern und meine Zähne klapperten. Langsam zwang ich einen Fuß vor den anderen. Nach zwanzig Minuten hatte ich noch nicht einmal drei Meter zurückgelegt! Trotzdem gelang es mir, die Toilette zu erreichen. Nachdem ich mit den Schmerzen beim Wasserlassen und Darmentleeren gekämpft hatte, stand ich langsam auf. In dem Moment, wo ich aufrecht stand, spürte ich, dass ich keine Kraft mehr hatte. Ich konnte nicht zum Bett zurückgehen. Zum Glück kam eine Krankenschwester ins Zimmer und half mir rasch. Die Ärzte und Schwestern machten sich Sorgen, dass ich vielleicht vor Schmerz in Ohnmacht gefallen und zu bluten begonnen hatte.

Nach der Geburt haben viele Frauen Angst, Ihre Blase oder den Darm zu entleeren, weil sie den Schmerz fürchten. Sie halten den Urin dann ein, was zu einem Harnwegsinfekt oder einer Blasenentzündung führen kann. Ich wusste, wie wichtig es ist, diese anfängliche Angst zu überwinden und sagte mir, dass es nach diesem ersten Mal nicht mehr so schmerzhaft wäre, zur Toilette zu gehen. Um den Urinfluss anzuregen, kann man mit einem angewärmten Beutel Salz den Bauch wärmen. Man benutzt Salz, weil es den Nieren zugeordnet ist, die wiederum in Beziehung zur Blase stehen. Manchmal werden der Mutter auch die Beine gespreizt und warmes Wasser wird auf die Vulva gegossen. Der Klang des herablaufenden Wassers soll den freien Fluss des Urins anregen und unterstützen.

Als man Zhao Zhao zu mir brachte, hatte ich keine Milch in meinen Brüsten. Deshalb begann ich, obschon es schmerzhaft war, meine Brüste und den Uterus zu massieren, um die Milchbildung anzuregen. Meine Mutter brachte mir süßen Reis und eine Speise aus Eiern und Zuckerwasser, was auch den Milchfluss anregen sollte. Schon bald konnte ich spüren, dass sich meine Brüste mit Milch füllten. Ich wollte mein Baby wegen des Bindungsaufbaus stillen, aber auch, weil das Stillen Kontraktionen des Uterus hervorruft, die dazu beitragen, Blutungen nach der Geburt zu vermeiden und dazu dienen, dem Uterus wieder seine normale Lage und Festigkeit zu geben.

Ich teilte das Zimmer in der Wöchnerinnen-Station mit zwei anderen Frauen. Sie waren Anfang zwanzig und mit siebenundzwanzig galt ich damals schon als alt. Wir unterhielten uns viel und hatten auch einigen Spaß. Es gab allerdings keine Privatsphäre für uns. Die Ärzte und Krankenschwestern untersuchten und behandelten uns in diesem Zimmer, unsere Familien kamen jeden Tag in großer Zahl zu uns, brachten uns Lebensmittel zum Essen und teilen. Mein Mann blieb drei aufeinander folgende Tage im Krankenhaus, ohne dies ein einziges Mal zu verlassen. Er hatte einen Vorrat an frischen, sauberen Schlafanzügen für mich mitgebracht, damit ich nicht in verschwitzten Sachen daliegen und mich womöglich erkälten würde. Ich badete und duschte in dieser Zeit nicht und wusch auch meine Haare nicht. Ich reinigte mein Gesicht und meine Zähne mit Salzwasser und die Krankenschwestern halfen mir, Vulva und Vagina ebenfalls mit einer Salzlösung zu waschen.

Die Schwestern ermutigten mich, mich zu bewegen und in den Tagen nach Zhao Zhaos Geburt langsam mit dem Gehen anzufangen. Nach einem Kaiserschnitt ist dies wichtig, weil sich sonst Luft im Magen ansammelt. Bewegung verhindert auch, dass der Dickdarm kollabiert und andere tiefer liegende Beschwerden entstehen wie beispielsweise eine Darmverstopfung.

Als ich nach Hause gehen durfte, schickte die Firma meines Mannes ein Auto, das uns abholte. Es war Winter und ich verließ das Krankenhaus dick eingepackt von Kopf bis Fuß, nur meine Augen schauten heraus. Man achtete sehr darauf, dass die Kälte in der kurzen Zeit, in der ich im Rollstuhl aus dem Krankenhaus in das wartende Auto gebracht wurde, nicht an meinen Körper gelangen konnte.

Anders als in westlichen Ländern, wo die Frauen ermutigt und beglückwünscht werden, so bald wie möglich nach einer Geburt das Bett zu verlassen und ihr gewohntes Leben wieder aufzunehmen, werden in China die vierzig Tage, die auf eine Geburt folgen, als »Goldener Monat« der Mutter zur Ruhe, Erholung und Wiederherstellung der Gesundheit gegönnt. Während und nach der Geburt verliert man viel Blut, wodurch ein Blut- und ein Qi-Mangel entstehen, was die Mutter wiederum sehr anfällig für Krankheiten macht. Zudem kann jegliche Krankheit, welche die Mutter vor der Geburt hatte, im Goldenen Monat geheilt werden. Die Heilkraft dieser Zeit ist so groß, dass es tatsächlich Fälle gibt, in denen Ärzte ihre Patientinnen, die von Krankheiten geplagt werden, ermutigen, schwanger zu werden, um sich dann nach der Geburt auszukurieren. Dies ist der Grund, warum man diesen Monat als »golden« bezeichnet.

Im Goldenen Monat unternimmt eine Frau alles Mögliche, um Blut zu bilden und die Stärke ihrer Nieren und Energie aufzubauen. Die Geburt eines Kindes, besonders aber rasch aufeinander folgende Geburten können die Essenz, das Jing, drastisch erschöpfen, zu geistiger und körperlicher Degeneration führen und die Lebenserwartung dadurch senken. Um ihre Nieren zu unterstützen und ihre Essenz zu bewahren, nimmt sich die Muter eine Auszeit vom normalen Leben, und vermeidet so Stress, emotionale Unruhefaktoren, Überarbeitung und Erschöpfung. Zusätzlich achtet sie darauf, gut zu essen, wobei sie hier von der Familie und ihren Freunden unterstützt wird. Wenn es keine Familie gibt, die helfen kann, stellt der Ehemann oftmals eine Frau ein, die der jungen Mutter zur Seite steht. Eine gute Behandlung in diesem Monat verhindert später einen schlechten Gesundheitszustand, was die Familie sehr viel mehr kosten würde.

In Kanada besuchte ich im Krankenhaus einmal eine meiner Patientinnen, die gerade Mutter eines Sohnes geworden war. Ich erinnere mich, wie geschockt ich war, als ich am Abend nach der Geburt ein Zimmer voller Blumen, aber gänzlich ohne Besuch vorfand. Candy hatte große Schmerzen nach ihrem Kaiserschnitt und ihr neugeborenes Baby lag schreiend in seinem Körbchen neben ihrem Bett. Ihre Lippen waren trocken, ihr Gesicht bleich und keiner war da, um ihr zu helfen. Ich fragte sie rasch, ob sie etwas essen wolle und sie antwortete, sie habe ungeheuren Hunger. Ich bat meinen Partner, rasch nach Chinatown zu laufen und ihr ein bisschen Congee oder Reisschleim zu bringen. Inzwischen half ich Candy, ein wenig zu trinken und wechselte die Windeln ihres Sohnes.

Der Unterschied zu dem, was ich gewohnt war, war riesengroß, ich spürte eine kulturelle Kluft. Wie schon gesagt ist die Geburt eines Kindes in China ein Familienereignis wird als besondere Zeit geehrt, in der die Familie und Freunde das Baby willkommen heißen und der Mutter die besondere Aufmerksamkeit schenken, die sie benötigt, um ihre Gesundheit wiederherzustellen. Es entsteht das Gefühl einer Verbindung zwischen den

Generationen und der Fortführung der Ahnenreihe, das Gefühl, dass die Geburt eines Kindes ein kollektives und gemeinsames Lebensereignis darstellt.

Im Westen gibt es nach der Geburt oftmals eine Fülle schönster Blumen, aber nicht viel Hilfe von Familienmitgliedern. Meist bleiben sie nicht bei der Mutter im Krankenhaus, weil sie glauben, diese brauche Ruhe. Die Verantwortung für ihre körperlichen Bedürfnisse wird dem Krankenhaus und seinem Pflegepersonal übertragen. Blumen sind zwar schön und haben symbolische Bedeutung, aber sie helfen nicht dabei, die Energie und Gesundheit der Mutter in dieser entscheidenden Zeit wiederherzustellen. Nach Zhao Zhaos Geburt blieb meine Familie bei mir, auch, wenn ich mich ausruhte. Mir war die Unterstützung, die sie mir durch ihre Anwesenheit entgegenbrachten, sehr wichtig und dies half mir, die ersten Tage und Wochen mit Liebe, Fürsorge und konkreter Hilfe zu überstehen. Vielleicht ist diese familiäre Einbindung, wie sie in China üblich ist, einer der Gründe, warum es dort weniger Fälle von Wochenbettdepressionen gibt als in westlichen Ländern. Bis heute koche ich, wann immer eine Freundin oder Patientin ein Kind zur Welt gebracht hat, einen Topf Suppe und bringe ihn ihr zusammen mit einem Strauß Blumen, in der Hoffnung, dass damit für sie ein Goldener Monat der Heilung und Vorsorge beginnt.

Eine Geburt führt zu einem Verlust von Yang, da dies genutzt wird, um das Baby aus dem Uterus auszuleiten. Folglich befindet sich die Frau in einem Kältezustand und ist sehr anfällig für Kälte, die in den Körper eindringt und sich dort ansiedelt. Daher sollte jede Frau nach der Geburt nicht baden, ihre Haare nicht waschen, keine schweren Gegenstände heben und sich weder kaltem Wasser, kaltem Wetter oder Wind aussetzen und Schwimmen sowie kalte Speisen (wie Salat und ungekochte Lebensmittel), kalte Getränke, Geschlechtsverkehr und anstrengenden Sport vermeiden. Wenn die junge Mutter sich an diese Empfehlungen nicht hält, wird sie später Schmerzen, Beschwerden, Arthritis oder andere Krankheiten bekommen.

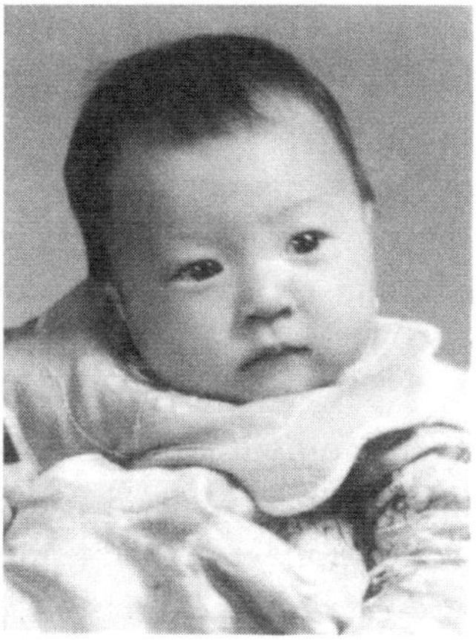

Ich als Baby

Um Yang beziehungsweise Hitze zurückzuerlangen, die Energie und das Gleichgewicht zurückzugewinnen, muss die junge Mutter Yang-Lebensmittel zu sich nehmen, die von Natur aus wärmen, wie Lamm und anderes dunkles Fleisch, rote Kidney-Bohnen und Linsen. Damit sie wieder zu voller Gesundheit kommt, muss Blut gebildet werden und ein einfaches Gericht wie die Eiersuppe, die ich im Kapitel *Wie ich das Himmlische Wasser kennenlernte* erwähnt habe (siehe Rezept Seite 66) wirkt stark blutbildend.

Nach meiner Geburt im Mai 1956 blieb meine Mutter sechs Tage im Krankenhaus. Als sie gehen durfte, bedeckte sie ihren Kopf, zog sich warm an und ging mit meiner Tante, die mich trug, zu Fuß nach Hause. Als meine Mutter in unsere Wohnung kam, war das Zimmer kalt, weil das Gebäude keine Heizung hatte. Sie erzählte, dass sie die Kälte in ihrem Körper spüren konnte, als sie auf dem Bett lang. Ein Ei zu kochen war für meine Mutter damals keine ganz leichte Sache, denn zu der Zeit, als ich geboren wurde, gab es in chinesischen Wohnungen keine Küchen. Die Leute aßen gemeinsam in den Kantinen ihrer Arbeitsplätze und waren auf das angewiesen, was der Koch auf den Speiseplan setzte. Zum Glück war das Essen in der Kantine frisch und qualitativ gut, es gab eine Auswahl an Gemüse, das nicht verkocht war und jeden Tag wurde Fleisch angeboten. Eier aber gab es nicht allzu oft, und wenn, dann wurden sie nicht mit Rohrohrzucker zubereitet. Irgendwie aber gelang es meiner Großmutter, ein kostbares Ei zu beschaffen und sie kochte es für meine Mutter in einer Dose als Topf über einer Flamme, die sie mit Alkohol speiste.

Die Bedeutung dieser Selbsthilfemaßnahmen wird jeder chinesischen Frau schon als Kind beigebracht und wird von einer Generation zur nächsten weitergegeben. Obwohl meine Mutter gut darüber Bescheid wusste, musste sie doch während ihres Goldenen Monats schwer heben und ihre Hände in kaltes Wasser tauchen, um Wäsche zu waschen. Da es bei uns zu Hause auch Ende Mai recht kühl war, fröstelte sie oft. So kam es, dass sich bei ihr Handgelenks- und Kopfschmerzen entwickelten, die sie vor meiner Geburt nicht kannte. Diese Beschwerden hat sie noch heute.

Mein Goldener Monat

Als ich nach Zhao Zhaos Geburt nach Hause zurückkehrte, kam meine Mutter jeden Tag von sieben Uhr früh bis Mittags um zwei Uhr zu mir, um zu kochen und mir zu helfen. Ihre Fürsorge war so umfassend und hingebungsvoll, dass ich mich geborgen und geliebt fühlte. Von zwei Uhr mittags bis neun Uhr am Abend übernahm diese Aufgabe dann meine Schwiegermutter. Auch mein Mann verwendete jeden Tag mindestens eine Stunde darauf, sich um mich zu kümmern. Zusätzlich hatte ich eine Amme, deren alleinige Aufgabe es war, Windeln und Wäsche zu waschen und auf Zhao Zhao achtzugeben, während ich mich ausruhte. Wir betrachteten diese Hilfe als Investition in meine Erholung und meine spätere Gesundheit.

Während meines Goldenen Monats blieb ich zu Hause und hielt meinen Kopf, meine Arme, Beine und den Körper bedeckt. Zhao Zhao und ich gingen überhaupt nicht hinaus. Ein neugeborenes Baby ist, ebenso wie seine Mutter, verletzlich und anfällig für äußere harmoniestörende Faktoren. In den Tagen nach der Geburt schwitzte ich ständig, dies ist normal und ein Zeichen von Blut- und Qi-Mangel. Allgemein gilt, dass nächtliches Schwitzen auf einen Yin- oder Blut-Mangel hinweist, Schwitzen am Tag dagegen auf eine Qi-Insuffizienz. Schwitzen ist an sich kein Problem, solange es nicht übermäßig auftritt und nicht über längere Zeit anhält. Falls dies so ist, sollten Sie keine kalten, rohen oder ungekochten Speisen zu sich nehmen, auf kalte Getränke verzichten, sich von kalten, nassen Räumen fernhalten und stattdessen den Körper und den Kopf bedeckt halten und blutbildende Lebensmittel wie Datteln, Rosinen, Eier, Spinat, Leber, süßen, schwarzen Reis und Schweinefleisch essen. Wenn Blut gebildet wird, werden auch das Qi und die Essenz genährt.

Trotz all meines Schwitzens badete oder duschte ich nicht und wusch auch mein Haar nicht. Stattdessen wusch ich mich regelmäßig mit einem Schwamm, der in heißes Wasser mit kochendem, frischen Ingwer getaucht wurde. Ich liebte den Geruch des Ingwers, der meine Haut und meine Kleider überzog. Obwohl ich nie mit ganzem Körper in Wasser eintauchte oder Seife benutzte, fühlte ich mich frisch und sauber. Die wärmenden Eigenschaften des Ingwers wärmen den Körper, wenn er nicht genug Qi und Blut besitzt.

Jeden Tag machten mein Mann oder meine Mutter eine Ingwer-Behandlung mit mir, um meine Kopfschmerzen zu lindern, an denen ich vor der Geburt gelitten hatte. Hierbei wickelten sie eine frische Ingwerwurzel in Kohlblätter und rösteten sie eine Stunde im Backofen. Der gekochte Ingwer wurde dann in Scheiben geschnitten und noch warm auf meine Schläfen, zwischen meine Augenbrauen und auf meinen Oberkopf gelegt. Dann wickelten sie ein Tuch um meinen Kopf, damit der Ingwer nicht verrutschte. Bis zum heutigen Tag sind diese Kopfschmerzen nie zurückgekehrt. Mein Mann legte auch etwas von dem Ingwer in der Nierengegend auf meinen Rücken und wickelte einen Verband darum, um den Ingwer an dieser Stelle zu halten. Dies diente dazu, das Organsystem der Nieren zu unterstützen, Kälte zu vertreiben und Rückenschmerzen zu lindern.

Zusätzlich zur Ingwerbehandlung cremte mein Mann meinen Bauch mit Rizinusöl ein und massierte meinen Uterus. Nach der Massage bedeckte er den ganzen Bereich mit einem Verband und wickelte meinen Körper stramm darin ein. Dies diente dazu, meine Bauchmuskulatur zu festigen, meine Haut zu straffen und dem Uterus wieder seine normale Festigkeit und Stärke zu geben.

In dieser Zeit besuchten mich viele Freunde. Diejenigen, die TCM-Ärzte waren, behandelten mich mit Akupunktur, um Blockaden in meinen Nieren-Meridianen zu lösen und den Fluss erschöpfter Energien anzuregen und zu unterstützen. Andere brachten Geschenke, meist Lebensmittel, und weil es die Tradition so will, bot ich ihnen im Gegenzug Süßspeisen wie ein Gericht aus Eiern und Rohrzucker oder Reiswein an. Diese Geste zeigte, dass ich mein Glück mit ihnen teilte.

Abgesehen von den Besuchen meiner Familie und meinen Freunden ruhte ich mich aus. Ich sollte meine Augen nicht durch Lesen oder Fernsehen überanstrengen. In der ersten Woche konnte ich dieser Weisung Folge leisten, aber nach einer Weile las ich doch ein wenig. Ich achtete darauf, nicht zu viel zu lesen, weil ich spürte, dass meine Augen schnell ermüdeten. Nach einigen Wochen begann ich, das spärliche Fernsehprogramm zu schauen.

Grundsätzlich drehte sich mein Tag um die Nahrungsaufnahme. Ich aß über den Tag verteilt viele kleine Mahlzeiten, um mein Milz-Qi zu stärken, was wiederum meine Nieren-Essenz weiter nähren und aufbauen sollte. Wenn man häufige kleine Mahlzeiten zu sich nimmt, statt ein oder zwei große, belastet dies das Organsystem der Milz nicht zu sehr. Ich aß also jeden Tag zum Frühstück Eiersuppe, damit das Milz-Qi wieder aufgebaut und Blut gebildet würde. Die meisten der häufig auftretenden Beschwerden nach der Geburt haben mit dem Blutverlust zu tun. Haarausfall gehört zu den Beschwerden, die in engem Zusammenhang mit dem Blutverlust stehen, und so auch die Wochenbettdepression. Der Grund dafür liegt in der Tatsache, dass ein sehr großer Blutverlust zu insuffizientem Blut im Herzen führen kann, welches Lebensmittel-Essenz in Blut umwandelt und dieses zirkulieren lässt. Der Geist beziehungsweise das Shen wohnt im Herzen, sodass insuffizientes Blut in diesem Organ dazu führen kann, dass sich die Mutter antriebslos fühlt, an Schlaflosigkeit leidet, nicht in der Lage ist, eine Bindung zu ihrem Baby herzustellen, unaufhörliche Verzweiflung, Wertlosigkeit, Traurigkeit, Angst, Apathie oder Abgeschnittenheit von der Realität empfindet.

Daher ist es immens wichtig, Lebensmittel zu sich zu nehmen, die das Blut nähren und Herz, Nieren, Leber und Milz unterstützen, diejenigen Organe, die für das Transportieren des Blutes besonders wichtig sind. Einige der Lebensmittel, die traditionell gegessen werden, um jene Organe zu stärken, sind Geflügel, Fisch, grünes Blattgemüse, Eier, Rosinen, süßer Reis und getrocknete Longan-Früchte.

Etwa eine Stunde nach dem Frühstück aß ich eine Kräuter-Hühnersuppe, die *Yi Mu Cao*, also Herzgespannkraut, enthielt und helfen sollte, dem Uterus wieder seine normale Festigkeit und Größe zu geben und um zu vermeiden, dass der Wochenfluss zu stark wird. Die Hühnersuppe gibt diejenige Wärme, die benötigt wird, um die Yang-Energie zu steigern, die Kälte aus dem Körper zu leiten und Blut zu bilden. Ich aß jeden Tag Suppe, die aus dem Fond eines ganzen Huhns gekocht wurde. In einer Woche aß ich also Brühe und Fleisch von sieben Hühnern! An manchen Tagen enthielt die Hühnersuppe auch getrocknete Longan-Früchte, die Blut bilden, indem sie das Organsystem des Herzens nähren. Der süße Geschmack hilft auch der Milz, sich zu erholen und dient dazu, die Nährstoffe in der Suppe leichter aufzunehmen.

Hühnersuppe mit Kräutern

1 vier Pfund schweres Hühnchen
12 Tassen (1,8 Liter) kaltes Wasser
60 Gramm Yi Mu Cao (Herzgespannkraut)
40 Gramm Dong Quai (Engelwurz)

Legen Sie das Hühnchen in einen großen Topf und übergießen Sie es mit dem Wasser. Bringen Sie das Wasser zum Kochen, schalten Sie die Hitze herunter und lassen Sie das Huhn zwei Stunden lang mit den Kräutern köcheln. Trinken Sie die Brühe und essen Sie das Fleisch über den Tag verteilt.

Ich aß mehrmals am Tag von der Hühnersuppe. Meine Mutter empfahl mir, das Huhn mit den Fingern zu essen, damit das Fett meine Hände geschmeidig mache. Die Suppe half mir auch dabei, die Flüssigkeit, die ich durch den Blutverlust und das Schwitzen verlor, wieder zu mir zu nehmen. Hinzu kommt, dass Suppen dazu beitragen, Verstopfung vorzubeugen, wenn man in der Stillzeit nicht ausreichend trinkt.

Suppen, für die Knochen ausgekocht werden und daher Mark enthalten, nähren das Blut, die Essenz und die Nieren. Zusätzlich tragen sie dazu bei, Gelenkschmerzen vorzubeugen, die nach einer Geburt häufig vorkommen. (Ein Rezept für Suppe mit ausgekochten Knochen siehe Seite 196). Eine andere Möglichkeit, Gelenkschmerzen möglichst gering zu halten, ist, sich warm zu halten und sich möglichst wenig Kälte und Zugluft auszusetzen.

Zusätzlich zur Suppe aß ich ein- bis zweimal pro Tag leicht gegartes Gemüse und eingekochtes Obst. Ich aß nichts davon roh, denn rohes Essen ist für die Milz und den Magen, die beide ohnehin geschwächt sind, schwieriger zu verdauen. Man sagt auch, dass eine Mutter, die während ihres Goldenen Monats kalte Speisen isst, den Rest ihres Lebens unter empfindlichen Zähnen leidet.

Um Milch zu produzieren, braucht eine Mutter ausreichend viel Blut und Qi. Man kann den Milchfluss sehr wirksam anregen, indem man Milch bildende Speisen ist, von denen die in schwarzem Essig und Ingwer gekochte Schweinshaxe das bekannteste ist. Dieses Gericht nährt das Blut und das Qi und wärmt den Körper. Während des Goldenen Monats meiner Mutter hat meine Großmutter sogar mit äußerst spärlichen Mitteln auf einem Behelfsofen eine Schweinshaxe für meine Mutter gekocht. Zu den weiteren Milch bildenden Lebensmitteln gehören übrigens auch Papayas und Erdnüsse.

Schweinshaxe

1 Schweinshaxe
5 Tassen (750 ml) schwarzer Essig (aus dem Asienmarkt)
1/4 Pfund frische Ingwerwurzel, in Scheiben geschnitten

Waschen Sie die Schweinshaxe mit kaltem Wasser. Legen Sie sie in einen großen Topf und geben Sie so viel Wasser dazu, dass sie ganz bedeckt ist. Lassen Sie das Wasser aufkochen, schalten Sie dann die Hitze herunter und lassen Sie sie 10 Minuten köcheln.
Heben Sie die Schweinshaxe heraus, lassen Sie sie abtropfen und spülen Sie sie mit kaltem Wasser ab. Legen Sie die Haxe zurück in den Topf und fügen Sie Essig und Ingwer hinzu. Lassen Sie das Ganze noch einmal aufkochen, schalten Sie die Hitze wieder herunter und lassen Sie die Haxe dann eine Stunde lang köcheln. Lassen Sie die Haxe vor dem Servieren abtropfen und schneiden Sie sie dann in Scheiben.

Wenn Sie stillen, sollten Sie stark gewürztes, reichhaltiges und fettes Essen ebenso vermeiden wie schwerverdauliches, beispielsweise rohe Lebensmittel und Hülsenfrüchte. Hin und wieder geschieht es, dass das Baby nicht ausreichend Milch bekommt, obwohl wir genügend produzieren. Normalerweise liegt dies daran, dass das Leber-Qi in denjenigen Meridianen stagniert, die durch die Brüste führen, und Qi benötigt wird, um Milch hervorzubringen. Alles, was Sie tun können, um sich Ihres Zorns, Ärgers und Frusts bewusst zu machen, hilft dabei, den Milchfluss anzuregen, weil das Lebersystem so eng mit unserem emotionalen Wohlbefinden zusammenhängt. Der freie Fluss von Emotionen steht in direktem Zusammenhang mit dem freien Fluss des Leber-Qi und dem freien Fluss der Muttermilch.

Versuchen Sie, wenn Sie Ihr Baby stillen, die Brust ganz zu leeren. Wenn Ihr Baby nicht alles trinkt oder sich die Brust noch schwer anfühlt, sollten Sie so viel wie möglich ausstreichen oder abpumpen. Dadurch stagniert die Milch nicht, sondern die Milchproduktion wird wieder anregt. Wenn die Milchdrüsen nicht durchgängig sind, können Sie nasse, heiße Lappen auf die Brüste legen, das öffnet die Drüsen. Wenn Ihr Arzt eine Infektion Ihrer Milchdrüsen festgestellt hat, können Sie nasse, kalte Lappen auf die Brüste legen. Dazu sollten Sie viel Suppe und warme Getränke zu sich nehmen.

In der zweiten Hälfte meines Goldenen Monats begann ich mit sehr sanftem Stretching, um zu verhindern, dass Qi und Blut stagnierten. Probieren Sie einmal die Übungen auf den folgenden Seiten aus, achten Sie aber darauf, langsam anzufangen und die Übungen sanft auszuführen. Intensiver Sport ist nicht angebracht, da er Milz und Nieren schwächen kann.

- Legen Sie sich mit gestreckten Beinen auf den Rücken, die Arme liegen an Ihren Seiten. Atmen Sie langsam ein und ziehen Sie dabei den Nabel in Richtung Ihres Rückens, während Sie den Rücken fest an den Boden pressen. Diese Übung können Sie auch im Sitzen oder Stehen durchführen.
- Legen Sie sich mit angezogenen Knien auf den Rücken und setzen Sie die Füße ganz auf. Spannen Sie die Muskeln Ihrer Vagina an, so als ob Sie einen Urinstrahl stoppen wollten. Wenn Sie nicht sicher sind, ob Sie mit dem richtigen Muskel arbeiten, können Sie dies überprüfen, indem Sie einen Finger in Ihre Vagina halten. Versuchen Sie, den Muskel um den Finger herum zu schließen. Wenn Sie um den Finger herum Druck spüren, wissen Sie, dass Sie mit dem richtigen Muskel arbeiten. Halten Sie den Muskel fest angespannt und zählen Sie bis fünf, lassen Sie dann los.
- Legen Sie sich mit angezogenen Beinen auf den Rücken und lassen sie die Arme an den Seiten ruhen. Spannen Sie Ihre Bauchmuskeln an, ziehen Sie den Nabel in Richtung Rücken und ziehen Sie ein gebeugtes Bein zur Brust heran. Atmen Sie aus, während Sie das Bein langsam ausstrecken, so dass es parallel zum Boden in der Luft schwebt. Gehen Sie langsam in die Ausgangsposition zurück. Wiederholen Sie die Übung nun mit dem anderen Bein.
- Probieren Sie eine Gehmeditation: Wie auch andere Formen der Meditation kann auch das Gehen eine Entspannungsmethode darstellen, um Achtsamkeit und Bewusstsein für das Hier und Jetzt zu erlangen. Dieses langsame, natürliche Gehen basiert darauf, dass man genau beobachtet, wie jeder Fuß Kontakt zum Boden bekommt. Stellen Sie sich aufrecht hin und lassen Sie das Qi durch Ihre Arme und Beine ziehen. Lassen Sie Ihre Schultern locker und achten Sie darauf, dass Sie sie nicht zu den Ohren hochziehen. Atmen Sie langsam und gleichmäßig weiter. Versu-

chen Sie, in den Bauch zu atmen, sodass sich Ihr Magen mit jedem Einatmen ein wenig ausdehnt und bei der Ausatmung wieder zusammenzieht. Entspannen Sie Ihre Magengegend. Halten Sie den Blick gesenkt und fixieren Sie einen Punkt etwa einen Meter vor Ihren Füßen. Falls Ihre Gedanken abwandern, sollten Sie einfach nur registrieren, wohin sie ziehen und Ihre Aufmerksamkeit wieder auf Ihre Füße und deren Bodenberührung lenken. Beobachten Sie, wie Sie Ihre Füße anheben, nach vorn bewegen und dann auf den Boden aufsetzen. Behalten Sie dies so lange bei, wie Sie sich damit wohlfühlen. Die Gehmeditation kann durch ihre beruhigende Wirkung und die aufsteigende Bewusstheit helfen, mit dem Stress und der Veränderung nach der Geburt besser umzugehen.

Das Ende des Goldenen Monats wird mit einem rituellen Bad gefeiert, das eine von einem TCM-Therapeuten verschriebene Kräutermischung enthält, und das Ende der offiziellen Ruhe- und Erholungszeit der Mutter darstellt sowie ihre Rückkehr ins normale Leben. Die Kräuter wirken dahingehend, dass sie die Nässe aus den Gelenken und Muskeln der Mutter ausleiten und so eine schmerzfreie Zukunft gewährleisten.

Mehr als einen Monat lang hatte ich meine Haare nicht gewaschen und meinen Körper nicht in Wasser getaucht. Es war unbeschreiblich, im Wasser zu sitzen, mich vom Wasser überspülen zu lassen und die duftenden Kräuter zu riechen. Ich fühlte mich verjüngt und erneuert. Das Kräuterbad war ein wunderbar symbolisches Zeichen, mit dem ich das Leben in der Welt als Mutter wieder begann.

(Es ist vielleicht an dieser Stelle wichtig zu erwähnen, dass ich nach der Fehlgeburt meines ersten Babys fünfzehn Tage lang das gleiche getan habe, was ich in diesem Kapitel beschrieben habe, ich hatte einen »kleinen Goldenen Monat«. Diese Vorbeugungsmaßnahmen dienen dazu, spätere Gesundheitsprobleme und Beschwerden im Vorfeld zu verhindern.)

Als ich aus meinem Goldenen Monat heraustrat, waren meine Fingernägel kräftig, meine Haut leuchtete und mein Haar war von satter Farbe. Ich war gut erholt und körperlich wie auch geistig und spirituell gut genährt. Ich fühlte mich in der Lage, an meinen Arbeitsplatz zurückzukehren und, was noch wichtiger war, auch meine Rolle als Mutter auszufüllen und zu erfüllen. Ich kann gar nicht oft genug sagen, wie entscheidend diese Zeit für das Wohlbefinden und die Gesundheit einer Frau ist. Heute besuchen mich oft Mütter in meiner Praxis, um mir stolz ihren wenige Tage alten Säugling zu zeigen. Ich erschrecke dann immer ein bisschen, wenn ich sie sehe und möchte ihnen sagen: »Bitte gehen Sie nach Hause und ruhen Sie sich einen Monat lang aus. Ihr Körper ist sehr verletzlich. Sie setzen sich dem Risiko aus, später gesundheitliche Probleme zu bekommen. Auch Ihr Baby ist noch nicht kräftig und Sie stellen es unnötigerweise zur Schau. Nehmen Sie sich die Zeit, wieder gesund zu werden und auch die Krankheiten zu heilen, die Sie zuvor geplagt haben. Es geht nur um einen einzigen Monat in Ihrem ganzen Leben, aber er hat die Kraft, positiven oder negativen Einfluss auf Ihre Gesundheit und die Ihres Babys auszuüben, und zwar für den Rest Ihres Lebens.«

Vielleicht fühlen sich manche von Ihnen, wenn Sie mein Buch lesen, durch die Empfehlungen im Goldenen Monat an das erinnert, was Ihre Großmütter oder Urgroßmütter Ihnen sagten. Der Unterschied ist wirklich nicht sehr groß. Ich hoffe sehr, dass Sie meine Selbsthilfemaßnahmen befolgen oder weiterempfehlen. Sie basieren auf der Erfahrung von Tausenden von Jahren in China.

Das Herz öffnen

Ein chinesisches Sprichwort sagt: »Erst, wenn du selbst ein Kind hast, wirst du erkennen, wie viel deine Eltern dir gegeben haben.« Von dem Moment an, als ich Zhao Zhao hatte, waren alle Streitigkeiten und Unstimmigkeiten mit meinen Eltern unbedeutend. Ich konnte auf ganz neue Art wertschätzen, was sie mit mir durchgemacht hatten. Ich sah meine Eltern in einem neuen Licht. Nun, da ich selbst ein Kind zur Welt gebracht hatte, teilte ich mit ihnen die Kenntnis vom Wunder der Geburt und war mit ihnen dadurch ganz anders verbunden als zuvor. In mir wuchs ein neues Gefühl der Dankbarkeit.

Während des Goldenen Monats durchdrang mich das Gefühl der Verantwortung für meinen Sohn, dieses verletzliche, hilflose Geschöpf. In der ersten Zeit fühlte es sich an wie ein Traum. Obwohl ich Zhao Zhao ja in meinem Bauch getragen hatte, war ich fasziniert von dem Gedanken, dass dieser kleine Mensch aus meinem Körper geschlüpft war. Woher war er gekommen? Wie war das geschehen?

Manchmal sah ich ihn an und er erschien mir richtig fremd. Ich nahm seine kleinen Händchen und untersuchte seine Finger und Nägelchen, ich sah seine Nase an und in seine Augen und hatte mit einem Mal das Gefühl, zum ersten Mal in meinem Leben Finger und Nägel, Augen und eine Nase zu sehen. Auf eine bestimmte Art und Weise brachte ich damit eine neue Art, diesen perfekten, kleinen Menschen zu sehen in die Welt.

Ich wusch Zhao Zhao und spürte eine vollkommene Konzentration und Hingabe an seine Reinigung. Es war, als ob nichts auf der Welt so wichtig sei wie seine kleinen Arme, Beine und Füße, seinen Oberkörper und seinen Kopf zu waschen und zu pflegen. Ich spürte in diesen Momenten, dass ich von ihm nichts erwartete. Es gab nichts, war er mir hätte geben können. Seine Gegenwart war genug. Was er tat, war unbedeutend, er fiel mir nie zur Last, er hat mich nie gestört. Jede seiner Bewegungen und Töne war eine neue und grundlegende Erfahrung für mich.

Ich liebe meinen Schlaf und kann sehr mürrisch und ungehalten werden, wenn ich gestört werde. Bis dahin war niemand von meiner Reizbarkeit ausgenommen gewesen. Sogar meine liebe Großmutter, die sich mit so viel Liebe um mich gekümmert hatte, bekam meine Grummeligkeit zu spüren, wenn sie mich versehentlich aus dem Tiefschlaf holte. Bei Zhao Zhao aber war es von Grund auf anders. Beim ersten Tönchen aus seinem Mund war ich ohne jede Missstimmung wach. Ich war nur auf sein Wohlbefinden bedacht und sagte oft: »Ich habe keine Angst vor dem Himmel, ich habe keine Angst vor der Erde. Das Einzige, wovor ich Angst habe, ist, dass Zhao Zhao krank wird.«

Zhao Zhao öffnete mein Herz, sodass ich ihm bedingungslose Liebe schenken konnte. Ich hatte in meinem Leben bereits selbst absolute Liebe erhalten, von meinen Eltern, meiner Großmutter, meiner Familie. Aber erst als Zhao Zhao geboren wurde erkannte ich wirklich, was Liebe ist. Ich empfand für ihn eine so vollkommene, beständige Liebe, dass ich keine Gegenleistung erwartete. Diese bedingungslose Liebe verband mich mit meiner Mutter, ich spürte von Neuem ihre Liebe und konnte ihre Gefühle mir und allen ihrer Kinder gegenüber besser verstehen. Und ich spürte auch die Liebe aller Mütter zu ihren Kindern. Vielleicht empfindet nicht jede Mutter genau das, was ich empfand, aber ich wurde dadurch, dass ich ein Kind zur Welt gebracht hatte, aus mir selbst herausgehoben und in eine enge Bindung mit meinem Sohn, meiner Mutter und anderen Menschen gesetzt.

Vor Zhao Zhaos Geburt drehte sich mein Leben wohl hauptsächlich um mich, meine Ziele, Träume, Pläne, Wünsche und Bedürfnisse. Zwar dachte ich auch an andere, aber ich musste feststellen, dass ich dabei meistens etwas von dem anderen erwartete, was damit zu tun hatte, was *ich* wollte, brauchte oder mir wünschte. Mit der Geburt meines Sohnes fiel all dies weg. Über die Liebe zu ihm schien ich mein Ego zu vergessen. Dadurch konnte ich auch in meinem Beruf als Ärztin mehr Verständnis und Gefühl aufbringen. Obwohl ich schon immer eine aufmerksame Ärztin gewesen war, war ich bislang nur mit dem Kopf für meine Patienten da gewesen. Ich arbeitete eher auf intellektueller Ebene mit ihnen, nicht auf emotionaler. Nachdem ich mich auf die intensiven Gefühle eingelassen hatte, die entstanden, als ich meinen Sohn zur Welt brachte, konnte ich auf tieferer Ebene auf andere eingehen. Ich konnte dies auch in meine Arbeit integrieren und mehr Mitgefühl, Verständnis, Fürsorge und Geduld für andere aufbringen.

Einst bat ein buddhistischer Meister drei seiner Schüler, ihm zu erklären, was ein Apfel ist. Er legte einen Apfel auf den Tisch und sprach: »Denjenigen, der zu mir am besten über Äpfel sprechen kann, der wird mit mir auf Exerzitien gehen.« Ein Schüler sprach über die Herkunft der Äpfel und auf welchem Wege sie einst in sein Land gekommen waren. Der zweite Schüler sprach über die verschiedenen Arten, Äpfel zuzubereiten, als Nachtisch, Apfelwein oder Mus. Der dritte Schüler blieb stumm. Er zog ein Messer aus der Tasche, schnitt ein Stück Apfel ab und steckte es dem Meister in den Mund. Dann schob er sanft den Kiefer des Meisters zu, damit dieser in den Apfel beißen würde. »Ja, das ist genau richtig«, sagte der Meister zum dritten Schüler. »Um einen Apfel zu beschreiben, können wir keine Worte benutzen. Man kann einen Apfel nur mit geschlossenem Mund wirklich kennenlernen.« Wie beim Apfel ist es auch mit unseren tiefsten Empfindungen. Wir können sie nicht mit dem Geist oder logischen Gedanken erfassen, sondern nur, indem wir sie aus tiefstem Herzen empfinden.

Durch das Muttersein bekommen wir unglaublich viele Gelegenheiten, unser Leben in allerlei Hinsicht zu verbessern. Manchmal geschieht dies, weil wir uns nun fallenlassen und dem Fortgang des Geschehens vertrauen können. Ich habe nie geplant oder daran gedacht, dass Zhao Zhao meine Vorstellungen und meine Identität so drastisch verändern würde, höchstens vielleicht unbewusst. Vielleicht fürchten wir uns genau davor, wenn wir schwanger werden und ein Kind zur Welt bringen sollen: Der Verlust oder die Veränderung der eigenen Identität und der Beziehung zu uns selbst und anderen. Ein Schritt vom Bekannten oder Gewohnten zum Unbekannten. Ich glaube daran, dass all unsere Vorstellungen und Ansichten davon, wie »es sein sollte«, im Geburtsgeschehen erschüttert oder ersetzt werden. Bei einer Geburt ist kein Platz für Kontrolle. Wir bringen ein Kind zur Welt und erfahren ein gigantisches Loslassen, ein Vertrauen in ein Geschehen, das so mächtig ist, dass wir es nicht steuern können: Das Wunder des Lebens. Wenn wir in der Lage sind, unsere kleinen, begrenzten Vorstellungen davon, was geschehen sollte, unsere Erwartungen oder unser Selbstbild fallen zu lassen, eröffnet sich uns eine größere Bewusstheit, die dadurch so gewaltig spirituell ist, dass sie mit etwas verknüpft ist, das sehr viel größer ist als wir.

Zusammenfassung

Als Goldenen Monat bezeichnet man die besondere Zeit nach der Geburt, in der sich die Mutter ausruht, erholt und ihre Energie wieder zurückgewinnt. Da die chinesische Medizin vor allem auf Vorbeugung ausgerichtet ist, ist der Goldene Monat auch eine traditionell kulturell anerkannte Zeit, um wieder zu Kräften zu kommen, den Körper zu stärken und sich auch gegen spätere potenzielle Krankheiten zu wappnen. Man sagt, dass eine Mutter, die den empfohlenen Maßnahmen nicht folgt, den Rest ihres Lebens unter Krankheiten zu leiden haben wird. Zusätzlich gilt der Goldene Monat als Zeit der Heilung. Bestehende Krankheiten können bei guter Fürsorge kuriert oder zumindest stark gelindert werden.

Die Selbsthilfemaßnahmen während des Goldenen Monats beziehen sich hauptsächlich darauf, dem Körper nach dem großen Verlust von Blut und Qi sein Gleichgewicht wiederzugeben. Mit dem Ausstoß von Blut geht immer auch ein Verlust von Essenz einher. Eine Frau kann aber ihre Essenz, ihr Qi und Blut bewahren und wieder aufbauen, indem sie sich ausruht, sich nicht anstrengt, emotional im Gleichgewicht bleibt, blutbildende Speisen zu sich nimmt und sich nicht äußeren Einflüssen aussetzt wie Kälte, welche die ohnehin geschwächte Konstitution der Mutter weiter beeinträchtigen können. Um diesen Empfehlungen zu folgen, bedarf es allerdings der Unterstützung von Freunden und Familienmitgliedern, die sich um die besondern Bedürfnisse der Mutter kümmern und das Baby versorgen, damit die Mutter sich ausruhen kann.

Der Goldene Monat gibt der Mutter die Gelegenheit, ihre Kraft und Energie zurückzugewinnen, bevor sie vollkommen in ihre Rolle als Mutter eintaucht. Wenn wir eine bestimmte Zeit nutzen, um uns der dramatischen Veränderungen, die über uns gekommen sind, bewusst zu werden und den Einfluss, den diese Veränderungen auf unser Leben haben, anerkennen, geben wir auf diese Weise uns selbst Liebe und Pflege, nicht nur anderen, was wir sonst so bereitwillig tun. Diese Zeit gibt uns den Raum, die Verbindung zwischen der körperlichen, geistigen und spirituellen Ebene unseres Wohlbefindens zu erfahren.

Wir erleben auch eine gewisse Demut, wenn wir das Wunder erkennen, wie sich Leben entwickelt und geboren wird, ohne dass wir dies steuern oder Einfluss nehmen können. Zhao Zhaos Wachstum und seine Entwicklung in meinem Bauch wurde von einer inneren Weisheit geleitet, die mit Logik nicht zu begreifen ist. Sie ist etwas, das jeder Frau innewohnt. Und in diesem Bewusstsein wohnt auch eine wunderbare Verbundenheit mit anderen. Zusätzlich bringt der Goldene Monat noch eine weitere Verbindung mit sich: Er ist eine Tradition, die von einer Generation an die nächste weitergegeben wird. Er verbindet mich mit meiner Mutter und meiner Großmutter, verbindet durch das geteilte Erlebnis, ein Baby zur Welt zu bringen, eine Mutter mit der nächsten. Alle lebenden Menschen und auch die, die schon tot sind, wurden von Frauen geboren. Wir haben eine große Aufgabe übernommen. Ich glaube, dass der Goldene Monat uns die Möglichkeit gibt, die Bedeutung dieser Aufgabe zu erkennen und wertzuschätzen, uns selbst stark zu machen und das Wunder der Schöpfung wie auch unsere immanente kollektive Weisheit zu ehren.

Zweiter Frühling

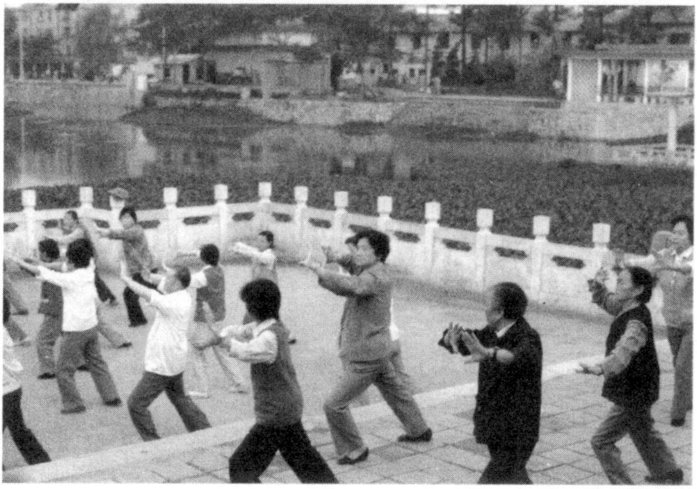

Tai Chi-Übende in Kunming

Auf dem Weg zur Ganzheit

In der Traditionellen Chinesischen Medizin wird die Phase im Leben einer Frau, die auf das Versiegen des Himmlischen Wassers folgt, als »Zweiter Frühling« bezeichnet, um das Erneuern von Energie und Möglichkeiten zu verdeutlichen. Im Westen kennt man das Übergangsstadium als Wechseljahre oder Menopause, wobei der letzte Begriff aus dem Griechischen entlehnt wurde und das Ende der monatlichen Periode bezeichnet. Allerdings erfasst die Assoziation einer Menopause mit abruptem Ausbleiben der Periode nicht die gesamte, komplexe Übergangsphase. Unser Übergang in den Zweiten Frühling dauert mehrere Jahre und beinhaltet eine komplizierte Reihe miteinander verknüpfter Veränderungen, die sich nicht allein auf unsere Periode oder den Körper beziehen. Bei einer kleinen Zahl von Frauen hört die Periode irgendwann plötzlich auf, die meisten von uns aber erleben zwei bis fünf Jahre lang Zyklusunregelmäßigkeiten, bevor unser Menstruationszyklus dauerhaft endet. Manche Frauen beobachten bereits zehn Jahre vor dem Zweiten Frühling Veränderungen. Im Allgemeinen sagt man, eine Frau ist in der Menopause, wenn sie über fünfundvierzig Jahre alt ist und sechs bis zwölf Monate lang keinerlei Blutung mehr hatte. Gemäß der westlichen Medizin geht dies auf eine in der Mitte des Lebens gesunkene Hormonproduktion zurück. Die Anzahl der Eifollikel, die unsere Fortpflanzungskraft bestimmt, reduziert sich von etwa 600 000 bei der Geburt über 300 000 bei der ersten Menstruation bis zu etwa 10 000, wenn der Menstruationszyklus endet. Die Menopause ist daher ein Prozess, der bereits bei der Geburt beginnt.

Gemäß dem *Nei Jing* ist der Zweite Frühling nach dem Himmlischen Wasser und der Geburt eines Kindes die dritte wichtige Fortpflanzungsphase im Leben einer Frau. Wie wir wissen, spielt sich das Leben einer Frau in Sieben-Jahres-Zyklen ab. Da das Himmlische Wasser mit vierzehn Jahren zu fließen beginnt, sind wir im Alter von einundzwanzig bis achtundzwanzig Jahren auf dem Höhepunkt unserer Entwicklung. Mit fünfunddreißig Jahren (fünf mal sieben Jahre), beginnt unsere Milz langsamer zu arbeiten und unser Körper produziert weniger Blut, Qi und nachgeburtliche Essenz. Daher verbrauchen wir mehr von unserer gespeicherten vorgeburtlichen Essenz. Wenn weniger Blut produziert wird, ist auch das Durchdringungsgefäß, welches das Blut zum Uterus führt, nicht voll gefüllt und folglich verfügt auch der Uterus nicht über überschüssiges Blut, das ausgestoßen werden kann. Unser Himmlisches Wasser wird immer weniger und hört irgendwann ganz auf zu fließen. In dem Bestreben, unsere Essenz so weit wie möglich zu bewahren, beendet die Weisheit unseres Körpers den monatlichen Blutausstoß. Interessanterweise wird das Ende unserer Periode normalerweise als Anzeichen des Alterns gesehen, obwohl es doch eigentlich nur das natürliche Bestreben unseres Körpers ist, eben diesen Prozess zu verlangsamen und neues Gleichgewicht für die Jahre zu schaffen, die vor uns liegen.

Da Blut und Essenz nicht mehr regelmäßig jeden Monat verloren gehen, können wir nun mit der Energie, die bislang dazu genutzt wurde, für einen ausreichenden Blutvorrat zu sorgen, tun, was immer wir wollen. Deshalb fühlen wir uns verjüngt und erleben das Erwachen neuer Möglichkeiten – den Zweiten Frühling. Dieser Übergang zeigt sich in einer Veränderung der Yin-Energie in Relation zur Yang-Energie, weil weniger Blut, also Yin, produziert wird. Traditionell konzentrieren wir uns in den Jahren vor der Menopause vor allem auf Beziehungen, den Beruf, darauf, eine Familie zu gründen und ihr ein Heim zu geben. Unsere Aufmerksamkeit liegt darauf, für andere zu sorgen und sie zu pflegen. Auch Frauen, die zusätzlich zu ihrer Familie einen Beruf haben, sind normalerweise auch dafür verantwortlich, sich um die Kinder und den Haushalt zu kümmern. Meist wird unser Selbstwertgefühl und unsere Identität durch Beziehungen definiert und bestimmt. Wir sind die Frau von soundso, die Mutter von, die Tochter von. Selbst wenn wir berufstätig sind, ist der kulturelle Druck sehr groß, sich über Beziehungen, im Normalfall die zu einem Mann, zu definieren.

In vielen Fällen finden Frauen dann später in die Welt zurück, wenn sie ein eigenes unabhängiges Bild ihres Selbst entwickeln. Unsere Kraft und unsere Leistung zeigen sich oft erst in der Mitte des Lebens oder später. Dies ist ein Zeichen unserer Yang-Energie, die dann deutlicher hervortritt. Wir vertreten das, woran wir glauben, mit mehr Leidenschaft, wir sind in der Lage, unserem Zorn Ausdruck zu verleihen, wir können sehr viel besser für uns selbst einstehen. Es gibt ein bekanntes chinesisches Sprichwort, das besagt: »Frauen sind zwischen dreißig und vierzig Wölfinnen, zwischen vierzig und fünfzig sind sie Tiger und zwischen fünfzig und sechzig sind sie Drachen.«

Diane

Ihr gesamtes Erwachsenenleben über konnte Diane getrost sagen, dass das, was sie am besten konnte, war, einen Mann zu lieben und ihn glücklich zu machen. Sie konnte weder ihren Willen durchsetzen noch Karriere machen oder gut mit Konflikten umgehen, aber sagte, sie sei eine süße, nette Frau, die andere, insbesondere Männer, beruhigen und für sie sorgen konnte. Ihre Yin-Seite war gut ausgebildet, aber ihr Yang war das eines Kindes. Sie sagte selbst: »Ich konnte kein Ziel formulieren und darauf hinarbeiten. Ich hatte die Phasen der Autonomieentwicklung nicht vollständig durchwandert, was nötig gewesen wäre, um allein in der Welt zurechtzukommen. Ich fühlte mich jedoch sicher in meiner Fähigkeit, die Ziele eines Mannes zu unterstützen und ihm das Leben angenehm zu machen.«

Als Diane achtundvierzig Jahre alt war, verließ ihr zweiter Mann sie. Ein knappes halbes Jahr später traf sie Paul, einen Mann, der ihr Wertgefühl und ihrem Leben Sinn gab. In ihm sah sie die Macht und die Kraft, die ihr fehlten und sie verliebte sich in ihn. Fünf Jahre später aber erlitt Paul einen Schlaganfall. Er hatte viele Fähigkeiten und Erinnerungen eingebüßt und war nicht mehr in der Lage, tägliche Haushaltsaufgaben zu erfüllen. Er war selbstständiger Ingenieur gewesen und konnte sich nun nicht mehr daran erinnern, wie man das Radio anschaltet oder Tee kocht. Mit einem Mal musste Diane die Verantwortung für ihrer beider Leben übernehmen. Die Eigenschaften, die sie von Paul gebraucht hätte, waren nicht mehr da und sie fühlte sich überfordert.

Drei Jahre nach dem Schlaganfall erlitt Paul einen Rückfall seines Prostatakrebses, den er vor vielen Jahren gehabt hatte. Der Krebs hatte sich ausgebreitet und er musste bestrahlt werden, um die Schmerzen in der Hüfte zu lindern. Sein Gesundheitszustand verschlechterte sich rapide. Paul litt an einer Form von Demenz und konnte manchmal zornig, paranoid oder anklagend sein. Diane stellte fest, dass er, wenn sie auf seinen Wutausbruch zornig reagierte, im nächsten Moment fragte: »Und was gibt's zum Mittagessen?« Sie sagt heute: »Anfangs war ich überrascht festzustellen, dass er selbst gar nicht weg war. Er war noch irgendwo da.« Wenn Paul paranoid wurde und dachte, es kämen Leute, die ihn umbringen wollten, erklärte Diane, da seien keine Menschen oder sie versuchte, ihn abzulenken. Er beharrte jedoch darauf, dass sie in die Wohnung kommen würden. Eines Tages sah Diane ihn in einem solchen Moment an und erkannte, wie viel Angst er tatsächlich hatte. Sie verstand seine schiere Furcht auf eine ganz neue Weise: »In mir wuchs eine Kraft. Ich sagte zu Paul: ›Durch diese Tür kommt *niemand*. Ich werde sie bekämpfen und töten. Nicht einmal der Teufel selbst kommt hier herein.‹« Paul sah sie an und sagte: »Ja, okay.« Und damit war seine Paranoia besiegt. Diane war nun in der Lage, ihre Kraft zu benutzen und Paul Sicherheit zu geben.

Paul starb etwa ein Jahr nach dem Krebsrückfall, ein paar Jahre nach seinem Schlaganfall und acht Jahre, nachdem er und Diane sich kennengelernt hatten. Sie sagte: »Ich gehe aus dieser Erfahrung mit Unerschütterlichkeit und Ganzheit hervor, mit dem Gefühl von Ausgefülltsein und Leere. Ich fühle gleichermaßen vollständiges Ichsein und Leere.« Heute, mit sechsundfünfzig, sagte Diane, dass es auf dem Weg zur Ganzheit »wichtig ist, bestimmte Dinge zu durchleben und zu überprüfen, woran wir glauben und wer wir sind. Und das braucht seine Zeit.«

Viele Frauen müssen darauf warten, dass ihre Yang-Energie im Zweiten Frühling ansteigt, bis sie ihr eigenes Gefühl des Selbst entdecken. Dann sind wir in der Lage, die Erfahrung und das Wissen, das wir uns in unserem Leben angeeignet haben, dafür zu nutzen, uns authentisch auszudrücken, denn wir befinden uns erfrischt in einem neuen Stadium unserer eigenen Evolution. So haben wir den Eindruck, dass uns der Zweite Frühling mit neuen Möglichkeiten beschenkt.

Der Prozess des Älterwerdens ist eigentlich ein Weg hin zur Ganzheit, auf dem alle Aspekte unseres Seins, unser Jing, die Essenz, unser Qi und unser Shen, also alle Drei Schätze gepflegt und ausgeglichen werden und harmonisch miteinander verknüpft werden. In der ersten Hälfte unseres Lebens scheinen das Jing, also die Körperlichkeit, und das Qi, unsere Gefühle für andere und für uns selbst, im Vordergrund zu stehen. Aber von dem Moment an, zu dem kein Blut mehr zum Uterus fließt, kann es in unser Herz geschickt werden. Hier nährt es das Shen, den inneren Geist unseres Selbst. Aus diesem Grund mag es sein, dass wir den Wusch verspüren, unsere spirituellen und höheren Bedürfnisse zu erfüllen. Unser Interesse wandelt sich vom Materiellen hin zu einem befriedigenden und wertvollen Leben, dem Reich des Shen, das unter großem Einfluss unseres kognitiven Denkens, unserer Gefühle und der gesammelten Lebenserfahrung steht. Oftmals müssen wir unsere Identität verdeutlichen, erkennen, wer wir sind und unser Gefühl unseres Selbst stärken. Manchmal begeben wir uns auf die Suche nach der Bedeutung und dem Zweck bestimmter Dinge. Vielleicht suchen wir auch Frieden oder die wahre Liebe. Die Hinwendung zur Befriedigung unserer spirituellen und höheren Bedürfnisse ist so individuell, wie wir alle verschieden sind. Manche Frauen schreiben ihre Lebensgeschichte auf, andere ziehen aufs Land, geben lang gehegten Groll auf, vertiefen eine bestehende Freundschaft, treten einer Gruppe bei, um gemeinsam zu beten oder zu meditieren, wieder andere studieren noch einmal, arbeiten ehrenamtlich oder tun das, wovon sie immer schon geträumt haben oder sie hören mit etwas auf, was sie ihr Leben lang getan haben. Wir sehen unser Leben vielleicht im Hinblick auf die Jahre, die uns noch bleiben, statt uns auf das zu konzentrieren, was wir bereits getan haben.

Um das Shen ins Gleichgewicht zu bringen, müssen wir uns auf unserer Reise nach innen wenden. Manchmal werden wir durch unsere gesammelte Lebenserfahrung in eine spirituelle Suche getrieben. Es können die Veränderungen oder Verluste sein, welche wir in den Jahren der Menopause erleben, die an uns nagen oder uns dazu bringen, unsere spirituellen Bedürfnisse zu entdecken.

Mit Ende dreißig fand ich durch eine frühere Patientin, die mir das Meditieren beibrachte, zum Buddhismus zurück. Meine Großmutter war Buddhistin gewesen und ich erinnere mich, dass ich oft mit ihr zum Markt ging, um lebendige Fische zu kaufen, die dann in einem buddhistischen Ritual ebenso wie Schildkröten freigelassen wurden. Dieses Ritual symbolisiert, dass wir uns von unseren eigenen Wünschen frei machen. So befreit können wir die Aufmerksamkeit unseres Geistes darauf lenken, anderen Lebewesen zu helfen, und schließlich zur Erleuchtung gelangen. Im Buddhismus ist die Erleuchtung ein Zustand reinen, uneingeschränkten Wissens und intuitiven Verständnisses, womit die Dinge so gehen werden, wie sie tatsächlich sind. Das Ritual ist aber auch ein Zeichen des Mitgefühls mit anderen Geschöpfen. Jedes Leben hat die Fähigkeit, zu höherem Bewusstsein zu gelangen, deshalb sollte kein fühlendes Lebewesen behindert, aufgehalten oder in seinem Bestreben beeinträchtigt werden. Die Buddhisten zeigen, indem sie Fische freilassen, auf tatsächlicher wie auf symbolischer Ebene ihr Mitgefühl mit allen Lebewesen.

Wenn meine Großmutter die Fische gekauft hatte, gingen wir zum Ufer des Kanals und sie ließ die Fische im Wasser frei. Ich beobachtete dies und dachte, es müsse wunderbar sein, ein Vogel oder ein Fisch zu sein, weil diese in großer Freiheit leben. Abgesehen von diesem Ritual erinnere ich mich beim Buddhismus in

China nur an Menschen, die in den Tempel gingen und beteten. Ich hörte Gebete für mehr Geld, Gesundheit und bessere Schulnoten und dachte: »Warum arbeitet dieser Mensch nicht mehr, um mehr Geld zu verdienen, oder lebt gesünder oder lernt besser?« Der Buddhismus schien von Aberglauben durchzogen zu sein und war kein aktiver Teil meines Lebens.

Als ich in Kanada wieder an den Buddhismus anknüpfen konnte, war ich in der Lage, dieses alte Glaubenssystem neu zu entdecken und anzunehmen. Obschon die Traditionelle Chinesische Medizin ihren Ursprung in Taoismus, Konfuzianismus und Buddhismus hat, muss man diesen Philosophien weder anhängen noch sie verstehen, um von der chinesischen Medizin zu profitieren. Der Buddhismus aber hat mir geholfen, Zugang zu meiner Spiritualität und in neuer Weise zu mir selbst zu finden. Er hat in mir auch das Mitgefühl für mich selbst und andere geweckt. Ein Glaube gibt uns Verständnis und Kenntnis auf der Suche nach der Art und Weise, wie wir im Zweiten Frühling unsere spirituellen Bedürfnisse befriedigen können. Er kann uns auf der Suche helfen, uns harmonisch und friedlich zu fühlen, vor allem im Angesicht von Veränderungen, Stress, den Freuden und Sorgen des Alterns.

Der Übergang zum Zweiten Frühling ist eine Zeit voller gemischter Gefühle, Reaktionen und Erfahrungen, die für jede von uns einzigartig ist. Vielleicht sehen wir ihn als Zugang zu der Weisheit, die wir im Laufe unseres Lebens gesammelt haben. Auf der anderen Seite mögen manche Frauen diesem Übergang mit Furcht entgegensehen, mit der Angst, alt zu werden. Wieder andere spüren, dass sie endlich einen gewissen Einfluss auf ihre Beziehungen, ihre Finanzen und ihre Arbeit haben. Einige bedauern auch, dass sie das, was sie sich erhofft haben, noch immer nicht erreicht haben. Und es gibt natürlich auch Frauen, die niedergeschlagen sind, weil sie ihre Fruchtbarkeit verloren haben oder andere, die erleichtert sind, weil ihnen die Sorgen um die Verhütung genommen wurden. Vielleicht ist es auch eine Zeit, in der Verwunderung und Verwirrung herrschen, und uns Fragen beschäftigen wie »Wer braucht oder will mich jetzt noch?«. Oder wir stellen erleichtert fest, dass das, was andere über uns denken, gar nicht mehr so viel Gewicht hat wie früher. Die Art und Weise, wie wir über diese Lebensphase denken, hat viel mit unseren kulturellen, sozialen und persönlichen Erfahrungen zu tun und spielt eine entscheidende Rolle dafür, wie wir diese doch so natürliche Lebensphase annehmen, durchwandern und akzeptieren können.

Unsere Einstellung hat genauso viel Einfluss darauf, wie wir diesen Übergang erleben, wie es die biochemischen Vorgänge in unserem Körper haben. Uns als Frauen ist es biologisch nicht vorgezeichnet, einen bestimmten idealen Körper, eine Rolle oder ein Alter besonders zu schätzen. Diese Faktoren sind kulturell bestimmt. Die Art und Weise, wie die Gesellschaft und die populären Medien ältere Frauen definieren, bestimmt die Art und Weise, wie wir uns als ältere Frauen selbst sehen. Da unsere Wahrnehmung unsere Gefühle steuert, beeinflusst sie auch unser psychisches, unser spirituelles und unser körperliches Wohlbefinden. Aus diesem Grunde ist es hilfreich, sich über seine kulturspezifische Definition von Frauen in den Wechseljahren und das Altern allgemein im Klaren zu sein. Bevor ich zur Einstellung in den westlichen Ländern komme, möchte ich Ihnen kurz diejenigen Ansichten und Gefühle vorstellen, die ich als in China aufgewachsene Frau über den Eintritt in den Zweiten Frühling hatte. Meine Erfahrungen auf dem Weg von meinen fruchtbaren hin zu meinen unfruchtbaren Jahren sind von meinem kulturellen Hintergrund, aber auch meinen direkten Erfahrungen mit den Wechseljahren geprägt.

In der chinesischen Kultur freut man sich in gewisser Weise auf das Alter, da alte Menschen verehrt werden und man ihnen mit besonderem Respekt gegenübertritt. Konfuzius (551–479 v. Chr.) hat die sozialen Vorstellungen und moralischen Lehren begründet, die das chinesische Leben und Denken in großem Maße beeinflussen. Er lehrte, dass es für alle Menschen Glück und Frieden gibt, wenn wir nicht nur unsere eigenen Eltern wie Eltern behandeln, nicht nur unsere eigenen Kinder wie Kinder, wir uns um die Kranken kümmern, wenn die Jungen liebevoll aufwachsen und die Alten bis zum Tod ein würdiges Leben haben. Diese Grundvoraussetzungen für Harmonie basieren auf Liebe und der Bedeutung von zwischenmenschlichen Beziehungen.

Diese Lehren über Beziehungen beinhalten auch eine große Wertschätzung für das Alter. Man sagt, dass mit dem Alter Weisheit entsteht. In China feiert man im Allgemeinen seine Geburtstage erst ab sechzig. Diese Zahl gilt als wichtiger Meilenstein, denn sie bezeichnet ein Alter, auf das man stolz sein kann. Kinder und andere Familienmitglieder sowie Freunde nutzen die Gelegenheit, den Alten Ehre und Respekt zu erweisen und ihnen Dank für das entgegenzubringen, was sie in ihrem Leben getan und gegeben haben. Je älter man ist, desto größer ist der Anlass zu feiern. Senioren werden wegen ihrer gesammelten und kollektiven Weisheit respektiert und verehrt.

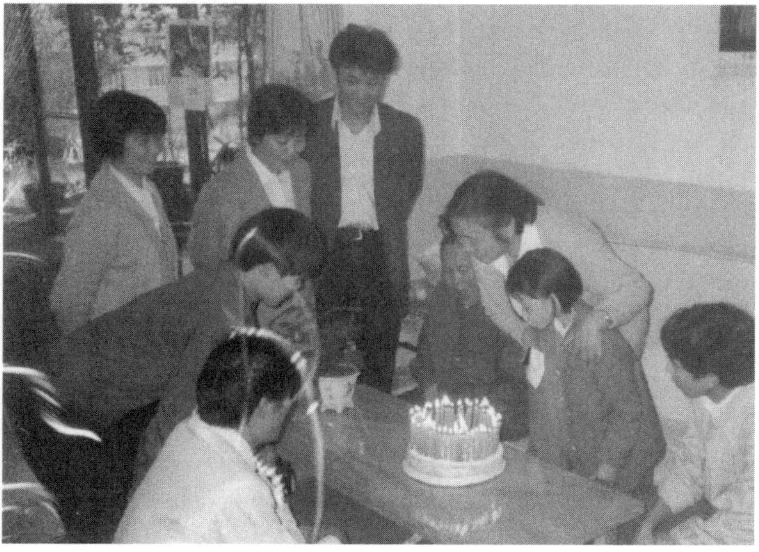

Die Feier zum achtzigsten Geburtstag meiner Großmutter

Dies steht im Gegensatz zur westlichen Gesellschaft, in der die Jugend vergöttert wird und das Alter an den Rand gedrängt, negativ behaftet und allgemein missachtet wird. Wie oft haben wir schon gesehen, dass alte Frauen als dumm oder vergesslich, als unattraktiv oder langweilig beschrieben wurden? Vielleicht hat die Bedeutung, die im Westen der Individualität und Unabhängigkeit beigemessen werden, Einfluss darauf, dass alte Menschen nicht mehr wertgeschätzt werden. Der Wunsch, unsere Selbstständigkeit beizubehalten, ist nicht mehr so leicht zu realisieren, wenn wir im Alter gebrechlich werden oder finanzielle Unterstützung benötigen. Wenn wir von anderen abhängig werden, können wir nicht mehr frei handeln. Wir werden von anderen als Last empfunden und sehen uns selbst so. Solange wir selbst für uns sorgen können, tun wir das oftmals weit weg von unseren Familien, da ein Großfamilienleben in den westlichen Ländern allgemein nicht üblich ist. Wenn man als älterer Mensch allein lebt, wird das meist als positives Zeichen der Unabhängigkeit bewertet. Es kann aber auch bedeuten, dass man eine Beziehung zu einem geliebten Menschen verloren hat und dass man sich weiter von anderen entfernt.

In China ist die Familie die Hauptquelle unserer tatkräftigen, unserer finanziellen und emotionalen Fürsorge für ältere Menschen. Die Verantwortung dafür, ältere Familienmitglieder zu unterstützen, ist eine sehr feste kulturelle Tradition und Verpflichtung. Die meisten alten Menschen leben in Großfamilien mit mehreren Generationen und spielen eine wichtige Rolle für die Familie. Sie haben einen angesehenen Platz und erfüllen einen Zweck.

Im Westen dagegen neigen wir dazu, den Wert eines Menschen an seiner Leistung zu messen. Ich war schon oft bei gesellschaftlichen Anlässen, bei denen eine der häufigsten Fragen lautet: »Was machen Sie?« Wenn wir in Rente gehen oder nicht mehr auf dem Höhepunkt unserer Karriere sind, kann unser Wert schwinden. Gleichermaßen kommt es vor, dass wir unsere »produktive« Phase mit unseren fruchtbaren Jahren gleichsetzen. Es kann sein, dass wir mit dem Einsetzen der Wechseljahre meinen, unser Wert, gemessen an unserer Fähigkeit uns fortzupflanzen, schwinde stark und das Gefühl bekommen, »leer« oder »unvollständig« zu sein. Wir glauben dann, kein produktives, wichtiges Mitglied der Gesellschaft mehr zu sein. Das Schwinden der Funktion geht mit einer Veränderung der Einstellung zum Schlechten hin einher, die von gesellschaftlichen Normen und Bezeichnungen geprägt ist.

Da ich gerade in die Wechseljahre komme, habe ich als in China geborene Frau, die heute in Kanada lebt, über meine Einstellung zum Altern nachgedacht. Wir werden im Westen mit Botschaften bombardiert, die körperliche Attraktivität, Vitalität und Jugend fordern. All dies sind gesellschaftlich akzeptierte und geschätzte Eigenschaften und wir stehen oft unter dem Druck, uns ihnen zu beugen, buchstäblich wie auch im übertragenen Sinne, um diesem Ideal gerecht zu werden. Wenn wir älter werden, wird es immer schwieriger, den Standards zu entsprechen, die der Westen vorgibt und verbreitet hat; dies hat mitunter großen Einfluss auf die Art und Weise, wie wir uns selbst sehen und bewerten. Wie in dem Teil *Das Himmlische Wasser* gesagt, gab es auch für mich eine Zeit, in der ich für derartige Botschaften anfälliger war, aber nun, da ich älter werde, fühle ich mich sicherer so, wie ich bin und kann mich selbst besser annehmen. Das heißt nicht, dass ich mich über graue Haare, Fältchen, Vergesslichkeit oder meine Lesebrille freue, aber ich betrachte sie als natürliche Aspekte der Entwicklung des Lebens von der Geburt bis zum Tod.

Manchmal fällt es schwer, das Unausweichliche und das Unbekannte am Älterwerden zu akzeptieren. Wie, glauben, unseren Sexappeal und unsere Schönheit zu verlieren. Mit den Fältchen treten auch Ängste und Sorgen zutage, ebenso mit Altersflecken, der fülligeren Hüfte und damit, dass unsere Haut nicht mehr so elastisch ist. Wir haben unser Selbstwertgefühl vielleicht daran geknüpft, so zu sein, wie es als sexuell attraktiv gilt oder daran, ein voll funktionierendes Mitglied der Gesellschaft zu sein. Unsere Einstellung dem Eintritt in den Zweiten Frühling gegenüber kann in unserem Körper Probleme und Schmerzen auslösen, da das, was wir denken und fühlen, einen energetischen Einfluss auf unsere Psyche wie auch auf unser Soma ausübt. Schon bevor es irgendwelche körperlichen oder psychischen Anzeichen gibt, findet die energetische Verschiebung statt. Diese Verschiebung kann das Ergebnis übermäßiger oder nicht ausreichend ausgedrückter Sorge, Trauer, Angst oder Wut dem Alterungsprozess gegenüber sein. Mag sein, dass wir über einen längeren Zeitraum kein Ventil für unsere Gefühle finden. Dann erleben wir ein Gefühl der Hilflosigkeit oder Isolation, weil wir die Veränderung, die wir spüren, nicht beeinflussen können. Wir fühlen uns gelähmt, aus Angst uns mit unseren Gefühlen anzufreunden oder wir können vielleicht nicht einmal benennen, was uns Sorgen macht. Länger anhaltender Kummer trägt uns weg vom Normalen und gesunden Funktionieren unserer Einheit von Körper und Geist.

Veränderung und Unbeständigkeit

Wir wachsen auf und werden alt. Wir unterliegen einem beständigen Prozess der Veränderung. Wir verändern uns jeden Moment. Wir sind nicht einmal mehr derselbe Mensch, der wir noch vor einer Sekunde waren. Zellen haben sich geteilt oder sind abgestorben, wir haben etwas Neues gesehen, etwas gelernt, einen neuen Gedanken gehabt, ein ungewohntes Geräusch gehört oder etwas Bestimmtes gefühlt. Wir haben nicht mehr denselben geistigen Zustand, dieselbe zelluläre Substanz oder Energie wie noch vor einem Augenblick. Jeder Moment kommt und geht, dann kommt der nächste.

Wir sind nicht mehr dieselbe wie als junge Frau. Auch als junge Frau waren wir nicht mehr so, wie wir als Kind waren, und ebenso wenig werden wir, wenn wir alt sind, sein wie heute. Unser Leben ist ein Prozess des ewigen Werdens. Und genau gegen diesen Veränderungsprozess wehren wir uns. Das natürliche

Durchwandern des Lebens ist unausweichlich und doch so schwer zu akzeptieren. Wir wollen das, was war, oder wünschen uns das, was wir nicht haben. Wir betrachten die Vergangenheit glücklich oder mit Bedauern, sehen mit froher Erwartung oder mit Angst in die Zukunft. Unser Leben zieht vorüber und wir leben in einem Zustand steten Wünschens, Wollens, Angsthabens oder Bedauerns. Unsere Fähigkeit, das unbeständige Wesen des Lebens zu akzeptieren und in der Gegenwart zu leben, lindert unseren Kummer. Wenn wir erkennen, was wir im jeweiligen Moment sagen, tun und denken, finden wir Zugang zu unserer wahren Natur.

Die Unbeständigkeit ist vielleicht so offensichtlich, dass wir sie darüber vergessen. Sie denken vielleicht, natürlich weiß ich, dass sich die Jahreszeiten verändern und dass der Tag zur Nacht wird. Das können wir akzeptieren. Es ist so offensichtlich, dass wir dieser Unbeständigkeit keinerlei Aufmerksamkeit schenken. Schwieriger ist es, die Unbeständigkeit unseres Körpers zu akzeptieren. Vielleicht ist dies so, weil dies keine objektive, neutrale Sicht auf die Unbeständigkeit ist, sondern unsere subjektive Erfahrung der Unbeständigkeit auf sehr intimer Ebene. Diesmal steht unser Ego auf dem Spiel. Wir werden älter, haben mehr Beschwerden und Schmerzen, mehr Falten und weniger Energie. Wir wollen unser Alter nicht gern wahrhaben, allerdings ist das äußerste Ende des Nichtwahrhabenwollens, dass man älter wird, das Negieren des Todes.

Wenn wir erkennen könnten, dass gerade dieses Sich-Wehren gegen die Unbeständigkeit unseres Lebens und der Menschen und Dinge um uns herum uns den größten Schmerz zufügt, würde uns das helfen? Können wir erkennen, wie sehr unser Festhalten an unserer Jugend, an der Gesundheit, die wir mit zwanzig hatten, uns großen mentalen Kummer bereitet? Vielleicht fangen wir an, die Veränderungen anzunehmen, die sich vollziehen, egal, ob wir uns ihnen anpassen oder nicht.

Leah

Leah sagt, Älterwerden ist »wie Sand, der einem durch die Finger rinnt«. Die Zeit verrinnt schnell. »Ich habe das Gefühl, nie Zeit für das zu haben, was gerade getan werden muss.« Leah ist zweiundfünfzig Jahre alt und sagt, sie wird »älter und das ist die Hölle«. An ihrem fünfzigsten Geburtstag hat sie den ganzen Tag geweint. Als Blumen und Glückwunschkarten ins Haus gebracht wurden, brach sie in Tränen aus. Sie findet, die letzten zehn Jahre seien die besten ihres Lebens gewesen: Sie hatte wieder geheiratet, ihre Tochter hatte ihr Studium abgeschlossen und ihre Mutter lebte noch.

Momentan fasst sie ihre Vorstellung der Zukunft so zusammen: »Stell dir vor, du stündest oben auf dem Gipfel eines Berges mit Skiern an den Füßen und überall geht es nur abwärts.« Sie glaubt, schon nahe daran zu sein, Herzbeschwerden oder Diabetes zu entwickeln und fühlt sich gezwungen, hart gegen den Alterungsprozess anzukämpfen. Sie treibt Sport, um ihren Körper in Form zu halten und liest Bücher über das, was auf sie zukommt. Erinnerungslücken, Reizbarkeit oder die Tatsache, dass sie weniger Energie hat als früher, kann sie allerdings nicht ausblenden. Sie erzählt: »Hin und wieder habe ich einen Aussetzer. So als ob der Computer überlastet wäre oder kein Speicherplatz mehr frei ist.« Sie findet, dass sie nicht mehr in der Lage ist, in gleichem Maße wie früher, den ganzen Tag zu arbeiten, Einkäufe zu erledigen, den Haushalt zu machen und das Essen zu kochen.

Leah wird reizbar und sagt ihrem Mann: »Lass mich einfach in Ruhe, wenn ich so bin. Nimm das nicht persönlich.« Sie gesteht sich ihre Gefühle über die Veränderungen, die beim Älterwerden entstehen, ein. Sie hat auch keine Angst, sie auszudrücken und schämt sich nicht dafür. Sie möchte nicht als Jammerlappen gesehen werden. Da sie ihre Gefühle ehrt, kann sie sich auf die positiven Aspekte ihres Lebens konzentrieren. Sie ist mit ihrer Arbeit und ihrer Familie recht zufrieden und hat einen wunderbaren zweiten Mann. Sie sagt, wenn sie nur noch ein Jahr zu leben hätte, würde sie aufhören zu arbeiten und sich bemühen, ihre Freunde und Verwandten öfter zu sehen. Sie hat erkannt, dass einige Menschen in ihrem Leben nicht mehr lange da sein werden, besonders die älteren Freunde und Freundinnen. »Manchmal sehe ich meinen Mann an, wie er auf dem Sofa liegt und mir wird klar, dass er eines Tages vielleicht nicht mehr da liegen wird. Dann sind meine Gefühle für ihn noch zärtlicher«, sagt sie. »Ich sage ihm, dass ich ihn liebe. Ich sage das auch meiner Tochter und guten Freunden und achte darauf, dass ich sie auch in den Arm nehme. Ich versuche, die Zeit, die mir mit ihnen bleibt, besser zu verbringen. Und wenn ich das mache, wird es besser.«

Leah macht aus jedem Moment das Beste, indem sie Kontakt mit Freunden und Verwandten sucht. Sie hat es geschafft, ihren Widerstand gegen das Älterwerden in Liebesbeweise umzuwandeln. Die Fähigkeit, die Unbeständigkeit des Lebens klar zu sehen, verleiht dem, was wir lieben, Wert. Leah kann dadurch, dass sie die Übergangseigenschaften ihres Lebens annahm, ihre Liebe und Dankbarkeit gegenüber denen äußern, die sie liebt. Sie wartet nicht auf eine besondere Gelegenheit, sondern sagt ihnen, dass sie sie in dem Augenblick liebt. Wenn wir die Unbeständigkeit aller Dinge annehmen, kann uns nichts überfordern oder schwächen. Stattdessen können wir ruhig bleiben und Frieden bewahren, während wir dem Auf und Ab des Lebens entgegensehen.

Wir sehnen uns nach Beständigkeit, weil wir die Sicherheit lieben und nach ihr verlangen. Wenn etwas bleibt oder sich nicht verändert, fühlen wir uns sicher. Unglücklicherweise suchen wir die Sicherheit aber in der Unbeständigkeit aller Existenz. Diese Suche ist von vornherein zum Scheitern verurteilt und verschafft uns daher große Unzufriedenheit, Leiden und Schmerz. Wenn man die Unbeständigkeit akzeptiert, ist das keine pessimistische Sichtweise, mit der man sagt: »Na ja, alles geht irgendwann zu Ende, warum sich also Gedanken machen, wir sind zum Unglück geboren.« Nein, wie bei Yin und Yang gibt es nicht nur einen einzigen Aspekt der Unbeständigkeit, sondern immer zwei. Die Unbeständigkeit eröffnet auch neue Möglichkeiten, denn wenn wir stehen bleiben, bleiben wir bei dem, was wir haben, aber eigentlich gar nicht in unserem Leben wollen. Und wenn sich nichts ändern würde, gäbe es auch keine Möglichkeit, das zu erreichen, was wir nicht haben, aber wollen. Unbeständigkeit bedeutet, dass Gesundheit oder Glück oder was immer wir uns wünschen im Bereich des Möglichen liegt. Es besteht die Möglichkeit, gesund zu werden und zu wachsen.

Im Zweiten Frühling hilft uns das Akzeptieren der Unbeständigkeit des Lebens dabei, zu vollkommener Existenz zu gelangen. Was können wir tun, um uns selbst diesen unvermeidlichen Übergang leichter und liebevoller zu gestalten, wenn wir feststellen, dass wir uns gegen den Eintritt in den Zweiten Frühling sperren? Was können wir tun, um uns selbst stark zu machen?

Starke Gefühle sind wie rote Flaggen. Ebenso wie auch körperliche Symptome geben sie uns einen Hinweis darauf, dass wir etwas Wichtiges und Bedeutsames erleben. Unsere Unsicherheit im Angesicht des Unbekannten, das der Zweite Frühling uns manchmal bringt, kann auf körperlicher, psychischer und spiritueller Ebene der schwierigste Teil unseres Wegs sein. Daran erinnern mich die Worte des Dichters T.S. Eliot:

Um das zu erreichen, was du nicht weißt,
 Mußt du den Weg der Ungewissheit gehen,
Um das zu besitzen, was du nicht besitzest,
 Mußt du den Weg der Entäußerung gehen.
Um das zu werden, was du nicht bist,
 Mußt du den Weg gehen, auf dem du nicht bist.
Was du nicht weißt, ist das einzige, was du weißt,
 Was dir gehört, ist, was dir nicht gehört,
Und wo du bist, ist, wo du nicht bist.

Der scheinbare Gegensatz in Eliots Gedicht ist gleichsam die Essenz des Prinzips von Yin und Yang und ist eine Erinnerung daran, alles anzunehmen, auch das Unbekannte. Wenn wir etwas kennenlernen wollen, lässt uns das Initiative ergreifen und Entscheidungen treffen. Wir sollten jedoch nicht versuchen, aus Angst etwas zu erzwingen. Denn wenn wir dies tun, führen wir fort, was wir kennen und lassen nicht zu, dass sich Neues entwickelt oder zeigt.

Meiner Ansicht nach sagt uns Eliots wunderschönes Gedicht, dass wir dort anfangen sollen, wo wir stehen. Damit wir, wenn wir alt sind, an einen Ort der Akzeptanz und der Gelassenheit gelangen, müssen wir das durchwandern, was wir gerade im Moment erleben. Da kann Traurigkeit oder Angst dabei sein oder auch Erleichterung und Spannung. Wenn wir dieses unbekannte Gelände durchwandern, sollten wir unsere Gefühle nicht ausblenden, denn sie geben uns wichtige Hinweise, wenn wir Schmerzen oder Sorgen haben. Starke Gefühle tragen die Saat positiver Energie in sich. Die Quelle friedlicher später Jahre liegt in den Schwierigkeiten unserer Übergangszeit. Und die Wurzeln unserer Schwierigkeiten sind der Boden, auf dem unser Mitgefühl fußt, welches uns den Rest unseres Lebens begleiten wird.

Was fühlen wir jetzt, in diesem Augenblick? Das, was wir uns wünschen, ist vielleicht die Schönheit, die Gesundheit, die Lebenskraft unserer Jugend. Vielleicht ist es auch die damalige Sichtweise oder die Unabhängigkeit. Manchmal sind wir auch zornig aufgrund der Veränderung unseres Status oder unseres nachlassenden Gedächtnisses, des Verlusts an Energie, unserer hängenden Brüste oder der Tausenden von anderen Veränderungen, die auftreten können. Zorn ist ein bedeutsames Gefühl, das eng mit dem freien Fluss der Energie einer Frau verbunden ist. Die Art und Weise, wie wir mit unseren Zorngefühlen umgehen, ist wichtig für den ruhigen Fluss von Qi und Blut und für die Versorgung von Leber und Nieren. Wenn wir uns mit unserem Zorn beschäftigen, vereinfacht uns das auch den Eintritt in den Zweiten Frühling und führt schließlich zu Akzeptanz und Bereitschaft für weitere Veränderungen.

Ich konzentriere mich auf den Zorn, weil ich festgestellt habe, dass es vielen Frauen in der westlichen Gesellschaft schwerfällt, ihn auszudrücken. Frauen können sich offenbar leichter Gefühle ausdrücken, die kulturell als schwach gelten, wie Traurigkeit, Angst oder Enttäuschung, während Männer so geprägt sind, dass sie Zorn benutzen, um diese Gefühle zu kaschieren. Die Frauen, die ich behandelt habe, hatten oft das Gefühl, Zorn sei ein »schlechtes« Gefühl. Dies zeigt, dass sie den kulturellen Standpunkt verinnerlicht haben. Viele Frauen halten ihren Zorn zurück und werden depressiv. Depression wird als »nach innen gerichteter Zorn« bezeichnet. Menschen, die an Depressionen leiden, schwanken oft zwischen Zorn über sich selbst und Wut auf andere.

Da Gefühle Ausdruck des Qi sind, sind sie an sich weder gut noch schlecht. Grundsätzlich kann Wut ein heilsames Zeichen unseres Selbstwertgefühls und Selbstrespekts sein, weil man ungerecht behandelt wurde. Unsere eigene Bewertung der Gefühle und die Art und Weise, wie wir sie einsetzen, beeinträchtigt das freie Ausdrücken unserer Gefühle. Vielleicht hält uns die Angst, abgelehnt oder gemieden zu werden, davon ab, unserem Zorn Ausdruck zu verleihen. Wir gehen schließlich dazu über, unsere Gefühle ebenso zurückzuhalten wie unsere Reaktionen, und dieser nach innen gewendete Zorn kann uns dann irgendwann das Gefühl geben, machtlos, hilflos, wertlos und unglücklich zu sein.

Um aber an unserem Zorn zu arbeiten, müssen wir zunächst Zugang zu unserem Gefühl finden, das heißt, erkennen, dass wir zornig sind. Eine Methode, dies festzustellen, ist, zu beobachten, wie sich unser Körper anfühlt. Es reicht, wenn wir uns auf den Zustand unseres Körpers konzentrieren, da dieser eng mit unseren Gefühlen verbunden ist. Ich meine nicht, dass wir uns in einer Weise unseres Körpers bewusst sind, wie wir es ohnehin ständig sind. Ich meine etwas anderes als wenn wir daran denken, trockene Stellen einzucremen, überlegen, zwei, drei Kilo abzunehmen oder unsere Muskulatur besser aufzubauen. Ich spreche davon, den Körper als etwas zu erleben und zu spüren, das uns Hinweise auf unseren emotionalen Zustand gibt. Wo sind Spannungen in meinem Körper? Wo fühlt sich mein Körper verspannt an? Ein Body-Scan hilft dabei, zu spüren, wo wir gerade Gefühle zurückhalten und verschafft uns Zugang zu dem, von dem wir uns gelöst haben.

Body-Scan-Meditation

Unseren Körper zu scannen bedeutet, sich bewusst zu machen, was man fühlt, das Gefühl zu spüren und es ziehen zu lassen. Wenn wir dem Gespür in unserem Körper und Gefühlen und Gedanken gegenüber achtsam werden, sind wir besser in der Lage zu registrieren, was wir gerade im Moment erleben. Versuchen Sie, den Body-Scan langsam durchzuführen, nehmen Sie sich mindestens zehn Minuten Zeit dafür, dreißig Minuten sind optimal. Lassen Sie sich die folgenden Anweisungen dabei vorlesen oder nehmen Sie sich den Text auf Tonband auf und spielen Sie ihn während der Meditation ab.

Setzen oder legen Sie sich bequem hin und machen Sie sich bewusst, was Sie fühlen. Schließen Sie die Augen und atmen Sie tief ein und aus. Bemerken Sie jede Ein- und jede Ausatmung. Spüren Sie, wo Ihr Körper Kontakt mit dem Boden, dem Stuhl oder dem Bett hat. Atmen Sie weiter tief ein und aus. Lenken Sie nun Ihre Aufmerksamkeit auf Ihren Körper. Nehmen Sie sich Zeit für jeden einzelnen Körperteil und prüfen Sie, wie er sich anfühlt. Beginnen Sie mit den Zehen Ihres rechten Fußes. Spüren Sie Ihre Zehen? Beobachten Sie, was Sie spüren. Spüren Sie Spannung, Druck, Unsicherheit, Unangenehmes oder Schmerz? Oder aber Ruhe und Entspannung? Lenken Sie nun Ihre Aufmerksamkeit langsam von den Zehen zu den Knöcheln. Strecken Sie den Knöchel, wenn Sie Schwierigkeiten haben, ihn zu spüren. Prüfen Sie, wie er sich anfühlt. Wandern Ihre Gedanken ab, weg von Ihrem Körper? Beobachten Sie kurz, wohin ihr Geist gewandert ist und lenken Sie Ihre Aufmerksamkeit wieder auf Ihre Atmung. Lassen Sie dann Ihre Aufmerksamkeit Ihr rechtes Bein hinaufwandern, die Wade entlang bis zum Knie.

Lenken Sie Ihre Aufmerksamkeit nun auf Ihren Oberschenkel und Ihre Hüfte. Denken Sie daran, darauf zu achten, was Sie spüren, auch die leisesten Dinge. Wenn es etwas Unangenehmes ist, sollten Sie kurz dabei verweilen. Visualisieren Sie, dass Sie das unangenehme Gefühl loslassen. Sehen Sie vor Ihrem inneren Auge Farben bei verschiedenen Körperteilen? Beobachten Sie das, was Sie spüren, versuchen Sie aber, sich nicht in die »Geschichte« dieses Gefühls hineinziehen zu lassen. Wenn sie feststellen, dass Ihre Aufmerksamkeit von Ihrem Körper wegwandert, sollten Sie einfach nur registrieren, dass Sie etwas anderes denken und Ihre Aufmerksamkeit zurück auf Ihren Körper lenken.

Zunächst spüren Sie vielleicht noch nicht viel, vor allem, wenn Sie noch keinen unmittelbaren Zugang zu Ihren Gefühlen haben. Ihr Körper wird jedoch aufdecken, wo ihre Gefühle gespeichert sind. Spüren Sie ein Schweregefühl im Brustkorb oder haben Sie einen nervösen Magen? Wenn Sie etwas Unangenehmes fühlen oder spüren, sollten Sie dieses Gefühl beobachten. Versuchen Sie aber nicht, es zu verändern, versuchen Sie stattdessen, es so lange zu beobachten, bis es sich von allein verändert. Wenn Sie lange genug bei diesem Gefühl bleiben, wird es sich irgendwann bewegen. Geben Sie dem Gefühl, der Energie, die Möglichkeit, sich zu verändern, und lassen Sie sich nicht von Ihren Gedanken blockieren. Die Veränderung mag nur ganz klein sein, aber es gibt eine. Bleiben Sie bei dem Gefühl, beobachten Sie das, was Sie dadurch in Ihrem Körper spüren. Beobachten Sie den Unterschied in dem, was Sie spüren, sobald Sie die Veränderung fühlen, und visualisieren Sie das Loslassen des Unangenehmen, des Schmerzes oder der Anspannung.

Lenken Sie Ihre Aufmerksamkeit nun auf die Zehen Ihres linken Fußes und wandern sie über den Knöchel und die Wade hinauf bis zum Knie. Spüren Sie Ihren Oberschenkel und lenken

Sie Ihre Aufmerksamkeit auf Ihren Hüftknochen. Wie fühlt sich Ihre Hüfte jetzt gerade an? Sind Sie jetzt entspannter als zuvor, als Sie schon einmal Ihre Aufmerksamkeit dahin gelenkt haben? Berührt Ihre Hüfte den Boden? Berührt Ihr Gesäß den Stuhl? Wie fühlt sich der untere Teil Ihres Rückens an? Falls Sie unsicher oder ängstlich sind, sollten Sie mehrere Atemzüge lang Ihre Aufmerksamkeit auf die Körperteile lenken, die den Boden, den Stuhl oder das Bett berühren und dann erst mit dem Body-Scan fortfahren. Atmen Sie weiterhin tief ein und aus.

Lenken Sie Ihre Aufmerksamkeit auf Ihren Magen und wandern Sie dann hinauf zu Brust und Rücken. Beobachten Sie Schmerzhaftes und bleiben Sie so lange bei dem Gefühl, bis es sich verändert. Nehmen Sie eine Beobachterposition ein, entfernen Sie sich so weit wie möglich von der Spannung oder von den Ansichten, die Sie sich über dieses Gefühl zu Eigen gemacht haben. Vertrauen Sie darauf, dass sich das Gefühl verändern wird. Bemerken Sie die Veränderung und visualisieren Sie, wie Sie den Schmerz gehen lassen. Spüren Sie, wie Ihre Schulterblätter den Boden berühren oder an der Rückenlehne Ihres Stuhls lehnen? Sind Ihre Schultern hochgezogen oder locker? Lenken Sie Ihre Aufmerksamkeit auf Ihren Nacken und Ihren Kopf. Scannen Sie die Züge Ihres Kopfes. Denken Sie nach und entfernen Sie sich von Ihrem Körper? Atmen Sie tief, bemerken Sie, dass Ihr Geist an anderes gedacht hat und führen Sie ihn wieder zurück zu Ihrem Körper. Spüren Sie nach und nach Ihre Ohren, Augen, Nase, Zunge und den Mund. Wie fühlen sich Ihre Augen an? Spüren Sie, wie die Luft in Ihre Nasenlöcher hinein- und wieder hinausströmt? Beißen Sie die Zähne zusammen? Wo ist Ihre Zunge? Lenken Sie Ihre Aufmerksamkeit zum Oberkopf. Atmen Sie weiter tief ein und aus. Weiten Sie nun Ihre Aufmerksamkeit auf Ihren gesamten Körper aus. Wie fühlt er sich an? Denken Sie an etwas anderes oder konzentrieren Sie sich auf das, was Sie in Ihrem Körper spüren und fühlen?

Registrieren Sie, wo Ihr Geist gerade ist. Kehren Sie nun langsam wieder in das Zimmer zurück. Spüren Sie, wie Sie den Stuhl, das Bett oder den Boden berühren. Atmen Sie tief ein und öffnen Sie Ihre Augen, wenn Sie bereit sind.

Die Body-Scan-Meditation hilft uns, zu erkennen, dass Körper und Geist nicht getrennt sind. Die Übung hilft uns, das zu beschreiben, was wir in unserem Körper fühlen und spüren, und sie verschafft uns auch Zugang zu unseren Gefühlen. Die Meditation hilft dabei, unsere Fähigkeit, mit den Gedanken, Überzeugungen und Gefühlen, die unsere Erfahrung in Gang setzen, in Verbindung zu treten. Mit diesem Bewusstsein werden wir erkennen, dass sich alles, auch unsere schönen und unschönen Gefühle, verändert.

Wenn wir zunächst Zugang zu unserem Zorn finden, können wir daraufhin auch bewusste, gesunde Entscheidungen darüber fällen, wie wir dieses Gefühl ausdrücken oder nicht ausdrücken möchten. Viele Frauen wissen nicht, wie Sie ihren Zorn mit Bestimmtheit ausdrücken sollen. Es ist sinnvoll, unser Bedürfnis zu erfüllen, Gefühle auszudrücken, solange wir damit niemanden verletzen oder nicht den Respekt vor uns selbst verlieren. Vielfach fehlt ein Vorbild dafür, den Konflikt zu lösen. In diesem Fall suchen wir oftmals nach Fehlern anderer, geben sarkastische Kommentare ab, sind indirekt nachtragend, weigern uns, bestimmte Themen anzusprechen, halten die Gründe für unser schlechtes Benehmen zurück oder sind allgemein pessimistisch.

Kennen Sie die Geschichte von dem jähzornigen Mädchen? Ihre Mutter gab ihr eine Schachtel mit Nägeln und sagte ihr, sie solle jedes Mal, wenn sie zornig wurde, einen Nagel in den Zaun schlagen. Am ersten Tag hämmerte das Mädchen vierunddreißig Nägel in den Zaun. Mit der Zeit aber wurden es immer weniger Nägel. Sie stellte fest, dass es leichter war, gar nicht erst zornig zu werden, als die Nägel in den Zaun zu hämmern. Nach einer Weile kam ein Tag, an dem das Mädchen überhaupt nicht zornig wurde. Sie ging zu ihrer Mutter und überbrachte ihr die gute Nachricht. Ihre Mutter schlug nun vor, dass Sie an jedem Tag, an dem sie gar nicht zornig wurde, einen Nagel aus dem Zaun ziehen sollte. Als viele Tage vergangen waren, berichtete das Mädchen seiner Mutter voller Stolz, dass sie nun alle Nägel herausgezogen habe. Die Mutter nahm das Mädchen an die Hand und ging mit ihr zu dem Zaun. »Meine Liebe, du hast gut gegen deinen Zorn gearbeitet, aber sieh dir diesen Zaun an, sieh dir all diese Löcher an. Zornige Worte können einen anderen Menschen ebenso verletzen und alle Entschuldigungen dieser Welt ändern nichts daran. Die Narben werden bleiben.«

Jede von uns hat Zornesnarben, die Überbleibsel von Zorn, dem wir Luft gemacht haben und auch Narben der Zurückweisung, wenn uns der Zorn anderer getroffen hat. Diese Narben tragen wir lange mit uns. Wie unbewusste Worte können sie zeigen, wer wir sind. Wenn wir lernen, wie wir unseren Zorn in einer Weise ausdrücken können, in der wir wachsen und dabei uns selbst und anderen gerecht werden, gibt uns dies auch die Möglichkeit, uns mit unseren Gefühlen weiterzubewegen, statt in ihnen gefangen und festgehalten zu sein. Wir können versuchen, wenn wir merken, dass wir zornig werden, zehn Minuten still zu sitzen und beobachten, was in unserem Geist vor sich geht, ohne dass wir unsere Gefühle unterdrücken. Brandmarken Sie ein Gefühl nicht als »gut« oder »schlecht« und gehen Sie ihm auch nicht aus dem Weg. Denken Sie über das nach, was Sie fühlen und warum Sie dies tun: Ärgere ich mich über Dinge, die jemand anders tut? Zorn rührt vielfach aus Angst her, wovor also habe ich Angst? Wenn wir unseren Zorn untersuchen und feststellen, wo er seinen Ursprung hat, kann uns dies zu neuen Perspektiven und Erkenntnissen führen und uns helfen, Zugang zu in uns fest verschlossenen Gefühlen zu bekommen. Erst, wenn wir uns bewusst sind, was wir fühlen, können wir bewusste Entscheidungen treffen, statt in alten Verhaltensmustern stecken zu bleiben.

Dies treibt uns an und hilft uns dabei, einen sanften Übergang in den Zweiten Frühling zu gestalten.

Versöhnlichkeit

In den Wechseljahren und in der Zeit danach bemühen sich viele Frauen, ihrer wahren Bestimmung zu folgen. Dies ist eine bewusste Bewegung hin zur Ganzheit. Alles andere, was wir in dieser Zeit entdecken, sei es Respekt, Liebe, Mitgefühl oder Versöhnlichkeit, ist nicht allein für uns da, sondern auch für andere. Ich möchte mich hier auf die Versöhnlichkeit, konzentrieren, weil das Vergeben Groll und Zorn heilen kann, beides Gefühle, die über die weibliche Gesundheit entscheiden. Die Versöhnlichkeit ist eine spirituelle Transformation, die uns vom Groll befreit, sie ist auf der Ebene des Qi und des Shen ein wichtiger Heiler.

Es ist schwer, Versöhnlichkeit zu erreichen, weil unser Ego ständig darum kämpft, im Recht zu sein oder aber Gerechtigkeit oder gar Rache verlangt. Manchmal haben wir das Gefühl, dass wir das Verhalten eines Menschen nivellieren, wenn wir ihm vergeben. Es ist allerdings wichtig, dass wir dies sauber voneinander unterscheiden. Wenn wir jemandem Vergeben, erteilen wir keine Absolution. Wir nehmen der Person oder dem Verhalten nur die Macht, die sie oder es über uns hatte und gehen einen Schritt auf unsere Befreiung von diesem speziellen Kummer zu, der lange an uns haftete.

Versöhnlichkeit kann man nicht erzwingen. Sie entsteht, wenn wir die Vergangenheit loslassen. Wir lassen die Kontrolle, die unser Ego ausübt, ziehen und werden so nicht mehr von vergangenen Handlungen kontrolliert. Versöhnlichkeit kostet aber Mühe, wir müssen unser Herz öffnen. Und zwar mit der Erkenntnis, dass wir uns entschlossen haben, unseren Groll aufzugeben. Wir sind nun in der Lage, den anderen zu sehen, ohne daran zu denken, wie sehr er oder sie uns verletzt hat, und können auf diesem Weg die Verletzung hinter uns lassen. So gelangen wir an einen Ort größerer und intensiverer Heilung.

Interessanterweise stellt die Versöhnlichkeit im Westen ein größeres Problem dar, weil wir hier den Einzelnen über die wechselseitige Verbundenheit und zwischenmenschlichen Beziehungen stellen. Wir machen bei den Bedürfnissen einer Beziehung Abstriche zugunsten dessen, was wir als Individuum benötigen. Dazu wird uns beigebracht, grundsätzlich dualistisch zu unterscheiden zwischen richtig und falsch, gut und schlecht, du und ich, Problem und Lösung. Diese Art zu Denken bringt allerdings Urteile und Vergleiche hervor. Wie können wir diese Sichtweise wieder ins Gleichgewicht bringen? Mit der Lehre von Yin und Yang, die besagt, dass wir sowohl im Reiche wechselseitiger Verbundenheit wie auch im Land unseres eigenen Ego leben können. Wenn wir uns sagen, dass wir »all dies zusammen« sind, fallen unsere Urteile weg. Wir müssen andere nicht mehr aufgrund der Dinge, die sie tun, beurteilen. Wir sind nicht anders als sie. Diese Hinwendung zu einer neuen Sichtweise alten Grolls führt uns ins Jetzt, weil wir alte Verletzungen hinter uns lassen und uns so von ihnen befreien.

Wenn ich von Versöhnlichkeit spreche, meine ich das Fallenlassen von Groll, Anschuldigungen und vielleicht auch Schuld, ich spreche davon, den anderen zu akzeptieren, obwohl ich seine oder ihre Handlungen, Gefühle oder Gedanken nicht teile. Es kann sehr schwer sein, Überzeugungen und Gefühle loszulassen. Man identifiziert sich mit seiner Sichtweise und fühlt sich sicher, wenn man diese Position beibehält, statt sie aufzugeben und sein Herz zu öffnen. Bei der Versöhnlichkeit geht es nicht darum herauszufinden, wer Recht hatte, oder den zu verurteilen, der im Unrecht war. Es geht vielmehr darum zu erkennen, woran man selbst festhält und dass man diesen Ballast aus Zorn oder Missgunst nicht mehr mit sich herumschleppen möchte.

Vielleicht kennen Sie ja die folgende Parabel: Es war einmal ein Herrscher, der glaubte, sicher sein zu können, dass er in jeder Situation immer korrekt handelt, wenn er die Antworten auf drei bestimmte Fragen hätte. Es waren diese drei Fragen:

1. Wann ist der beste Zeitpunkt zum handeln?
2. Wer sind die wichtigsten Leute?
3. Was ist das Wichtigste überhaupt?

Er sandte die drei Fragen über sein ganzes Land aus und erbat sich Antworten. Demjenigen, dessen Antworten ihn zufrieden stellen, stellte er eine große Belohnung in Aussicht.

Keine der Antworten, die er erhielt, stellte ihn jedoch zufrieden. So versuchte er selbst die Antworten zu finden. Er beschloss, einen alten Meister zu befragen, der oben auf dem Gipfel eines Berges wohnte. Als der Herrscher auf dem Gipfel angekommen war, stellte er dem Meister die drei Fragen. Der alte Mann arbeitete in seinem Garten. Er hörte aufmerksam zu und fuhr fort, seinen Acker umzugraben, ohne ein Wort zu sagen. Der Herrscher beobachtete den alten Mann und dachte, der Mann sehe sehr müde aus. Deshalb sagte er: »Ich übernehme und grabe eine Weile. Ruhen Sie sich aus.« Der Herrscher grub und der Meister ruhte sich aus. Nach einigen Stunden legte der Herrscher die Schaufel nieder und sagte zum Meister: »Wenn Sie meine Fragen nicht beantworten möchten, dann gehe ich jetzt.«

Da fragte der Meister: »Haben Sie auch etwas gehört?« Er sah zum Wald. Plötzlich kam ein Mann aus dem Wald gestolpert und hielt seinen Bauch. Der Meister und der Herrscher liefen auf ihn zu und sahen, wie er zu Boden fiel. Sie sahen Blut auf seinem Hemd und rissen es auf. Er hatte eine tiefe Schnittwunde. Der Herrscher säuberte die Wunde und verband sie mit seinem eigenen Hemd. Der Mann öffnete die Augen und bat um etwas zu trinken. Der Herrscher lief zum nahen Fluss und brachte dem Mann Wasser. Dieser trank es rasch aus, fiel wieder hin und schlief. Der Meister und der Herrscher trugen den Mann zur Hütte des Meisters und legten ihn vorsichtig auf das Bett. Inzwischen war der Herrscher so erschöpft, dass er ebenfalls einschlief.

Am nächsten Morgen, als der Herrscher aufwachte, stand der verletzte Mann vor ihm und starrte ihn an. »Vergeben Sie mir.«, sagte er. Der Herrscher setzte sich auf. »Vergeben? Was soll ich Ihnen vergeben?« Der Mann antwortete: »Wir haben uns nie zuvor gesehen, aber ich habe Sie als Feind betrachtet. Im letzten Krieg haben Sie meinen Bruder getötet und meiner Familie alles Hab und Gut genommen. Ich schwor Rache für meine Familie zu nehmen. Ich habe geschworen, Sie zu töten. Gestern habe ich im Wald auf Ihre Rückkehr vom Berg gewartet, damit ich endlich Rache üben könnte. Ich wartete sehr lange, aber Sie kamen nicht. Daher ging ich aus dem Wald heraus, um nach Ihnen Ausschau zu halten. Statt Ihnen aber sahen mich Ihre Wachen und als sie mich erkannten, griffen Sie mich an und verletzten mich schwer. Es gelang mir, zu fliehen, aber wenn Sie mich nicht versorgt hätten, wäre ich gestorben. Mein Vorhaben war, Sie zu töten, stattdessen aber haben Sie mein Leben gerettet. Ich bin beschämt und dankbar. Bitte, vergeben Sie mir?«

Der Herrscher war erstaunt. »Es ist gut zu hören, dass Ihr Hass besiegt ist. Nun, da ich Ihre Geschichte kenne, bedaure ich den Schmerz, den ich Ihnen und Ihrer Familie zugefügt habe. Krieg ist schrecklich. Ich vergebe Ihnen und gebe Ihnen Ihr Land zurück. Lassen Sie uns von heute an Freunde sein.« Der Herrscher wies seine Wachen an, den Mann sicher nach Hause zu geleiten. Dann sagte er zum Meister: »Ich muss nun Abschied nehmen und den Berg wieder hinabsteigen. Ich werde nicht aufhören, nach den Antworten auf meine Fragen zu suchen. Vielleicht werde ich sie eines Tages finden. Leben Sie wohl.«

Der Meister lachte und sagte: »Majestät, Ihre Fragen wurden bereits beantwortet.«

»Was meinen Sie?«, fragte der Herrscher erstaunt.

Der Meister sagte: »Wenn Sie mir gestern nicht bei der Arbeit geholfen hätten, hätten Sie sich nicht verspätet und wären auf dem Heimweg in einen Hinterhalt geraten. Die wichtigste Zeit war also die Zeit, die Sie mit dem Graben in meinem Garten verbracht haben. Und der wichtigste Mensch war ich, der Mensch, mit dem Sie gerade beisammen waren, und das Wichtigste überhaupt war ganz einfach, mir zu helfen. Später, als der verletzte Mann kam, war die wichtigste Zeit, die die Sie damit zugebracht haben, seine Wunde zu versorgen, weil er ansonsten gestorben wäre und es damit keine Gelegenheit zur Vergebung und Freundschaft gegeben hätte. Er war in diesem Moment der wichtigste Mensch und das Wichtigste überhaupt war, seine Wunde zu versorgen. Die Gegenwart ist der einzige Moment, der zählt. Der wichtigste Mensch ist immer der, mit dem Sie gerade beisammen sind und das Wichtigste überhaupt ist immer, den Menschen, mit dem Sie gerade beisammen sind, glücklich zu machen. Was könnte einfacher, was wichtiger sein?« Der Herrscher verbeugte sich dankbar und ging in Frieden.

Diese Parabel lehrt uns, dass unsere Suche nach Wahrheit und unser Mitgefühl im Angesicht des Leidens schließlich Erkenntnis bringen und uns zur Versöhnlichkeit führen werden. Wie aber können wir unser Herz öffnen? Wie lassen wir das Vergangene los, kommen im Jetzt an und beginnen dort von Neuem? Dies ist die Herausforderung, der wir uns stellen müssen und die Aufgabe, die es zu erfüllen gilt.

Meditation über die Versöhnlichkeit

Um diese Übung aus dem Buddhismus durchzuführen, setzen wir uns bequem hin und schließen die Augen. Wir lassen den Atem natürlich fließen. Wir entspannen unseren Körper und unseren Geist. Wir atmen mehrere Male tief ein und aus und rufen uns jemanden ins Gedächtnis, der uns absichtlich oder versehentlich verletzt hat. Wir atmen aus ganzem Herzen ein und sagen: »Man hat mir auf vielerlei Weise durch Gedanken, Worte und Handlungen wehgetan. Ich bin auf zahllose Art von anderen verletzt worden. Man hat mich absichtlich oder versehentlich betrogen, traurig gemacht oder verlassen, aufgrund eigenen Zorns, eigener Verletzlichkeit oder Verwirrung. Ich erkenne dies nun an. Soweit mir dies möglich ist, biete ich Versöhnung an. Soweit ich kann, lasse ich meinen Groll und meinen Zorn gehen. Ich werde sie in meinem Herzen bewahren.« Schicken

Sie Versöhnung aus. Wir zwingen uns selbst zu nichts. Mag sein, dass wir noch immer Groll hegen und verletzt sind. Wir nehmen daher unser Ego an, das an unserem Groll festhält. Wir akzeptieren diese Gefühle und üben weiterhin diese Meditation. Wir erinnern uns selbst daran, dass dies nicht bedeutet, das, was andere uns angetan haben, zu übersehen. Hier geht es darum, Groll, Verletzung, Traurigkeit und Angst loszulassen, den anderen in seiner Menschlichkeit, als nicht perfekt zu sehen. Wir öffnen unser Herz für den anderen und tun dabei das Gleiche für uns selbst.

Wir lassen nun die Erinnerung zu, wie wir andere verletzt haben und visualisieren dies. Wir atmen tief ein und sagen: »Ich habe anderen auf vielerlei Weise durch Gedanken, Worte und Handlungen wehgetan. Ich habe auf zahllose Art andere verletzt. Ich habe absichtlich oder versehentlich betrogen, traurig gemacht oder verlassen, aufgrund eigenen Zorns, eigener Verletzlichkeit oder Verwirrung. Ich erkenne dies nun an. Ich erbitte die Vergebung anderer.« Wir bitten um Vergebung ohne Schuldeingeständnis, aber mit dem Wissen, dass wir nicht perfekt sind. Wir versuchen, unsere Selbstkritik fallen zu lassen. Wir erweichen unser Herz und bitten um Vergebung in der Absicht, all dies wegzuschieben, was zwischen uns und andere gekommen ist.

Schließlich vergeben wir auch uns selbst. Wenn wir in der Lage sind, uns selbst wahre Liebe zu schenken, können wir auch von anderen Liebe annehmen. Sind wir in der Lage anzuerkennen, dass wir zwar Fehler haben, aber mehr sind als unsere Fehler? Dass wir zwar nicht alles perfekt machen, aber doch so gut wir können? Atmen Sie tief ein und wiederholen Sie: « Ich habe mir selbst auf vielerlei Weise durch Gedanken, Worte und Handlungen wehgetan. Ich habe mich selbst auf zahllose Arten verletzt. Ich habe mich selbst absichtlich oder versehentlich betrogen, traurig gemacht oder verlassen, aufgrund meines eigenen Zorns, meiner eigenen Verletzlichkeit oder meiner Verwirrung. Ich erkenne dies nun an. Ich vergebe mir selbst.« Atmen Sie Liebe ein und spüren Sie die heilende Kraft, die dies auf Sie ausübt.

Manchmal haben wir auch das Gefühl, dass Versöhnlichkeit mehr ist, als wir zu leisten vermögen. Wir können nicht vergeben. Tatsächlich aber ist dieser transformatorische Prozess für unsere spirituelle Heilung lebenswichtig. Erst, wenn wir unser Ego loslassen, können wir ganz werden und in allen Teilen unseres Seins vital. Der andere muss unsere Vergebung gar nicht annehmen, auch muss uns niemand vergeben für das, was wir ihm angetan haben. An unserer Versöhnlichkeit sind nur wir selbst beteiligt. Sie befreit unser Herz und stoppt den Kreislauf von Verletzung und Groll. Sie führt hin zu Verbindung und zwischenmenschlicher Beziehung. Sie ist ein Akt mitfühlender Akzeptanz unserer selbst und anderer.

Akzeptanz erleben

Mein Weg dahin, mich selbst zu akzeptieren, hat seine Wurzeln in meinem Verhältnis zu meiner Großmutter. Sie hat von meinem zweiten bis zu meinem sechsten Lebensjahr für mich gesorgt, weil die kommunistische Regierung meinen Vater zum Arbeiten in eine andere Stadt und meine Mutter zur Umerziehung auf eine Militärfarm geschickt hatte. Als ich drei Jahre alt war, meldete mich meine Großmutter im Kindergarten an. Ich erinnere mich, wie sie mich am ersten Tag dorthin gebracht hat, bevor sie zur Arbeit ging. Als mir klar wurde, dass sie ohne mich gehen würde, begann ich zu weinen und bettelte, sie solle bleiben. In meiner Verzweiflung, sie nicht gehen zu lassen, biss ich so fest ich konnte in ihre Hand, um sie festzuhalten. Die Erzieherinnen schrieen, aber ich ließ nicht los. Ich riss an dem Fleisch ihrer Hand bis es blutete. Dann begann ich hysterisch zu schluchzen. Meine Großmutter sagte den Erzieherinnen immer wieder: »Machen Sie ihr bitte keine Angst, sie möchte nur bei mir sein. Es ist alles in Ordnung.« Und bevor sie ging sagte sie: »Tun Sie ihr nicht weh, ich bin bald zurück.«

Ich hatte sie so schlimm gebissen, dass ihre Hand im Krankenhaus mit zwölf Stichen genäht werden musste! Als sie zum Kindergarten zurückkam, um mich abzuholen, lächelte sie und sagte, dass man sie aufgrund ihrer Wunde nach Hause geschickt hatte, als sie zur Arbeit kam. »Ich muss drei Tage lang nicht arbeiten gehen, wir können drei Tage zusammen zu Hause sein!«, verkündete sie.

Meine Großmutter verstand die riesengroße Angst, die ich als Dreijährige hatte und liebte mich bedingungslos. Was auch immer ich tat, sie schien immer mit Fürsorge zu reagieren und war immer nur um mein Wohlergehen besorgt. Ich erinnere mich an eine andere Begebenheit, wo ich sehr böse war. Es war in den späten Fünfzigerjahren in Kunming nicht selbstverständlich, dass jeder einen warmen Strickpulli besaß. Meine Großmutter hatte einen handgestrickten Pullover in ihrem Schrank. Eines Tages nahm ich eine Schere und schnitt den Pullover von unten der Länge nach auf, durch jede einzelne Maschenreihe! Als mein Bruder und meine Schwestern sahen, was ich gemacht hatte, fingen sie an, mich zu tadeln, aber meine Großmutter nahm mich rasch in Schutz. Sie sagte: »Es hat keinen Zweck sie anzuschreien. Es ist nur ein Pullover. Redet mit ihr und sagt ihr, dass dies kein gutes Verhalten ist und dass sie es nicht noch einmal tun soll.« Zu mir sagte sie: »Wie ich sehe kannst du mit einer Schere schon recht gut umgehen.« Ich begann zu weinen und entschuldigte mich.

Meine Großmutter war so weise, mein Verhalten von meiner Person trennen zu können und gab mir nie das Gefühl, ein böses Kind zu sein, nur, weil ich etwas Unartiges getan hatte. Sie ergriff immer die Gelegenheit, mir etwas beizubringen, statt mich zu bestrafen und ich bin ihr auf Ewig dankbar für ihre bedingungslo-

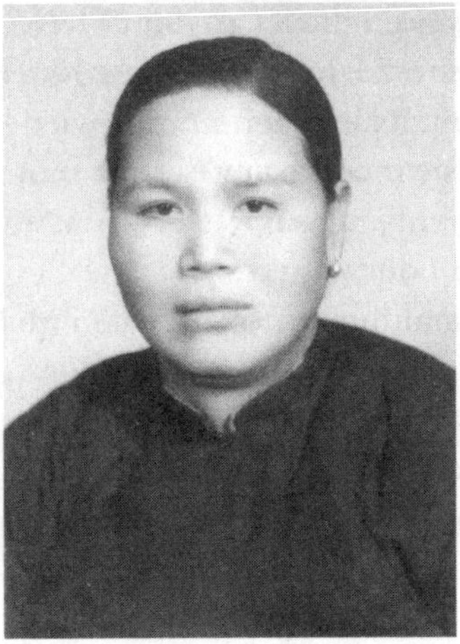

Meine Großmutter

se Liebe und Akzeptanz. Ich glaube, dass ihre Fürsorge für mich den Grundstock gelegt hat für das Selbstvertrauen und das Selbstwertgefühl, das ich Zeit meines Lebens hatte.

Carl Rogers, der Begründer der humanistischen Persönlichkeitstheorie, prägte den Begriff der »bedingungslos positiven Zuwendung« und sagte, diese sei für den Prozess der Erfüllung entscheidend. Wenn er von bedingungsloser positiver Zuwendung sprach, meinte er die fürsorgliche und urteilsfreie Akzeptanz, unbelastet von Sentimentalitäten, besitzergreifendem Verhalten oder Tagesordnungspunkten. Wenn wir bedingungslose positive Zuwendung erfahren, spüren wir, dass wir so akzeptiert werden, wie wir sind. Man kümmert sich um uns, ohne dass bewertet oder verurteilt wird, was wir fühlen oder tun. Auf diese Weise werden wir unabhängige, individuelle Personen. Wir selbst entwickeln bedingungslose positive Zuwendung (Selbstwertgefühl) für uns selbst und können uns selbst annehmen.

Zu sein, wie wir sind, bedeutet, all das zu akzeptieren, für das wir stehen. Wenn wir uns selbst annehmen, sind wir in der Lage, alle unsere Gedanken, Worte, Handlungen und Gefühle ohne

Leugnen, Zurückweisen oder Umgehen anzuerkennen. Wir öffnen uns, um alle Aspekte unseres Seins anzunehmen, sowohl die, die wir mögen als auch die, die wir nicht mögen. Wir akzeptieren bedingungslos, dass wir menschlich und nicht perfekt sind.

Wir versuchen so oft, unsere gesamte Menschlichkeit zu ignorieren, zu leugnen oder zu unterdrücken, indem wir nur nach Glück, Erfolg, Gesundheit und Jugend in unserem Leben streben. Nichts ist jedoch perfekt. Das Leben ist nicht perfekt. Das Leben ist nicht immer gerecht und schon gar nicht immer zufriedenstellend oder schön. Es ist aber auch nicht immer ungerecht, unbefriedigend oder schlecht. Das Leben ist veränderlich. Es ist nicht absolut. Wir können nicht versprechen, dass das Leben immer voller Sicherheit und Geborgenheit sein wird, aber wir können unseren Hang, dies zu wollen, beobachten. Wir können beobachten, wie wir unsere Innen- und unsere Außenwelt so strukturieren, dass wir uns selbst versichern, wir seien sicher und geborgen. Wir können beobachten, wie wir eine Sichtweise der anderen vorziehen. Und wir wissen, dass wir auf dem Weg zur Ganzheit sind, wenn wir die Fülle des Ganzen, des Yin und Yang annehmen. Wenn wir uns auf diese großzügige Sichtweise hinbewegen, die alles aufnimmt, dann können wir auch die Unbeständigkeit des Lebens akzeptieren.

Auf diese Weise kann unsere Einstellung zum Zweiten Frühling auch dafür sorgen, dass wir sowohl in harmonischer Beziehung zu uns selbst und anderen bleiben wie auch in einem größeren Kontext. Indem wir uns zu unserer Spiritualität hin öffnen, zur Versöhnlichkeit, der Akzeptanz unseres Selbst, öffnen wir uns auch neuen Möglichkeiten, einem Zweiten Frühling, und diese Zeit, in der unsere Kreativität erneuert wird und in der neues Wachstum beginnt, wird von uns genährt und angenommen.

Ein natürlicher Übergang

Bei mir beschwört nicht der normale Wechsel von einer Lebensphase zur anderen, sondern das Wort »Menopause« eine dräuende Krankheit herauf und eine Reihe von Schwierigkeiten, die medizinischer Unterstützung bedürfen. Dies ist ein Missverständnis und allgemeiner Irrglaube, den ich von der westlichen Gesellschaft übernommen habe. Das, was im Westen unter Menopause verstanden wird, wird in China kaum beachtet. Man betrachtet es als Vorboten des Alters, einer Lebensphase, die sehr respektiert und als natürlicher Schritt im Lauf des Lebens betrachtet wird.

Meine Mutter war fünfzig Jahre alt, als der Fluss ihres Himmlischen Wassers unregelmäßig wurde. Während der folgenden fünf Jahre bekam sie mehrere Zyklen lang ihre Periode, dann blieb sie wieder einige Monate lang aus. Im Alter von fünfundfünfzig Jahren hatte ihre Menstruation vollständig aufgehört. Wie eine typische Chinesin hatte sie Hitzewellen, nächtliches Schwitzen, Schlaflosigkeit oder Erschöpfung in dieser Zeit weder erwartet noch erlebt. Das einzig erwähnenswerte Symptom, das ihre Wechseljahre begleitete, war ihre Reizbarkeit. Sie stellte fest, dass sie gelegentlich meinem Vater und uns Kindern gegenüber sehr viel schlechter gelaunt war als zuvor.

Während sie auf die unfruchtbare Zeit ihres Lebens zuging, nahm meine Mutter keinerlei Änderung in ihren Ernährungs- oder Lebensgewohnheiten vor, und sie unternahm auch nichts, um den *status quo* ihres Lebens beizubehalten. Sie betrachtete ihren Weg in den Zweiten Frühling nicht als Zeit von Umwälzungen oder als Phase, die besondere Aufmerksamkeit benötigte. Im Gegenteil freute sie sich auf ihre unfruchtbaren Jahre als eine Zeit der Verjüngung, neuer Möglichkeiten und neuen Potenzials.

Der natürliche Wechsel in den Zweiten Frühling bringt nicht notwendigerweise schmerzhafte und beeinträchtigende Symptome mit sich, möglicherweise aber kleine und graduell fortschreitende. Ich will damit nicht vertuschen, dass Veränderungen auftreten, aber einige Frauen wie meine Mutter erleben kaum, vielleicht auch gar keine Beschwerden. Da wir im Westen so konditioniert sind, dass wir bei den Wechseljahren immer gleich an Krankheit und die Notwendigkeit von medizinischem Eingreifen und medikamentöser Unterstützung denken, sehen wir den natürlichen Veränderungen, die auf uns zukommen, vielleicht auch ängstlich und besorgt entgegen. Vielleicht ist die Medikamentisierung der Menopause auch darauf zurückzuführen, dass Frauen Linderung ihrer Symptome gesucht haben. Daher wird die Menopause oft als Grund für körperlich schwächende Einschränkungen von Frauen mittleren Alters genannt. Viele Frauen warten förmlich darauf, dass etwas schief geht. Und das, was wir erwarten, passiert dann auch oft. Wenn wir negative Symptome erwarten, werden wir auch danach Ausschau halten. Schließlich benutzen wir die Wechseljahre als Auffangbecken für alle möglichen Beschwerden und Schwierigkeiten, die mit dem Weg in den Zweiten Frühling gar nichts zu tun haben.

Bernie

Als Bernie zum ersten Mal zu mir kam, war die einundfünfzig Jahre alte Lehrerin gerade auf dem Weg in den Zweiten Frühling. Sie konnte nicht einschlafen und diese Schlaflosigkeit hatte dazu geführt, dass sie gar keinen Appetit mehr hatte. Sie fand, alles schmecke nach Holzspänen. Sie sagte: »Ich fühle mich, als ob jemand auf meinem Brustbein stünde und einen schweren Stein auf meine Brust drücke. Ich habe ungeheuren Druck auf den Augen und es fühlt sich an, als ob sie nach innen, in meinen Kopf gezogen würden. Eines Tages, als ich auf dem Sofa lag, spürte ich, wie mein ganzer Körper beim leisesten Geräusch zitterte und zuckte. Ich hatte das Gefühl, nichts sagen zu können, und was ich sagte, klang einfach nicht glaubhaft.«

Bernie litt an schweren Depressionen, die ihr Arzt als Wechseljahresbeschwerden diagnostiziert hatte. An diesem Punkt in ihrem Leben kamen allerdings viele Stressfaktoren zusammen. Sie hatte sich in einen Mann verliebt, der sie, obwohl er unverheiratet war, nicht liebte. Er konnte seine verstorbene erste Frau nicht vergessen und sich nicht für Bernie öffnen. Zum selben Zeitpunkt verließ ihre jüngste Tochter das Haus. In der Schule hatte sie Probleme mit einem schwierigen Schüler, der ungehorsam war, beleidigend und ständig den Unterricht störte. Bernie fühlte sich wertlos, sie hatte das Gefühl, nichts Wertvolles in ihrem Leben erreicht zu haben, und dass alle ihre Anstrengungen verpufft waren. Sie wand sich in harscher Selbstkritik. Ihre innere Stimme sagte ständig: »Warum bist du so, Bernie? Du strengst dich bei allem so an, warum fühlst du dich so?«

Yoga und die Tatsache, dass sie »es einfach leid war, niedergeschlagen zu sein«, halfen Bernie dabei, ihre Depression zu überwinden. Es folgten aber in den nächsten zwanzig Jahren noch zwei Rückschläge. Obwohl die Auslöser jeweils andere waren, machte sie doch das Gleiche durch. Sie fühlte sich matt und nicht in der Lage zu schlafen und zu funktionieren. Allein die Entscheidung, ob sie jetzt ihre Brille putzen sollte oder später, wurde zum Stressfaktor und die einfachsten Dinge überforderten sie.

Bernie ging zu einem Psychologen und kam zu dem Ergebnis, dass ihre Abscheu vor sich selbst aus einem körperlichen Missbrauch entstanden war, den sie als Kind von ihrer Mutter erfahren hatte. Seit sie fünf oder sechs Jahre alt war, hatte ihre Mutter sie mit einem Schleifriemen gezüchtigt, der Striemen hinterlassen hatte. Irgendwann hatte Bernie das Urteil ihrer Mutter verinnerlicht. Sie erinnerte sich, dass sie, wenn sie Grasflecken auf ihren weißen Socken hatte, stets wiederholte: »böse Bernie, böse Bernie«.

Mithilfe des Psychologen und ihrer Familie begann Bernie ihre Kindheit zu verarbeiten. Sie erkannte, dass die Krankheit mit den Wechseljahresbeschwerden nichts zu tun hatte, obwohl ihre Depression und ihr Eintritt in den Zweiten Frühling gleichzeitig auftraten.

In der Mitte des Lebens, zu der Zeit, wenn wir normalerweise in den Zweiten Frühling eintreten, kommt es in vielen Fällen zu einer großen Zahl von Stressfaktoren und körperlichen Belastungen, wie etwa die Bedürfnisse unserer schwächer werdenden Eltern, veränderte Rollen im Beruf und zu Hause, Kinder, die das Haus verlassen, unser Ausscheiden aus dem Beruf, psychische und physische Veränderungen in unserem Körperbild und so weiter. Wenn wir uns ein negatives Bild von Frauen in den Wechseljahren zu Eigen gemacht haben, geschieht es leicht, dass wir den Ärger und das Unangenehme anderer Stressfaktoren in unserem Leben den Wechseljahren zuordnen.

Dennoch erleben viele Frauen tatsächlich sehr reale körperliche Symptome beim Eintritt in den Zweiten Frühling. Da die Funktion der Milz zurückgeht, steht weniger Blut, weniger Qi und weniger von anderen Körperflüssigkeiten zur Verfügung, die den Körper mit Flüssigkeit versorgen. Wir erleben diesen Flüssigkeitsverlust als Austrocknung der Scheidenschleimhaut und als unangenehmes Gefühl, dazu sehr trockenes Haar, trockene Haut, Augen und Nägel. Zusätzlich können Verstopfungen auftreten. Wenn unser Yin schwächer wird und das Yang nicht mehr ausgleichen kann, verwandelt sich Yang in Hitze, die aufsteigt oder nach oben zum Kopf und den Schultern und zur Körperoberfläche fließt, und dies führt zu Hitzewellen und nächtlichem Schwitzen. Einige dieser Symptome beeinträchtigen auch die Tiefe unseres Nachtschlafs, denn manche Frauen müssen nachts aufstehen und den Schlafanzug wechseln. Wenn wir aber nicht gut genug ausgeruht sind, werden wir leicht reizbar und schlecht gelaunt, wir spüren einen Energiemangel. Diese Beschwerden können sich noch verschlimmern, wenn das Qi in unserem Lebersystem blockiert ist, weil dies den Blutmangel verstärkt. Wenn das Leber-Qi blockiert ist, entwickelt es sich zu Hitze und wenn Hitze anfallartig auftritt, kann es vorkommen, dass wir Zorn oder Reizbarkeit in Ausbrüchen äußern, die den Umständen nicht angemessen sind. Zorn ist ein heißes Gefühl, was man auch daran ablesen kann wie wir ihn beschreiben, wenn wir »vor

Wut kochen«, irgendetwas »unser Blut zum Kochen bringt«, wir »Dampf ablassen« oder jemand ein »feuriges Temperament« hat.

Eine Schwächung des Blutes kann auch Auswirkungen auf die Blutversorgung des Herzens haben. Wenn das Herz nicht genügend Blut und Yin erhält, kann es das Shen nicht erden, diese reinste aller Energien, die mit dem Geist oder dem Spirituellen in Verbindung gebracht wird. Wenn das Shen nicht geerdet ist, kann es passieren, dass wir Schwierigkeiten haben, uns an bestimmte Dinge zu erinnern oder unsere Gedanken auszudrücken. Auch kann es vorkommen, dass wir uns leicht aufregen, ängstlich sind und Probleme beim Einschlafen haben oder nicht gut durchschlafen.

Die Verlangsamung der Milzfunktion trägt zusätzlich zu der Gewichtszunahme bei, die viele Frauen in dieser Zeit beklagen. Eine schwache Milz zeigt sich als Gewichtszunahme vor allem in der Torsomitte, an den Hüften und in der Taille. Diejenigen Frauen mit einem Milz-Qi-Mangel fühlen sich nach dem Essen oft müde und neigen dazu, sich übermäßig viele Sorgen zu machen. Die westliche Allgemeinmedizin sieht die Gewichtszunahme meist in Zusammenhang mit übermäßigem Essen und verordnet, weniger zu essen. In der chinesischen Medizin wird das Gewicht dagegen nicht über Diäten reguliert. Obwohl chinesische Heilpraktiker ebenfalls die Arten und die Mengen der Nahrungsmittel, die gegessen werden, in ihre Diagnose mit einbeziehen, legen sie das Hauptaugenmerk auf die angeschlossenen Organsysteme.

Mit der Zeit beeinträchtigt der Rückgang des Nieren-Yins die Funktionen des gesamten Nierensystems und kann unter Umständen auch eine Schwächung der Nieren-Yang-Energie hervorbringen. Der Yin- und Yang-Mangel der Nieren sorgt in erster Linie dafür, dass Alterserscheinungen zutage treten. Die Nieren steuern das Mark, die Ohren, die Blase und die Haare. Wenn wir älter werden, lässt in allen diesen Bereichen die Funktion nach, weil die Nieren-Energie zurückgeht. In der TCM beinhaltet das Mark Knochenmark, Gehirn, Wirbelsäule und Knochen. Da für die Produktion von Mark Essenz benötigt wird, sind schwache

Nieren nicht in der Lage, das Gehirn ausreichend zu versorgen, was zu Gedächtnisverlust, geringerem Konzentrationsvermögen, eingeschränktem Sehvermögen und einem Rückgang des Denkvermögens führen kann. Auch ist gesundes Mark notwendig für ein gesundes Knochenmark, das starke Knochen und Zähne hervorbringt. Aus diesem Grund kommt im Alter ein Rückgang der Knochendichte ebenso wie Arthritis und Zahnprobleme häufig vor. Eine Nierenschwäche zeigt sich mitunter auch in eingeschränktem Hörvermögen, wozu auch Tinnitus und Ohrgeräusche zählen, und in Blasenschwäche. Die satte Farbe, die Dicke und die Stabilität unserer Haare beweisen die Stärke unserer Nierenessenz. Veränderungen, die eine direkte Folge eines Mangel an Nieren-Yin- und/oder Yang-Energie und eines Rückgangs an Essenz sind, schreiten graduell fort. Sie spiegeln den normalen Alterungsprozess wider.

Die Schwere unserer Symptome hängt davon ab, wie gut wir unsere Nieren gepflegt und genährt, unsere Essenz bewahrt und auf unsere allgemeine weibliche Gesundheit geachtet haben. Unsere Grundkonstitution beziehungsweise die Qualität der Essenz unserer Eltern zum Zeitpunkt unserer Zeugung beeinflusst gemeinsam mit unserer emotionalen Gesundheit, unseren Ernährungs- und Lebensgewohnheiten die Gesundheit unserer Nieren. Die Nieren werden dem Gefühl der Angst zugeordnet. Wenn wir also über einen längeren Zeitraum Angst und Furcht erleben oder dies ein untergründiger Zustand bleibt, werden dadurch unsere Nieren geschwächt. Wenn wir jedoch in den Jahren vor unserem Zweiten Frühling vorsichtig mit emotionalem Stress umgehen, wenn wir uns ausreichend ausruhen, uns gesund ernähren und Überarbeitung, übermäßige sportliche Anstrengung, eine große Anzahl von Geburten sowie chronische Krankheiten vermeiden, dann werden wir unsere nachgeburtliche Essenz bis zum Überlaufen aufgebaut haben, unsere vorgeburtliche Essenz wird stark und gut erhalten sein und somit wird auch unser Eintritt in den Zweiten Frühling relativ leicht und unproblematisch verlaufen.

Anita

Anitas Blutungen hörten plötzlich auf, als sie vierundfünfzig Jahre alt war. Es gab keinerlei längeren Übergang. Die einzige Unregelmäßigkeit im Fluss ihres Himmlischen Wassers war, dass die letzten beiden Perioden vor dem Ende sehr heftig ausfielen. Sie hatte keine Hitzewellen und schwitzte nachts auch nicht. Die einzigen Veränderungen, die sie bemerkte, war, dass ihr Gedächtnis ein wenig nachließ und ihr Schlaf nicht mehr ganz so tief war. Im Grunde aber fanden ihre Wechseljahre so gut wie gar nicht statt und sie hatte keinerlei Beschwerden.

Anita ernährte sich hauptsächlich von Tofu, Geflügel und frischem Obst und Gemüse. Sie nahm alle zwei Stunden eine kleine Mahlzeit zu sich und hatte sich angewöhnt, auf Milchprodukte und dunkles Fleisch zu verzichten. Stattdessen nahm sie Nahrungsergänzungsmittel wie Nachtkerzenöl, Vitamin E und C, dazu ein Multivitaminpräparat, CoQ10, ein Vitamin-B-Komplex-Präparat, Kalzium und Magnesium mit Vitamin D3 sowie Ginkgo. Sie trieb viel Sport, lief täglich, übte Yoga und machte Krafttraining.

Für Anita ist ihr Mann ihr bester Freund und die beiden erfreuen sich noch immer an einem aktiven Sexualleben. Sie lebt nach dem Motto, sich über Probleme, die sie nicht beeinflussen kann, auch keine Gedanken zu machen. Dazu versucht sie, nicht an Dingen festzuhalten, über die sie bereits ihre Bedenken geäußert hat. Sie hat den Eindruck, dass das Leben es gut mit ihr meint und sie konzentriert sich auf die positiven Dinge. Zwischen ihrem zwanzigsten und vierzigsten Lebensjahr hat es ihr durchaus etwas ausgemacht, was andere über sie dachten und sie war bemüht, ihren Freunden und ihrer Familie zu gefallen. Sie hat das Gefühl, dass sie mit zunehmendem Alter mehr Selbstbewusstsein, Reife und Erfahrung gesammelt hat. Das hat ihr geholfen, sich selbst zu akzeptieren und sich weniger um die Meinung anderer zu kümmern. Beim Eintritt in den Zweiten Frühling verhalfen Anitas gesundes Gefühlsleben und ihre Selbsthilfemaßnahmen ihr zu einer beinahe symptomfreien Übergangszeit.

Vielleicht denken Sie jetzt: »An TCM-Maßstäben gemessen, habe ich mich überhaupt nicht um meinen Körper, mein Herz und meinen Geist gekümmert«. Oder Sie haben vielleicht das Gefühl, dass Sie nicht mit einer starken Grundkonstitution gesegnet sind. Eventuell haben Sie auch bereits Wechseljahresbeschwerden und glauben, dass Ihre bereits getroffenen Lebensentscheidungen nicht alle besonders gut waren. Keine Sorge: Es ist nie zu spät, um Veränderungen in Ihrer Gesundheit und Ihrem Wohlbefinden einzuleiten. Auch wenn die chinesische Medizin sich auf die Vorbeugung konzentriert, gibt es dennoch viel, was man tun kann, um sein emotionales, physisches und spirituelles Leben im Zweiten Frühling zu verbessern. Die angemessenen Maßnahmen und die Veränderungen im Lebensstil müssen gar nicht groß sein, aber sie können uns den Übergang wesentlich leichter machen.

Sich selbst helfen

Die schrittweise Vorgehensweise und der ganzheitliche Ansatz der chinesischen Medizin können gerade in der Zeit, in der wir von unseren fruchtbaren zu unseren unfruchtbaren Jahren übergehen, sehr hilfreich sein. Zwar wirken die Empfehlungen der TCM in der Regel nicht von einem Moment zum nächsten, doch sie sind natürlich, sanft, sicher und können sehr effektiv diejenigen Symptome ausräumen oder lindern, die aus einem Ungleichgewicht in unserem Körper entstehen, wenn unser Organsystem ganz natürlich mit zunehmendem Alter schwächer wird und wir das Zusammenwirken verschiedener Entscheidungen, die wir im Laufe unseres Lebens getroffen haben, spüren.

Die Symptome, die mit der Menopause zusammenhängen, können dadurch beseitigt oder gelindert werden, dass man seine Lebensgewohnheiten derart ausrichtet, dass die Nierenfunktion nicht beeinträchtigt wird, sondern stattdessen alles unternimmt, um dieses Organ zu unterstützen und dem Qi einen freien Fluss zu ermöglichen. Typischerweise wirken die Empfehlungen der chinesischen Medizin auch dahingehend, dass ein unnötiger Verbrauch von Essenz unterbunden wird. Die Übungen hingegen wirken so, dass nachgeburtliche Essenz aufgebaut wird und Yin und Yang wieder ins Gleichgewicht kommen. Alle diese Empfehlungen scheinen lediglich dem gesunden Menschenverstand zu entsprechen, und das trifft auch weitgehend zu. Meiner Erfahrung nach ist der »gesunde Menschenverstand« in dieser Hinsicht jedoch nicht selbstverständlich, denn oftmals ist dieser gesunde Menschenverstand nur schwer mit den Anforderungen des modernen Lebens vereinbar. Beispielsweise lautet ja eine der Empfehlungen für die Wechseljahre, zu versuchen, sich nicht stressen zu lassen und Überarbeitung und Übermüdung zu vermeiden – das ist nicht immer leicht zu schaffen.

Ernährung

Mit der Ernährung können wir unsere Nieren und andere Organsysteme aktiv unterstützen. Wir sollten regelmäßig nährstoffreiche, ausgewogene Mahlzeiten zu uns nehmen. Auch die Menge, die wir essen, ist wichtig. Wenn wir zu viel essen, kann dies unsere Milz ebenso beeinträchtigen wie zu wenig Nahrung oder eine Diät, die die produzierte Menge Blut und Qi verringert. Versuchen Sie, nach zwanzig Uhr nichts mehr zu essen, da alles, was man spät abends zu sich nimmt, während des Schlafs im Magen bleibt. Dies belastet die Milz zusätzlich und lässt Verdauungsprobleme auftreten. Hinzu kommt, dass die Nährstoffe nicht in ausreichender Menge aufgenommen werden und eine weitere Gewichtszunahme begünstigt wird.

Wenn wir dazu noch kalte oder rohe Speisen beziehungsweise Getränke zu uns nehmen, muss die Milz noch schwerer arbeiten oder aber von den Nieren zusätzliches Qi oder Hitze abzapfen, um die Nahrung umzuwandeln und weiterzuleiten. Der Körper muss unter diesen Umständen auch mehr Hitze produzieren, um die Kälte auszugleichen, was zu Nässe und verstärkten Hitzewellen führen kann.

Da das Qi am Morgen zwischen sieben und elf Uhr durch die Organsysteme des Magens und der Milz fließt, ist es besonders wichtig, ein Frühstück zu sich zu nehmen, das diesen beiden Organen gut tut, wie etwa warme, gekochte Speisen. Es ist immer empfehlenswert, reichhaltiges, fettiges oder frittiertes Essen zu vermeiden und den Anteil an Milchprodukten möglichst gering zu halten. Tabelle 6 fasst die TCM-Empfehlungen zusammen.

Tabelle 6: Ernährungsempfehlungen für den Zweiten Frühling

Zu vermeiden oder einzuschränken	Empfehlenswert
• Kalte Speisen und Getränke • Gefrorenen Speisen • Rohe Lebensmittel • Milchprodukte • Reichhaltige, fettige Speisen • Frittiertes Essen • Zucker und Weißmehlprodukte • Kaffee • Alkohol • kohlensäurehaltige Softdrinks • Heiße, stark gewürzte Speisen • Große Mengen dunkles Fleisch	• Gekochte, warm servierte Speisen • Gedünstetes frisches Gemüse • Dunkelgrünes Blattgemüse, getrocknete Longan-Früchte, Leber, Eier, Rosinen • Mandeln, Walnüsse, Sonnenblumenkerne, Kürbiskerne • Knochensuppe • Sojaprodukte • Brechbohnen, Kidney-Bohnen, schwarze Bohnen • Mungbohnen und Mungbohnensprossen • Schwarze Sesamsaat • Algen • Ölhaltiger Fisch wie Sardinen, Lachs, Tunfisch und Makrele • Vollkornprodukte

Sport und Bewegung

Für den Kreislauf von Blut und Qi ist regelmäßige Bewegung sehr vorteilhaft. In China betrachtet man körperliche Aktivität als unverzichtbaren Bestandteil des Lebens und Ausdruck von Gesundheit. Ohne tägliche Bewegung fließt unser Qi nicht ruhig und wir geraten körperlich wie auch emotional aus dem Gleichgewicht. Und wenn unsere Gefühle blockiert sind, kann es passieren, dass auch unser Qi stagniert. Diejenigen, die zu Zorn, Frustration und Reizbarkeit neigen, sollten besonders darauf achten, sich regelmäßig zu bewegen, um das Qi in Gang zu halten.

Bewegung regt auch die Milz an und wirkt sich vorteilhaft auf die Lungen aus. Sie kann uns so dabei helfen, mit den Wechseljahresbeschwerden und dem natürlichen Alterungsprozess besser umzugehen. Wenn wir uns bewegen, lindert dies unsere Schmerzen und Beschwerden. Wenn wir uns draußen bewegen, stellen wir vielleicht fest, dass uns die frische Luft belebt und besser schlafen lässt. Auch das Gewicht, das man in dieser Zeit normalerweise zulegt, lässt sich so besser in den Griff bekommen, so wie auch unsere Verdauung dadurch besser funktioniert. Sogar Depressionen können damit behandelt werden, weil Bewegung unser allgemeines Wohlbefinden positiv beeinflusst.

Da intensiv betriebener Sport wie etwa Aerobic und Laufen das Qi erschöpfen und so zu einem vergrößerten Mangel an Blut und Yin beitragen können, sollten wir die Wahl unserer Sportart gut überdenken. Walking, Radfahren, Schwimmen, Tanzen und Stretching sind alle gut geeignet, um ausreichend aktiv zu bleiben. Auch unsere regelmäßige tägliche Arbeit wie Putzen, Gartenarbeit und Autowaschen sind wunderbare Arten, sich zu bewegen.

Yoga, Tai Chi und Qi Gong sind ganz besonders gut geeignet, um die Essenz zu bewahren und Energie aufzubauen, indem mit Atem- und Gleichgewichtsübungen die aerobe Ausdauer verbessert wird. Die Vorteile dieser Sportarten sind denen der intensiven Sportarten ähnlich, belasten den Körper jedoch nicht. Alle diese Übungen sind darauf ausgerichtet, uns körperlich, mental und spirituell ins Gleichgewicht zu bringen, was wiederum vorteilhaft ist, wenn wir energetische Disharmonien und Symptome erleben und durchschreiten.

Tai Chi

Tai Chi ist eine ganz besonders vorteilhafte Art, sich zu bewegen. Seitdem sie dreißig Jahre alt war, litt meine Mutter unter einer schmerzhaften Arthritis im Knie. Sie glaubt, dass sich diese Beschwerden während der Jahre im Umerziehungslager entwickelt haben, wo sie häufig Nässe ausgesetzt war. Als sie Anfang dreißig war, wurden ihre Schmerzen so stark, dass sie manchmal sogar beim Gehen Hilfe benötigte. Mit fünfunddreißig begann sie, Tai Chi zu üben. Nach drei Jahren ging es ihrem Knie wesentlich besser, sie konnte allein laufen und die Schmerzen waren zurückgegangen.

In den folgenden vierzig Jahren hielt sie immer an ihren Übungen fest. Sie sagt, dass Tai Chi nicht nur ihre Arthritis gelindert hat, sondern auch den Schmerz in ihrem Nacken und ihre Magenprobleme. Heute verwendet sie eine Stunde täglich auf ihre Tai-Chi-Übungen im Park. Sie hat vielen Menschen, die sie dort angesprochen haben, diese alte chinesische Kunst beigebracht. Eine weitere Stunde verbringt sie täglich mit Stretching-Übungen und Spaziergängen im nahen Park. Meine Mutter behauptet, dass sie heute schneller und festeren Schrittes geht als vor vierzig Jahren.

Tai Chi zu üben bedeutet das Qi zu pflegen, was immer weiter zurückgeht, je älter wir werden. Tai Chi nutzt die Atmung, um die Energie anzukurbeln und körperliche Bewegungen, um Energie zirkulieren zu lassen und Blockaden zu lösen. Statt Muskelkraft wird hier unsere Lebenskraft, das Qi, benutzt. Mit kontinuierlicher Übung steigt dann tatsächlich auch das Qi wieder an.

Die Bewegungen des Tai Chi werden auf der Grundlage des Taoismus mit seiner zentralen These von der stetigen Umwand-

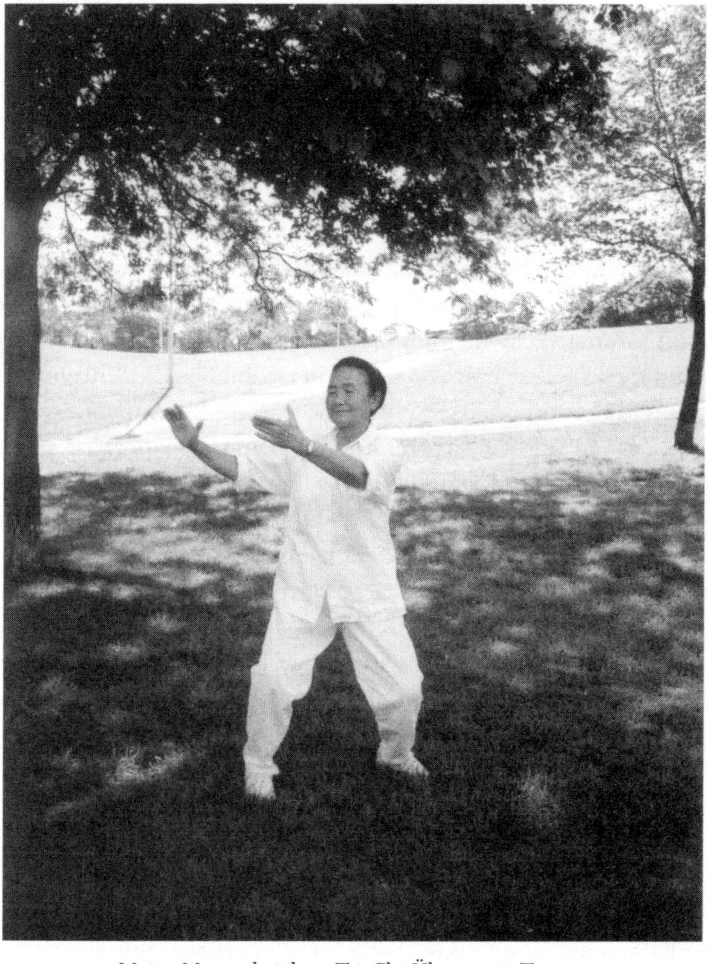

Meine Mutter bei ihren Tai-Chi-Übungen in Toronto

lung und Veränderung verlangsamt und fließen wie Wasser, sodass das Ende einer Bewegung gleichzeitig den Beginn der nächsten markiert, und die Vollendung einer Haltung wird dann wieder in eine neue münden. Und wenn eine Bewegung einmal in ein Extrem geht, wenn also das Körpergewicht auf nur einem Bein lastet, verschiebt sich die Bewegung gleich darauf in die andere Richtung, sodass dann das Gewicht auf dem anderen Bein lastet. Hier bewegt sich die Vollkommenheit des Yang hin zum Yin und wieder zurück. Für mich sind die Bewegungen des Tai Chi eine schöne Metapher für den Übergang in den Zweiten Frühling. Diese Phase unseres weiblichen Lebens spiegelt die Reife wider, die an diesem Punkt in unserem Leben entsteht. Wir sind nun in der Lage zu erkennen, dass unser Tun auch Auswirkungen auf andere Lebensbereiche hat. Die Art und Weise, wie wir uns während unseres Himmlischen Wassers, in der Schwangerschaft und im Goldenen Monat um uns selbst gekümmert haben, trägt nun auf dieselbe Art und Weise Früchte wie beim Tai Chi eine Bewegung in die andere übergeht.

Zunächst haben wir das Gefühl, uns vom Yang wegzubewegen, von der Energie der Jugend, hin zum Yin, der aufnahmefähigeren Energie des Alters. Wie aber der Name Zweiter Frühling schon verrät, ist dies eine Zeit der Wiedergeburt, des erneuten Aufblühens und weiteren Wachstums. So bewegt sich die Energie wieder zurück zum Yang. Wenn wir älter werden, schauen wir nach innen, um herauszufinden, was wir wollen und um Antworten auf unsere Fragen zu finden. Alles ist in uns selbst. Man muss nicht jung, fit, gesund oder reich sein, um Tai Chi zu üben.

Ein weiterer wichtiger Vorteil ist, dass Tai Chi den Geist schult. Da man sich, anders als bei Aerobic oder beim Krafttraining, dem Inneren zuwendet, hilft Tai Chi, die Konzentration und die Selbstwahrnehmung zu verbessern, das Bewusstsein seines Selbst zu fördern und das positive Denken zu schulen. Das Selbstbewusstsein und das Lösen von Anspannungen, die daraus entstehen, dass wir jene positiven Erfahrungen machen, sind wichtig für unser allgemeines Wohlbefinden. So betrachtet ist Tai Chi im Grunde eine Meditationsbewegung, welche die Drei Schätze Essenz, Qi und Shen fördert. Es stellt eine außerordentlich förderliche Selbsthilfemaßnahme dar, die wir auf unserem Weg in den Zweiten Frühling ergreifen sollten.

Akupressur

Mit Akupressurmassagen kann der Fluss von Qi und Blut angeregt werden, so wie auch Beeinträchtigungen im Fluss gelöst werden können. Indem wir bestimmte Punkte drücken, können wir das Qi von Stellen, wo es im Überfluss vorhanden ist, direkt in Mangelgebiete lenken und seinen Fluss durch die Meridiane regulieren. Wir selbst oder jemand anders kann täglich etwa zwei Minuten lang festen Druck auf die Punkte Jong Quan (siehe Seite 108), San Yin Jiao (siehe Seite 109) und Zu San Li (siehe Seite 110) ausüben. Wenn man dort eine Spannung oder einen Widerstand spürt, sollte man den Druck noch ein wenig verstärken. Wenn der Punkt druckempfindlich ist, ist er vermutlich blockiert. Diese Blockade löst sich aber, wenn Sie diese Übung weiter machen.

Selbstmassagen

Auch mit Selbstmassagen können wir dazu beitragen, dass Qi und Blut gut durch unsere inneren Organe fließen. Die folgenden Massagen wirken dahingehend, dass die Milz ausreichend mit Blut und Qi versorgt wird, was den natürlichen Alterungsprozess verlangsamt. Sie helfen auch dabei, den Darm nicht träge werden zu lassen. Sie sollten diese Massagen wenn möglich jeden Tag fünf bis zehn Minuten lang durchführen.

1. Legen Sie sich mit ausgestreckten Beinen auf den Rücken. Beginnen Sie nun in der Mitte Ihres Körpers mit den Fingern unterhalb der rechten Rippen zu drücken. Machen Sie dies immer weiter und wandern Sie dabei an der Unterkante der Rippen entlang, bis Sie schließlich bei den schwebenden Rippen ankommen. Wiederholen Sie dies dreimal und machen Sie dann das Gleiche auf der linken Seite.

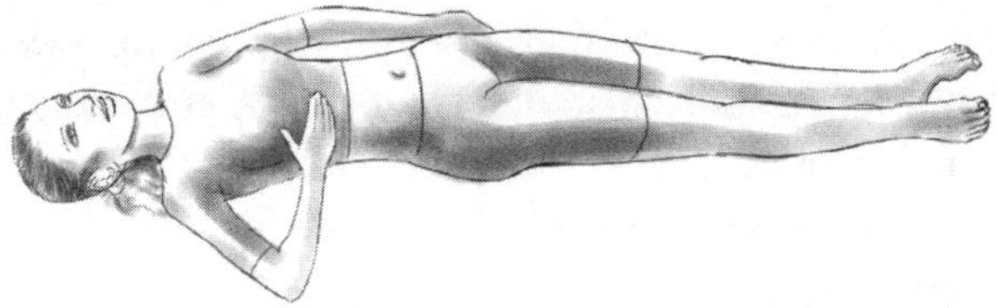

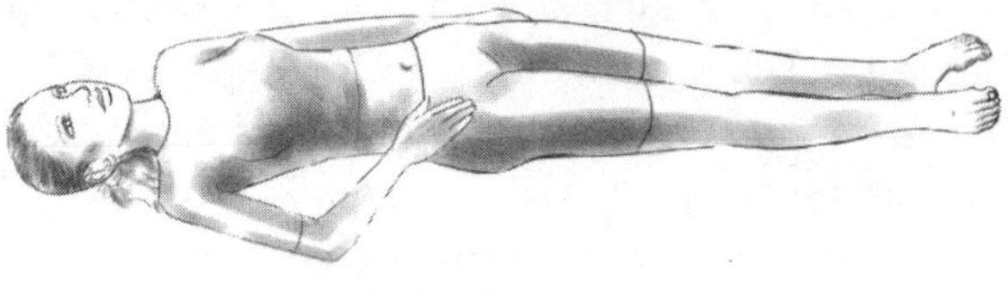

2. Beginnen Sie oberhalb des Schambeins und drücken Sie mit ihren Händen nach unten. Lassen Sie Ihre Hände dann immer näher an die Rippen auf der rechten Seite wandern. Drücken Sie mit beiden Händen und zählen Sie währenddessen bis sechs, bevor sie ein kleines Stückchen weiter wandern. So verfolgen Sie den Weg des aufsteigenden Grimmdarms. Wiederholen Sie dies dreimal.

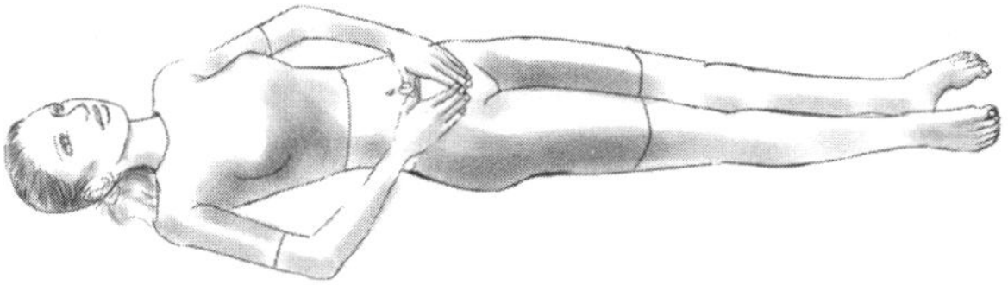

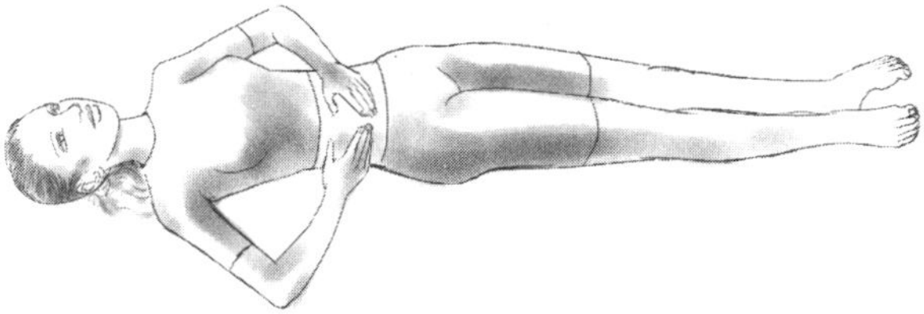

3. Beginnen Sie unterhalb des Brustbeins und drücken Sie auf der Mitte des Oberkörpers entlang bis oberhalb des Schambeins. Wiederholen Sie dies dreimal.

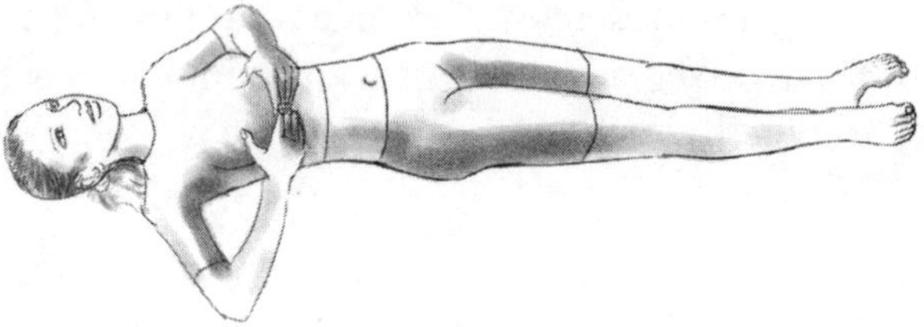

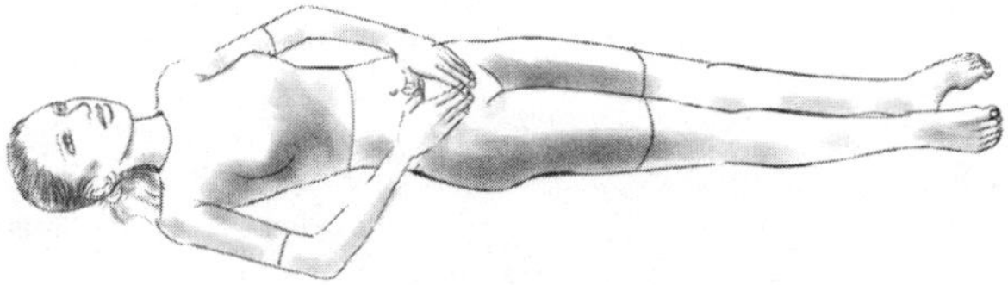

4. Beginnen Sie auf der rechten Seite des Bauchs und drücken Sie schräg in einer Linie über den Bauch von rechts nach links. Wiederholen Sie dies dreimal.

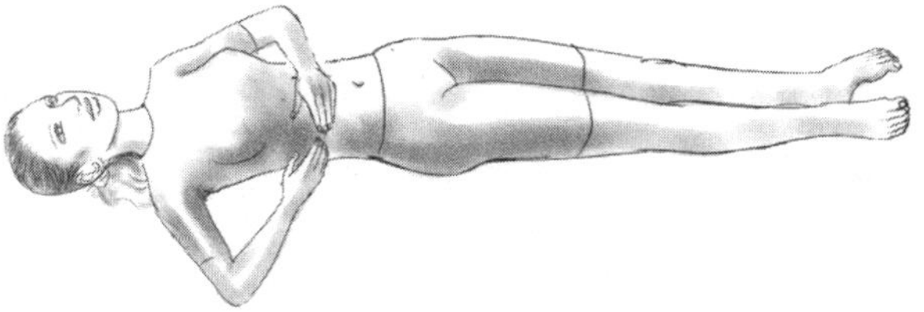

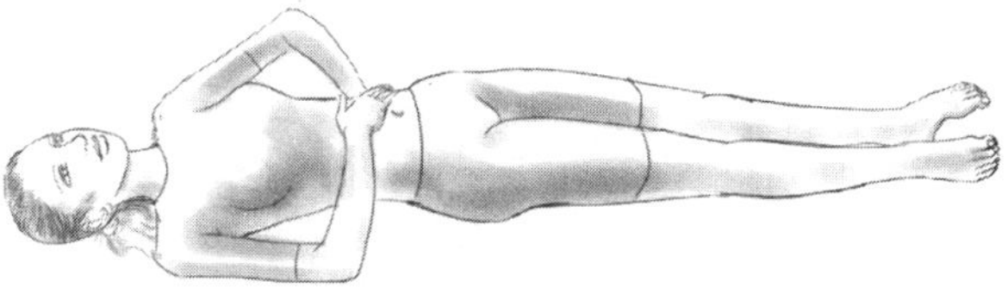

5. Drücken Sie von einem Ausgangspunkt an der linken Taille an der Bauchseite entlang bis oberhalb des Schambeins. So folgen Sie dem Weg des absteigenden Grimmdarms. Wiederholen Sie dies dreimal.

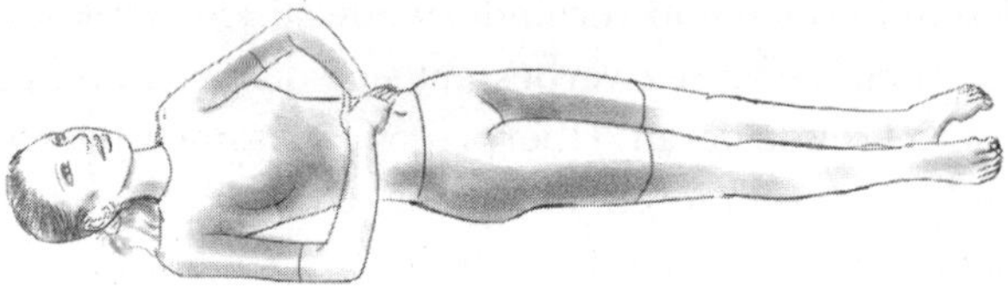

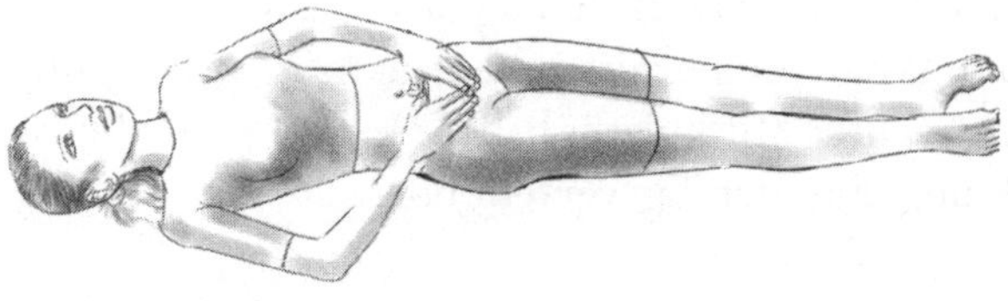

Wenn es Stellen gab, die schmerzhaft oder empfindlich waren, sollten Sie dahin zurückgehen und sie noch einmal massieren. Mit der Zeit löst sich der Schmerz dann auf. Das Lösen von Energieblockaden ist sehr nützlich, um weitere Dysfunktionen zu verhindern, die möglicherweise aus Ungleichgewichten entstehen können.

Beckenbodentraining

Es kann vorkommen, dass wir während des Zweiten Frühlings die Kontrolle über unsere Blase ganz oder teilweise einbüßen, da die Blase von den Nieren gesteuert wird. Wenn wir die Beckenbodenmuskulatur trainieren, verbessern wir den Muskeltonus in diesem Bereich und verhindern oder lindern Inkontinenzprobleme. Auch unser Sex verbessert sich dadurch und natürlich auch unsere Freude daran. Überprüfen Sie immer, dass Sie den richtigen Muskel trainieren, indem Sie entweder beobachten, mit welchem Muskel Sie den Urinstrahl stoppen können oder indem sie einen Finger in ihre Vagina legen und die Muskulatur darum schließen.

Sie können die folgende Übung im Liegen, Sitzen oder Stehen machen: Spannen Sie den Muskel fünf bis zehn Sekunden lang an und lassen Sie dann langsam los. Wiederholen Sie dies zehnmal. Wenn Sie bereits Inkontinenzprobleme aufgrund von geschwächter Muskulatur haben, sollten Sie mehrere Reihen dieser Übung über den Tag verteilt üben.

Weitere Wohlfühl-Tipps

Zusätzlich können Sie weitere Selbsthilfemaßnahmen ergreifen, die Ihr Wohlbefinden im Zweiten Frühling steigern: Gehen Sie jeden Tag zur selben Zeit schlafen, damit sie gut und ungestört schlafen. Achten Sie darauf, dass Sie sich nicht überarbeiten und an Ihre Grenzen gehen. Vermeiden Sie, falls möglich, Tabakprodukte allgemein und auch das Passivrauchen, weil beides sowohl die Körperflüssigkeiten austrocknet wie auch das Yin. Reduzieren Sie zusätzlich die Einnahme von Medikamenten wie Kortison, Diuretika und Antazide.

All diese Selbsthilfemaßnahmen tragen dazu bei, den Körper wieder ins Gleichgewicht zu bringen. Denken Sie immer daran, dass es keinen Grund gibt, in der Umsetzung dieser Empfehlungen nach Perfektion zu streben. Wenn uns dies unter Stress setzt, ist es weniger empfehlenswert, feste Reglements bei unserer Gesundheitsvorsorge zu entwickeln. Wir können sogar zu viel des Guten tun, wenn es soweit kommt, dass unsere Übungen ein Ungleichgewicht auslösen.

Manche Frauen glauben, dass sie es nicht schaffen werden, regelmäßig zu üben, und meinen, es hätte gar keinen Zweck, überhaupt erst anzufangen. In einem solchen Fall sollten wir uns bemühen, zumindest den Vorsatz zu fassen, etwas für unsere Gesundheit und unser Wohlbefinden zu tun. Sagen Sie sich selbst: »Ich nehme mir vor, gesund zu werden, stressfrei zu leben und diese natürliche Übergangsphase leicht zu durchschreiten. Ich will mich selbst dabei unterstützen, indem ich mich um meinen Körper, mein Herz und meinen Geist kümmere.« Ich glaube, dass sich die Wahrscheinlichkeit vergrößert, dass wir einige dieser Empfehlungen gründlich durchdenken und sie in unser Leben einbeziehen, wenn wir uns auf das konzentrieren, was wir uns vorgenommen haben.

Die Hormonersatztherapie unter der Lupe

Im Juli 2002 verkündeten die National Institutes of Health, dass man die Studie zur Erforschung der Auswirkungen der Hormonersatztherapie (bei der Östrogen und Progesteron getestet wurden) nicht fortführen werde, weil damit für die teilnehmenden Probanden erhebliche Risiken verbunden seien, denen keine gleichwertigen Vorteile gegenüberstanden. Im Vergleich zu den Probanden, die Placebos erhielten, kam es bei den Probanden mit Hormonersatzpräparaten wesentlich häufiger zu Schlaganfällen, Herzinfarkten und Blutgerinnseln, zudem wiesen sie ein erhöhtes Risiko auf, an Brustkrebs zu erkranken. Nachdem die Ergebnisse dieser Studie bekannt geworden waren, kamen in meiner Praxis verständlicherweise deutlich mehr Anfragen von Frauen an, die unsicher waren und nicht wussten, ob sie ihre Hormonersatzpräparate weiterhin nehmen sollten oder nicht.

Wenn man in Betracht zieht, dass wir alle einzigartig sind und jeder andere Bedürfnisse hat, muss jeder eine eigene Entscheidung treffen. Es ist aber wichtig, dabei die persönlichen Risiken und Vorteile gegeneinander abzuwägen. Gibt es in der Familiengeschichte Fälle von Brustkrebs, Gebärmutterkrebs, Gebärmuttermyomen, Zysten in der Brust, Alzheimer, Herzinfarkten, Schlaganfällen, hohen Cholesterinwerten oder hohem Blutdruck? Wenn Sie dann Hormonersatzpräparate nehmen, erhöht sich das eigene Risiko für diese Probleme. Wenn Sie keine Hormonersatztherapie wählen, vergrößert sich das Risiko, Osteoporose und Wechseljahresbeschwerden wie Hitzewellen, nächtliches Schwitzen, Austrocknung der Scheidenschleimhaut, Stimmungsschwankungen, Gewichtszunahme und geringere Libido zu entwickeln.

Die Hormonersatztherapie bietet eine schnellere Linderung dieser Symptome als die chinesische Medizin, doch spricht sie nicht die zugrunde liegende Ursache an und stärkt auch nicht die Nieren. Theoretisch würden die Ärzte des alten China diese Therapie nicht dulden, weil der Körper damit den Eindruck hat, er sei noch fruchtbar. Er aktiviert die Gebärmutterschleimhaut, was eine regelmäßige leichte Blutung zur Folge hat. Das Ende des Menstruationszyklus ist jedoch das Mittel, mit dem unser Körper einen weiteren Verlust von Essenz verhindert. Durch eine verlängerte Blutung werden jedoch unsere Nieren, die Milz und die Leber beansprucht und schließlich erschöpft, was dem zuwiderläuft, was normalerweise in unserem Körper vorgehen sollte.

Wenn man über einen längeren Zeitraum Hormonersatzpräparate einnimmt, führt dies zu Blutmangel (vor allem im Bereich von Herz und Leber), einem Mangel an Milz-Qi und eventuell auch allgemeinem Qi-Mangel und kann zusätzlich Nierenbeschwerden verursachen. Diese Ungleichgewichte zeigen sich in Hör- oder Sehschwierigkeiten, Schlaflosigkeit, Gebärmutterproblemen und der Anfälligkeit gegenüber Krankheiten, die eigentlich für das Alter typisch sind wie Alzheimer und Parkinson. Die Stagnation des Qi kann auch zu einer Stagnation von Blut und einer großen Zahl von Blutgerinnseln führen. Da die Leber das Qi steuert und überwacht, kann sie allzu stark beeinträchtigt werden, wenn sie unnatürlich viele Blutungszyklen überwachen muss. Wenn der Fluss des Leber-Qis behindert wird, kann Brustkrebs entstehen. Hinzu kommt, dass durch eine Stagnation von Leber-Qi auch eine Blutstagnation im Becken erfolgen kann, was wiederum zu Uteruserkrankungen führen kann. Häufig rührt auch eine Stagnation im Brustbereich mit Symptomen wie beispielsweise einer Angina von einer Stagnation im Bereich des Lebersystems her.

Der Ansatz der TCM sieht so aus, dass gegen Wechseljahresbeschwerden die Ernährungsempfehlungen ausgegeben werden, die zusammen mit den Tipps zur Änderung von Lebensgewohnheiten auf den Seiten 300 bis 314 beschrieben wurden. Hinzu kommen Akupunkturbehandlungen und Kräuterrezepturen, welche die Nieren nähren, Yin und Yang in Einklang bringen und die besonderen Organ-Ungleichgewichte des Einzelnen ausgleichen. Ich habe viele Frauen behandelt, die sowohl chinesische Behandlungen und Empfehlungen genutzt als auch Hormonersatzpräparate genommen haben. Wenn ich meine Patientinnen behandele, sehe ich, wie groß die Beeinträchtigung durch manche Symptome sein kann und verstehe in diesen Fällen die Entscheidung der Patientinnen für die Hormonersatztherapie. Ich empfehle dennoch, diese nur kurzfristig anzuwenden. Nach ein paar Monaten mit TCM-Behandlungen entwöhnen sich viele Patientinnen selbst von der Hormonersatztherapie, indem sie über eine ganze Weile die Dosierung immer weiter reduzieren. Wenn nämlich die Hormonersatztherapie abrupt beendet wird, kann es zu erneuten Blutungen, Hitzewellen und anderen gesundheitlichen Problemen kommen, weil der Körper von dieser Art unnatürlicher Zusatzstoffe abhängig war.

Für diejenigen Frauen, die Hormonersatzpräparate benutzen, sind jedoch noch einige andere Überlegungen wichtig. Die Erfahrungen, die jede einzelne mit den Ergebnissen der Hormonersatztherapie macht, sind sehr unterschiedlich, weil die Dosis unterschiedlich ist und man zwischen verschiedenen Darreichungsformen wählen kann (Tablette, Pflaster, Vaginalcreme, Spritze oder Implantate). Bei der Hormonersatztherapie geht man davon aus, dass ein und dasselbe Präparat allen hilft; individuelle Bedürfnisse werden dabei nicht berücksichtigt. Vielfach wird auch mehr als die erforderliche Mindestdosis verschrieben. Der entscheidende Faktor für die Erfahrungen mit der Hormonersatztherapie ist jedoch der, ob die verwendeten Hormone natürlich oder künstlich sind. Künstliche Hormone haben im Allgemeinen eine Struktur, die denjenigen Hormonen, die der Körper selbst produziert, ähnlich ist, aber nicht genau gleich. Daher arbeiten sie im Körper auch anders und man hat festgestellt, dass dies zu unangenehmen Begleiterscheinungen und manchmal auch gesundheitlichen Risiken führt.

Natürliche Hormone gleichen in ihrer chemischen Struktur denen, die unser Körper produziert. Allerdings stammen sie aus dem Urin schwangerer Stuten, was für einen menschlichen Körper auch nicht unbedingt eine natürliche Substanz ist. Bei der Therapie mit natürlichen Hormonen hat sich jedoch herausgestellt, dass die Wahrscheinlichkeit von Nebenwirkungen wesentlich geringer ist, weil der Körper diese Substanzen nicht als fremd ansieht. Natürliche Hormone können allerdings nicht ohne weiteres in der Apotheke gekauft werden, denn Pharmafirmen können natürliche Substanzen nicht patentieren lassen und bewerben die künstlichen, sodass sich die Ärzte besser mit jenen Medikamenten auskennen als mit den natürlichen Alternativen.

Egal, für welche Therapieform Sie sich entscheiden, Sie sollten immer daran denken, dass Sie sich jederzeit umentscheiden können, wenn Probleme entstehen. Und Sie sollten wissen, dass der Eintritt in den Zweiten Frühling ein natürlicher Prozess ist, der keinen Frontalangriff gegen unseren Körper erforderlich macht.

Wenn wir uns um alle die verschiedenen Ebenen unseres Seins kümmern, steigt die Wahrscheinlichkeit, dass wir die Wechseljahre optimal erleben, mit nur einem Minimum unnatürlichen Eingreifens und weniger Komplikationen.

Unser Sexualleben

Da in der westlichen Kultur Sex und körperliche Attraktivität als Eigenschaften der Jugend gesehen werden, glaubt man gemeinhin, dass Frauen nach den Wechseljahren kein Sexualleben mehr haben. Wir haben dann keine Lust mehr auf Sex und sind sexuell auch nicht mehr attraktiv genug. Diese negative Wahrnehmung kann unsere Fähigkeit behindern, als ganze Individuen zu funktionieren und unsere natürlichen Bedürfnisse zu befriedigen. Mag sein, dass wir sogar einen gesellschaftlichen Druck verspüren, unser Interesse am Sex zu verlieren. Unser sexuelles Verlangen kann uns Angst machen und wenn wir sexuelle Probleme haben, mögen wir diese vielleicht gar nicht ansprechen. Vielleicht benutzen wir dieses Missverständnis aber auch als Entschuldigung, nach einer langen Zeit, in der wir keine Lust hatten, kein Sexualleben mehr haben zu müssen. Ist das Verlieren der Lust die Folge von zu wenig Sex oder dessen Ursache?

Tatsache ist, dass Frauen noch lange nach den Wechseljahren Interesse am Sex haben. Viele Frauen verspüren während des Zweiten Frühlings sogar größere sexuelle Lust. Warum? Es besteht keine Gefahr mehr, schwanger zu werden. Wenn die Kinder aus dem Haus sind, sind mehr Freiheit und Spontaneität möglich. Oftmals erleben Frauen auch einen wahren Schwall neuen Selbstbewusstseins, nun da sie, ungehindert von anderen, ihre »eigene Kraft ausleben« können.

Sexuell aktiv zu bleiben bedeutet aber auch, über seine körperlichen Veränderungen, sein emotionales Wohlbefinden und seine Lebensumstände klar zu werden. Es kann sein, dass uns der Geschlechtsverkehr nun unangenehm ist, weil die Vagina zu wenig Feuchtigkeit besitzt oder die Schleimhaut dünner wird. Man sollte erwähnen, dass dies nicht verhindert, dass wir zum Orgasmus kommen, denn die Sexualorgane einschließlich der Klitoris bleiben sensibel. Der beste Weg, das unangenehme Gefühl und den Schmerz zu lindern, ist, eher öfter Sex zu haben als ihn zu vermeiden. Denn so regen wir die körpereigene Produktion von Gleitmittel an. Wir können natürlich auch Gleitmittel aus der Apotheke verwenden.

Es kann vorkommen, dass wir uns abgelehnt fühlen und wütend sind, wenn unser Partner sexuell nicht mehr so aktiv ist wie früher. Wenn es uns nicht gelingt, ehrlich miteinander zu sein, können Zweifel an der sexuellen Angemessenheit entstehen. Dann unterdrücken wir schließlich sexuelles Verlangen, weil wir wütend oder verletzt sind oder uns abgelehnt fühlen. Ehrliche, aufrichtige und urteilsfreie Gespräche erleichtern das Verständnis über die Zweifel, die an der Leistungsfähigkeit entstehen können. Vielleicht kann unser Partner unsere Erwartungen nicht alle erfüllen, aber wenn wir darüber sprechen, sind wir eher in der Lage, Zugeständnisse zu machen.

Nur, wenn wir offen ausdrücken können, was uns gefällt und befriedigt, können wir verstehen, was unserem Partner gefällt und ihn befriedigt. In offenen Gesprächen können wir Wege finden, uns an die Veränderungen anzupassen, etwa mehr Zeit auf das Vorspiel zu verwenden oder die Zärtlichkeiten über den Koitus hinaus fortzuführen. Eine enge Bindung ist eine gute Grundlage, auf der wir eventuell auftauchende sexuelle Fragen aufarbeiten und unseren Übergangsprozess den Veränderungen in unserem Leben anpassen können.

Für Frauen stellt der Mangel an geeigneten Partnern ein besonderes Problem dar. Die Wahrscheinlichkeit ist größer, dass eine Frau nach den Wechseljahren verwitwet, als es bei einem Mann gleichen Alters der Fall ist. Hinzu kommt, dass ältere alleinstehende Frauen seltener wieder heiraten als Männer. Auch ist die gesellschaftliche Akzeptanz größer, wenn ein Mann ein Verhältnis mit einer jüngeren Frau hat als wenn eine Frau eine romantische Beziehung zu einem jüngeren Mann eingeht. Obwohl wir in den vergangenen dreißig oder vierzig Jahren schon wesentlich mehr sexuelle Freiheit kennengelernt haben, leben wir noch immer mit der (falschen) Vorstellung, dass ältere Frauen kein Interesse am Sex haben. Solche kulturell geprägten Vorurteile über Frauen nach den Wechseljahren können großen Einfluss auf unser Denken und Handeln, unsere Reaktionen und Erfahrungen haben. Wenn wir Zugang zu unserer Sexualität bekommen und Wege finden, mit den falschen Vorurteilen umzugehen, hilft uns dies, uns von der Vorstellung zu lösen, wir seien asexuelle Wesen. Wir können verstehen lernen, ob und inwieweit wir diese Sichtweise teilen und uns über die normalen körperlichen Veränderungen, die mit dem Alter kommen, klar werden. Sexuelle Probleme müssen keine natürliche Begleiterscheinung des Alters sein. Sexuell aktiv zu sein ist gesund und Ausdruck dessen, dass wir erwachsene Menschen sind. Wir können unser ganzes Leben lang sexuelle Individuen sein und uns an geteilter Intimität und Zärtlichkeit erfreuen.

Zusammenfassung

Der Eintritt in den Zweiten Frühling beinhaltet ein natürliches Fortschreiten von Veränderungen. Dass unser Himmlisches Wasser zu fließen aufhört, resultiert aus der Intelligenz unseres Körpers, die darauf abzielt, seine Essenz zu bewahren. Wenn sich unser Jing auf so natürliche Weise verringert, dirigiert unsere körperimmanente Weisheit unsere Essenz so um, dass wir uns nicht mehr auf unsere Fruchtbarkeit konzentrieren, sondern stattdessen mehr Energie und Blut für unser Herz und unsere spirituelle Reise zur Verfügung haben. In dem Moment, wo wir uns auf natürliche Weise von der Yin-Energie zur Yang-Energie bewegen, wechseln wir auch von der Rolle der Mutter, der Sorgenden, hin zur Suche nach unserem eigenen Platz in der Welt, nach dem, was wir wirklich wollen und brauchen. Zusätzlich ist es eine Zeit, in der unser Yin unterstützt wird, indem wir danach trachten, unsere tieferen spirituellen Bedürfnisse, unser Potenzial und unsere Ziele zu erfüllen.

Der Weg in den Zweiten Frühling kann eine verwirrende, befreiende oder auch schwierige Phase in unserem Leben sein. Unsere Erfahrung hängt von vielerlei Faktoren ab, auf manche davon haben wir gewissen Einfluss, auf andere nicht. Das Erkennen dessen, was wir beeinflussen können, ist ein wichtiger Schritt hin zu einem Gefühl der Macht, etwas bewirken zu können und Funktionsstörungen sowie Kummer zu verhindern. Auch diejenigen von Ihnen, die Angst davor haben, alt zu werden, können eine neue Sichtweise auf ihre Wechseljahre gewinnen: Wir können sie als Tor zu neuen Möglichkeiten betrachten.

Allein schon das Bewusstsein dessen, was wir tun können, um uns selbst zu unterstützen, kann uns diese Übergangszeit sehr erleichtern. Für unsere Organsysteme, die natürlicherweise schwächer werden, gibt es zahlreiche Selbsthilfemaßnahmen, die wir ergreifen können, um zu gewährleisten, dass sie wieder optimal funktionieren und stark bleiben. Sie sollten jedoch nicht das Gefühl bekommen, Ihr Bemühen, all dies zu versuchen, sei viel zu anstrengend, sonst entstehen nämlich wieder neue Probleme.

Bei der TCM geht es darum, Harmonie in unser Leben zu bringen. Uns selbst in diesem Kontext zu sehen ist allein schon eine große Selbsthilfemaßnahme. Wenn wir erkennen, wie viel wir von uns selbst verlangen und wie viel wir dafür aufgeben, ist es schon ein guter erster Schritt dahin, die Harmonie wieder zu gewinnen und in neues Gleichgewicht zu kommen. Dadurch beginnen wir bereits, uns auf unsere Erfahrungen und unser Verständnis von Gesundheit zu konzentrieren: Die Empfehlungen sind durchaus sinnvoll, aber warum will ich sie nicht befolgen? Was hält mich ab? Wir beginnen, uns nicht mehr nur auf die

Symptome zu konzentrieren, sondern uns auch mehr der energetischen Quelle unseres Widerwillens, unseres Kummers und unseres Antriebs zuzuwenden. Wir praktizieren damit chinesische Medizin, denn wir nutzen unsere Symptome, um mehr über uns selbst zu erfahren und uns selbst zurück ins Gleichgewicht zu bringen.

Ich glaube, dass dies ein entscheidender Schritt ist, denn er verändert unser Verhältnis zu unseren Symptomen. Unser Schmerz, unsere Beschwerden und unsere großen Gefühle sind nicht der Feind, der ausgemerzt werden muss. Sie sind ebenso Teil von uns wie Gesundheit, Glück und Vitalität. Wenn wir unsere Gefühle gegenüber unseren Symptomen, unserem verlorenen Interesse am Sex, unserer Wut darüber, unsichtbar zu sein, und unseren hängenden Brüsten erforschen, öffnen wir uns bereits für eine größere Akzeptanz gegenüber allen Aspekten, die uns tatsächlich ausmachen. Wir gehen hinein in das Reich unserer subjektiven Wahrnehmung: Was fühlen wir? Was glauben wir, was wir zu bieten haben?

Mag sein, dass wir Wut oder tiefe Trauer verspüren. Vielleicht erleben wir auch eine Art Verlust, wenn wir von einer Phase unseres Lebens in eine andere übertreten. Traurigkeit und Trauer sind ebenso wie Wut normale, gesunde Gefühle. Die Herausforderung für uns besteht darin, diese Gefühle anzunehmen und sie in etwas Heilendes umzuwandeln. Wenn wir Zugang zu allen unseren Gefühlen finden, steht das Urteil über sie nicht mehr an erster Stelle. Wir können uns selbst als menschlich betrachten. Wir gewöhnen uns an die inneren Stimmen, die darauf drängen, dass wir uns selbst beurteilen. Wir schalten auf Durchzug, wenn sie uns vorhalten, dass wir bestimmte kulturelle Standards nicht erreicht haben, die wir erreichen wollten. Genauso wie wir es machen, wenn wir vergeben, öffnen wir unsere Sichtweise. Wir müssen unsere Falten nicht lieben, auch nicht den Verlust unserer Energie, aber wir können ein neues Verhältnis zu ihnen entwickeln, damit sie keine Macht mehr über uns ausüben können. Wir nehmen ihnen die Macht, uns das Gefühl zu geben, wir seien wertlos, unattraktiv oder hoffnungslos. Die Selbstakzeptanz ersetzt nun Angst und Kritik. Es entsteht ein Mitgefühl für uns selbst. Wir müssen nicht perfekt sein. Dies ist ein Perspektivwechsel von der kulturellen hin zur persönlichen Sichtweise, die einzig davon abhängt, wer wir sind, und was wir gerade erleben.

Wir werden nie ganz die sein, die wir sind, wenn wir uns allein über soziokulturelle Standards definieren. Wir müssen uns auf die Suche nach unserem Selbst begeben. Wenn wir nämlich kulturell bedingte Sichtweisen annehmen, umgehen wir den notwendigen Prozess, mit dem wir unser einzigartiges, authentisches Wesen finden können. Der zweite Frühling ist oft die Phase, in der wir Frauen unsere persönlichen Grundsätze überprüfen. Nehmen Sie sich die Zeit, das, woran sie glauben, dem entgegenzustellen, was sie sich unbewusst zu Eigen gemacht haben. Manchmal ist es schwer, beides voneinander zu unterscheiden. Energetisch gesehen kann allein schon das Vorhaben, unsere Ansichten und Gedanken infrage zu stellen, großen Einfluss auf unseren Weg haben.

Vielleicht sind wir wütend, weil wir glauben, den kulturellen Normen entsprechen und den dadurch ausgeübten Druck aushalten zu müssen. Mag sein, dass uns dadurch auffällt, wie sehr wir an der gesellschaftlichen Vorstellung, dass Jugend der Maßstab für unser Leben sei, festhalten. Wie sehr definiere ich mich selbst darüber, ob ich jung aussehe? Wehre ich mich gegen den natürlichen Alterungsprozess? In welchem Maße akzeptiere ich mich selbst? Kann ich all das akzeptieren, was der Zweite Frühling mit sich bringt? Kann ich dies als Gelegenheit für Veränderungen nutzen? Wenn wir einen gewissen Grad der Selbstakzeptanz erreichen, können wir uns selbst mit Gleichmut, Toleranz und Mitgefühl begegnen. Das, was wir im Leben erreicht haben, ist prima. Das, was wir sind, ist prima. Das heißt nicht, dass wir nicht weiterhin nach Wachstum und Heilung in unserem Leben streben sollten. Wir sollten uns nur mit unserer Innenwelt vertraut machen, damit wir ehrlich und mutig eingestehen, was unsere wirklichen Wahrheiten und Glaubenssätze sind. Sind sie uns nützlich? Vielleicht waren sie das einmal, aber ist es heute noch so? Diese Kräfte können unser Verhalten, unsere Ansichten und den Widerwillen, den wir möglicherweise uns selbst entgegenbringen, beeinträchtigen. Sie können dafür verantwortlich sein, dass wir uns nicht so akzeptieren, wie wir sind.

Dies ist allerdings kein Weg für Angsthasen. Für die Suche nach unseren persönlichen inneren Werten brauchen wir Mut, Vertrauen und Durchhaltevermögen. Dazu kann auch gehören, dass wir uns von lang gehegten Sichtweisen lösen müssen, aber solche energetischen Veränderungen können ungeheuer großen Einfluss auf unser körperliches Wohlbefinden haben. Denn nur, wenn wir in unseren Gefühlen ehrlich sind, kann unser Qi sanft und ruhig fließen. Blockaden werden aufgelöst und die Energie kann sich frei entfalten. Auch das Blut fließt gleichmäßig. Die Ungleichgewichte, die auf diese Weise zahlreiche körperliche Beschwerden auslösen, werden angesprochen, beeinflusst und schließlich gelindert.

In den Kulturen, in denen Frauen in den Wechseljahren wertgeschätzt werden, ist die Wahrscheinlichkeit, dass Schwierigkeiten auftauchen, auch geringer. Natürlich gibt es auch dort die Symptome, aber man interpretiert sie anders. Sie werden nicht als Probleme betrachtet, die behandelt werden müssen, sondern vielmehr als Vorboten einer neuen, hoch angesehenen Phase im Leben. Diese beiden Reaktionen unterscheiden sich energetisch stark von einander. Auch wenn die Symptome identisch sind, so sind es doch unsere Reaktionen, unsere Interpretationen, die den Unterschied ausmachen.

Wir haben unseren Blickwinkel erweitert und sehen nun mehr als nur unser körperliches Ich. Wir denken über alle Drei Schätze nach, das Jing, das Qi und das Shen. Heilung bedeutet, Harmonie in jede dieser Ebenen zu bringen und Heilung ist auch unser Weg hin zur Ganzheit. Dies beinhaltet alle Aspekte unseres Seins und alle unsere Beziehungen. Wir verändern unseren Blickwinkel vom Individuellen und Autonomen hin zum Verwobenen und in wechselseitiger Abhängigkeit Stehenden. Wir betrachten uns selbst ganzheitlich und trennen unseren Körper nicht von unseren Gefühlen oder unserem Geist. Und wir treten in neue Beziehungen mit anderen Menschen und unserer Umwelt ein. Wenn wir uns ein wenig mehr von unserem isolierten und gehätschelten Ego lösen, kann sich unser Herz zu einem größeren Ganzen öffnen. Dort ist dann Raum für alles, für unsere Macken und unsere Talente, für die Macken und Talente anderer und die Besonderheiten unserer Umwelt.

Die Heilung ist ein Prozess, in dem wir den einzelnen Moment wiederentdecken. Wir entwickeln ein Bewusstsein dafür, welche Ansichten und Überzeugungen uns auf unserem Weg zu Ganzheit und innerem Frieden unterstützen. In der Gegenwart finden wir unsere Wahrheit und inneren Frieden. Nicht in der Vergangenheit oder in der Zukunft, sondern darin, wie wir den Augenblick erleben. Von einem Moment zum nächsten vertrauen wir dem Fluss, vertrauen unserer Fähigkeit, in dem Moment, wenn es kommt, mit dem fertig zu werden, was kommt. Wir kommen mit dem stets veränderlichen Wesen des Älterwerdens, der Krankheit, der Gesundheit, der Wut, der Unwägbarkeit zurecht, wenn wir immer nur einen Moment nach dem anderen betrachten. Wie bei den Wehen, bei denen wir uns nur auf diese eine Kontraktion konzentrieren, dann erst auf die nächste. Wir lassen uns von ihnen führen. Wir lösen die Macht, die sie auf uns ausgeübt. Wir schaffen unser Selbst. Im Zweiten Frühling bringen wir uns selbst zur Welt.

Schlusswort

Eine Mutter ging mit ihrer Tochter in den Bergen spazieren. Plötzlich fiel das Mädchen hin und schrie: »Aahhh!«. Überrascht hörte sie irgendwo fernab in den Bergen eine Stimme »Aahhh!« rufen. Neugierig rief sie: »Wer bist du?«, und bekam zur Antwort: »Wer bist du?«. »Ich bewundere dich!«, rief sie und die Stimme sagte: »Ich bewundere dich!« Sie ärgerte sich über diese Antwort und rief: »Feigling!« Die Stimme rief: »Feigling!«.

Das Mädchen sah seine Mutter an und fragte: »Was ist das?« Die Mutter lächelte und sagte: »Mein Mädchen, pass auf.« Die Mutter rief: »Du bist großartig!«, und die Stimme antwortete: »Du bist großartig!« Das Mädchen war überrascht und verstand das nicht. Die Mutter erklärte: »Man nennt dies ›Echo‹, eigentlich aber ist es das Leben. Es wirft alles, was du sagst oder tust, zurück. Unser Leben ist nichts als ein Spiegel dessen, was wir tun oder denken. Das Leben gibt dir all das zurück, was du ihm gegeben hast.«

Diese Geschichte erinnert uns daran, dass unser Tun, unsere Worte, Gedanken und Gefühle die Kraft haben, uns zu dem zu formen, was wir sind. Ein ähnliches Prinzip wechselseitiger Beziehungen gibt es auch in der Traditionellen Chinesischen Medizin. Unsere körperliche, emotionale und spirituelle Gesundheit spiegelt wider, wie wir unser Leben führen, was wir für uns selbst tun und was wir über uns selbst und die Welt denken. Wie wir mit unseren Gefühlen umgehen, was wir essen und trinken, unsere körperliche Aktivität, unser Sexualleben, unsere Sicht dessen, wer wir sind, und das Maß an Ruhe, das wir uns gönnen, all dies hat großen Einfluss auf den Verlauf unserer gegenwärtigen Phase im weiblichen Lebenszyklus, sowie auf alle folgenden. Für die TCM manifestiert sich diese wechselseitige Abhängigkeit in der Erkenntnis, dass unsere unterdrückte Wut mit unseren Menstruationskrämpfen zusammenhängt, unsere Angewohnheit, Kaltes zu essen, mit den Knötchen in unserer Brust, unser exzessiver Trainingsplan mit dem Verlust unseres Himmlischen Wassers, unser Heißhunger mit unserer Unfruchtbarkeit, unsere Wochenbettdepression mit dem Blutverlust nach der Geburt, unser nächtliches Schwitzen mit der Pille.

Die Grundlage aller Wechselbeziehungen in der TCM bildet aber das Qi, die lebenswichtige, kosmische Energie. Es ist das starke, frei fließende Qi in allen seinen Ausdrucksformen, das uns Leben und Gesundheit verleiht. Krankheiten und ihre Symptome spiegeln die Disharmonie im Fluss des Qi wider. Yin und Yang sind gegensätzliche, sich ergänzende Kräfte, die gemäß den kosmischen Gesetzen zwischen Gleichgewicht und Ungleichgewicht schwanken. Das Gleichgewicht in unserem Körper steht in direktem Zusammenhang mit unseren Gefühlen, die ja ein Ausdruck des Qi sind. Unterdrückte oder übermäßige Gefühle beeinträchtigen den ruhigen Fluss des Qi sowie die Leber, dasjenige Organsystem, das für den ungehinderten Fluss des Qi im Körper zu sorgen hat. Die Leber steuert auch unseren Menstruationszyklus, daher löst jegliche Blockade im Zyklus des Qi Beschwerden während des Himmlischen Wassers aus, die, wenn sie nicht behandelt werden, in unseren fruchtbaren Jahren zu Problemen führen können. Wenn wir krank werden oder in unseren fruchtbaren Jahren bestimmte Symptome entwickeln und nicht deren zugrunde liegende Ursache behandeln, werden wir feststellen, dass wir im Zweiten Frühling unter Symptomen leiden, die im Westen den Wechseljahren zugeschrieben werden.

Für unsere weibliche Gesundheit ist es entscheidend, dass wir unsere Gefühle verstehen und in gesunder Weise ausdrücken. Dafür müssen wir unsere Gefühle und unser Vertrauen in unseren Körper und in unsere immanente Weisheit überprüfen. Selbstbewusstsein entsteht, wenn wir uns selbst verstehen und akzeptieren, dazu gehören auch unsere sexuellen Bedürfnisse. Ein befriedigendes Sexualleben ist wichtig für unser Wohlbefinden, ein langes Leben und unsere spirituelle Reise. Wenn wir Zugang zu unseren Gefühlen finden und festlegen, was uns wichtig ist, ebnen wir neue Wege, mit uns selbst und den Veränderungen umzugehen, die beim Übergang von einer Phase in die nächste entstehen.

Mit dem ersten Einsetzen des Himmlischen Wassers und über das erste Jahrzehnt seines Fließens hinweg entwickeln wir eine neue Beziehung zu unserem Körper und unseren Gefühlen. Wenn wir uns in der Pubertät grundlegend verändern, definieren wir auch unsere Beziehung zu uns selbst neu.

Während der Schwangerschaft lernen wir loszulassen. Eine natürliche Reihe von biologischen Veränderungen ist in Gang gesetzt, auf deren Fortlauf wir kaum Einfluss haben. Wenn wir den Wunsch loslassen, alles, was in unserem Körper vor sich geht zu kontrollieren, müssen wir uns auch von unseren Erwartungen für unsere Identitäten und unseren Rollen verabschieden.

Der Goldene Monat ist die Zeit, in der wir unsere bedingungslose Liebe für unser neugeborenes Kind entdecken. Unser Herz öffnet sich und wir spüren die enge Bindung an die Weisheit unseres Körpers und an alle anderen Mütter der Welt. Nun, da wir über das Wunder der Schöpfung staunen, können wir uns selbst in größerem Zusammenhang sehen.

Im Zweiten Frühling gehen wir zur Akzeptanz über. Wenn wir danach streben, uns von den kulturellen Botschaften, die wir aufgenommen haben, zu lösen, können wir uns auch so annehmen, wie wir sind und auf tiefer, innerer Ebene heilen, indem wir die Drei Schätze, Jing (Körper), Qi (Gefühle) und Shen (Geist) in Einklang bringen.

Unsere Reise vom Himmlischen Wasser zum Zweiten Frühling spiegelt unsere heilende Reise zur Ganzheit wider. Es ist eine Art natürlicher Evolution, die damit beginnt, dass wir uns in der Zeit des ersten Himmlischen Wassers körperlich kennenlernen und im Erhalten der Frucht unsere emotionale Dimension hinzukommt. Im Goldenen Monat entwickeln wir ein tiefes Gefühl der Verbundenheit mit anderen. Im Zweiten Frühling heilen wir zur Ganzheit, indem wir alle Aspekte unseres Seins vereinen.

Ich hoffe, dass Ihre Reise durch *Der Schein des Mondes auf dem Wasser* Ihnen einen konstruktiven Überblick über das gegeben hat, was die Traditionelle Chinesische Medizin unter der Gesundheit von Frauen versteht. Als Frau, die sowohl in China wie auch in Kanada gelebt hat, hoffe ich, dass das, was ich über die verschiedenen Phasen und Themen im Lebenszyklus einer Frau gelernt habe, Ihnen hilft und Ihnen neue Sichtweisen, Ansätze und Übungen näher gebracht hat, mit denen Sie weiterarbeiten können. Mit diesen vorbeugenden Maßnahmen können wir selbst unser ganzes Leben lang den größten Einfluss auf unsere körperliche, emotionale und spirituelle Gesundheit ausüben. Nehmen wir selbst wieder das Ruder in die Hand und kümmern uns in erster Linie um unser eigenes Wohlbefinden. Wenn wir der Traditionellen Chinesischen Medizin einen Platz in unserem Leben einräumen, können wir auch wieder zurück zum Rhythmus der Natur finden und dem Wissen darüber, wer wir wirklich sind, vertrauen. Wir können unsere Gesundheit wieder herstellen, uns so wertschätzen, wie wir sind und uns selbst der Welt als Geschenk anbieten.

Danksagung

Ich möchte Marni Jackson danken, die mich gedrängt hat, ein eigenes Buch zu schreiben, nachdem sie mich für ihr Buch *Pain. The Fifth Vital Sign* interviewt hat. Sie hat mich stets ermutigt und während des gesamten Schreibprozesses Vorschläge von unschätzbarem Wert gemacht. Sie machte mich mit Anne Collins, der Verlegerin von RandomHouse Canada, und der leitenden Lektorin Sarah Davis bekannt, die gemeinsam mit Louise Dennys, stellvertretende Geschäftsführerin von RandomHouse Canada, mein zweiseitiges Exposee enthusiastisch gelobt hat. Ich bin ihnen allen unendlich dankbar für ihre Wärme, ihr Engagement und ihren Glauben an dieses Buch.

Dank an Kanae Kinosha, die mir nicht nur bei der Konzeption dieses Buches geholfen hat, sondern auch meine beste Freundin ist. Ich danke ihr für ihre Zeit, ihr Verständnis, ihre Geduld und Fürsorge, dafür, dass sie mich stets ermutigt hat und für ihre Fähigkeit, das eloquent in Worte zu fassen, was in meinem Kopf und meinem Herzen war.

Dieses Buch ist auch für Stacy Cameron, meine begabte Lektorin bei RandomHouse, die geduldig geholfen hat, dieses Buch in Form zu bringen und gut lesbar zu machen, ohne an Inhalt zu verlieren. Sie war wirklich großartig!

Danke an Linda Spalding und Michael Ondaatje, Linda Haynes, Devin Connell, Sara Rosenthal, Gabriella Martinelli und Ludwig Max Fischer, Barbara Minett, Diane Bald und Michael Budman, die frühe Fassungen des Buches gelesen haben und mir die Ermutigung, den Rat und die Unterstützung gaben, die ich so dringend benötigte.

Danke an Ann-Marie MacDonald, Susan Swan, Wende Cartwright, Alberta Noakes, Karen Minden, Tina Karpenchuk, Pauline Coutoure, Siamak Hariri, Sasha Rogers, Roya Mostaghim-Vaezi, Lorraine Segato, Naomi Duguid, Jeffrey Alford, Kathy

Vieira, Leslie Lester, Liz Upchurch, Kate Hunter, Arlene Moskovitch, Ana Bodnar, Kristina Gordon, Debbie Haryett, Jessica Melchiorre, Denise Richard, Gunilla Robert, Michelle Metivier und Beverly Howell für ihre Freundschaft, ihr Engagement und ihre Unterstützung.

Danke an David Bray, der mir geholfen hat, in Kanada Traditionelle Chinesische Medizin zu praktizieren. Er ist ein guter Freund. David verfügt über ein unübertroffenes Wissen über TCM und hat großzügigerweise die medizinischen Informationen für dieses Buch überprüft. Alle Fehler, die im Buch verblieben sind, gehen allein auf mein Konto.

Danke an Yao Kemin, den ehemaligen Direktor der TCM-Klinik in Kunming, der mich inspiriert hat und mir in den Jahren unter seiner Führung sehr geholfen hat. Ich möchte Cedric K.T. Cheung, dem Direktor der Chinese Medicine and Acupuncture Association of Canada, danken. Er gehörte zu den ersten Therapeuten, die den Kanadiern die TCM nahebrachten und den Weg für diejenigen ebnete, die wie ich später kamen. Ich danke meinen TCM-Kolleginnen und Kollegen für ihre Unterstützung und dafür, dass sie die TCM in Kanada verbreitet haben: Denise Boutilier, Tsiao Yan Li, Wang Chao, Angela Warburton und Mary Wu.

Ich möchte Dr. Aref Vaezi, Dr. Harvey Schipper, Dr. Carolyn DeMarco und Dr. Vincent DeMarco danken, alle Ärzte, die in westlicher Medizin ausgebildet sind, sich aber der TCM geöffnet haben und es unterstützen, dass ihre Patienten die Art der Behandlung selbst wählen können.

Danke an Jennifer Shepherd, Leiterin der Lizenzabteilung bei RandomHouse für ihren Glauben an dieses Buch und für ihre Geduld und ihre ehrliche Meinung. Danke an Sharon Klein, meine begabte Pressereferentin. Dank an meinen lieben Freunde Anka und Tom Czudec dafür, dass sie das Foto auf dem Cover gemacht haben und an Lynn Ryan für ihre Unterstützung. Dank an Kelly Hill für ihre wunderschöne Covergestaltung und das Seitenlayout des englischen Originals. Dank auch an meinen lieben alten Freund Hu Yaxong aus Kunming für seine schönen Illustrationen.

Ich möchte auch meinem Praxisteam danken: Jin Nan, Gao Chao, Liu Yaokun, Xing Yuehua, Wie Hong und Shen Yilin, die alle ausgezeichnete TCM-Therapeuten sind, und vor allem Zhao (Lisa) Hong, die nicht nur aus derselben Stadt kommt wie ich und an derselben TCM-Hochschule studiert hat, sondern auch den gleichen Nachnamen trägt! Sie ist als Kollegin meine rechte Hand, ohne sie hätte ich dieses Buch nicht schreiben können. Ich möchte auch meinen Dank an meine Assistentinnen Hellen Hajikonstantinov und Tao Liang ausdrücken, die sich, während ich mich mit dem Stress meiner Patientinnen befasse, sich um den meinen kümmern.

Ich bin auch allen denen Frauen dankbar, die ihre Erfahrungen und Geschichten mit mir geteilt haben, damit ich diese in meinem Buch mit Ihnen teile. Ich hoffe, sie helfen anderen Frauen auf ihrem heilenden Weg hin zur Ganzheit.

Und schließlich möchte ich auch meiner Familie danken: meinen Eltern, meinen Schwestern und meinem Bruder, weil sie immer für mich da sind und mir ihre Liebe schenken. Ebenso meinem Partner Scott, der mich immer unterstützt und diesem anspruchsvollen Leben Verständnis entgegenbringt. Und schließlich, aber bestimmt nicht am wenigsten, möchte ich meinem Sohn Zhao Zhao danken, der seiner Mutter stets mit gutem Rat zur Seite steht und sie daran erinnert, gut auf sich selbst zu achten.

Bildnachweise

S. 19 Beim Studieren des Yin-Yang-Zeichens (Ausschnitt aus einem Rollbild) ©The Trustees of the British Museum

S. 115 Lotus und Enten, Chinesische Gemälde auf Seide, unsigniert (Ausschnitt), Abdruck mit Genehmigung des Saint Louis Art Museum. Die Gelder dafür stammen vom Ruth Peters MacCarthy Charitable Trust, von Dr. Patricia O'Neal, Dr. und Mrs. Andrew Luh, Mr. Und Mrs. Robert E. Kresko und einem anonymen Spender.

S. 149 Liebendes Paar, Tusche auf Seide, von Jiao Bingzhen (1622 – 1723). Im Besitz von Lina Shen.

Textnachweise

Der Verlag hat sich bemüht, alle Copyright-Besitzer anzusprechen. Im Falle einer ungewollten Freigabe oder eines Fehlers wenden Sie sich bitte an den Verlag.

Das Zitat von T.S. Eliot auf Seite 274 stammt aus dem Gedicht »East Cokers«, veröffentlicht in: T. S. Eliot, Werke in vier Bänden. 4: Gesammelte Gedichte 1909–1962. © der deutschen Ausgabe Suhrkamp Verlag Frankfurt am Main 1988

Giovanni Maciocia, *Die Gynäkologie in der Praxis der Chinesischen Medizin*. Verlag für ganzheitliche Medizin, April 2000

Rezepte

Congee aus süßem Reis Seite 66
Eiersuppe Seite 66
Ingwer-Minz-Tee Seite 194
Ingwer-Orangen-Tee Seite 194
Ingwer-Reis Seite 195
Hühnersuppe mit Kräutern Seite 244
Knochensuppe Seite 196
Pinienkerne in Honig Seite 197
Schweinshaxe Seite 245

Register

A
Ablehnung 228
Achtsamkeit 101f., 219, 247
Akupressur 107ff., 137, 222, 307
Akupunktur 7, 11ff., 28f., 36, 41, 45, 85, 96, 100, 109, 127, 184, 194, 198ff., 233, 242, 316
Akupunkturpunkt 198
Akzeptanz 131, 160, 275, 288ff., 320ff., 329
Alkohol 94, 106, 113, 123, 136, 154, 176, 240, 302
Älter werden 269, 297, 306
Amenorrhö (Ende der Periode) 73, 96
Angst 35, 41ff., 47, 76ff., 121, 157f., 164, 167f., 185ff., 190f., 213ff., 230, 235, 243, 252, 262, 265, 270ff., 275f., 281, 287, 289, 298, 318, 321, 323f.
Arthritis 11, 44, 81, 84, 133, 238, 298, 304
Atemübungen 101f., 124, 152, 168, 209
Augen 21f., 30, 32, 36, 64, 72, 102, 105, 130, 142, 144, 179, 203, 205ff., 209, 218, 228, 236, 241f., 251, 270, 273, 275, 277ff., 284, 286, 294ff.

B
Beckenbodentraining 313
Bestrahlung 133ff., 138
Bewegung 24ff., 33, 42, 46, 49, 55, 72, 97, 107, 111, 124, 129, 136f., 140, 145, 168, 200, 236, 282, 303, 305f.
Beziehungen 31, 34, 47, 49, 111, 135f., 151, 154, 161, 165, 168, 170, 260f., 265, 267, 283, 324ff.
Blase 30, 32, 72, 202, 205, 210, 235, 297, 313
Blut 9f., 29ff., 49, 55, 64ff., 71ff., 76, 82, 86, 93ff., 101, 104ff., 110f., 117, 119, 123ff., 131, 133, 138, 176f., 180, 185, 187, 189ff., 197, 200, 203ff., 209, 222, 227f., 234, 236ff., 241,

243ff., 254f., 260, 263, 275, 284, 296f., 301, 303, 307, 314ff., 320, 324, 328
Blutdruck 49, 191, 197, 234, 315
Blutgerinnsel 133
Blutstagnation 316
Blutung 9f., 68, 78, 81f., 85, 94, 104f., 233, 259, 315
Brüste 5, 62, 72, 78, 104, 117, 119ff., 146, 235, 246, 275
Brusterkrankung 125, 127
Brustkrebs 8, 12, 16, 117ff., 123, 127f., 132f., 135, 137f., 146f., 314f.
Brustwarzen 200
Buddhismus 129, 131, 264f., 286

C
Chemotherapie 127ff., 133ff.
China 9ff., 25, 27, 33, 41, 43ff., 51, 61, 64, 75f., 86, 89, 91, 97, 104, 119ff., 127, 129, 131, 151f., 157f., 170f., 186, 192, 196, 234, 236ff., 249, 265ff., 293, 303, 315, 330
Chongmai (Durchdringungsgefäß) 65, 117f., 124f.
Congee (Süße Reisspeise) 54, 66f., 95, 237, 340

D
Dan Tian 140f., 211
Darm 9, 30, 32, 72, 132ff., 182, 199, 204, 205, 208, 234ff., 307
Datteln 66f., 241
Depression 15, 46, 243, 276, 295, 328
Diät 90, 301
Dickdarm 30, 32, 72, 208, 236
Dong Quai 200, 244
Drei Schätze 39f., 93, 97, 146, 263, 306, 324, 329
Drogen 154
Dünndarm 9, 30, 32, 205
Diarrhö/Durchfall 94, 104, 198

E

Ernährung 40, 42f., 49f., 52, 54, 68, 86, 93, 107, 111, 113, 123, 135f., 176, 192f., 227, 229, 301
Erschöpfung 46, 124, 154, 176, 193, 237, 293
Essenz 39, 64, 86, 93, 105f., 111, 136, 151ff., 175f., 185, 189, 202, 204, 208, 228f., 237, 241ff., 255, 260, 263, 274, 297f., 301, 303, 306, 315, 320

F

Familie 7, 9f., 61, 68f., 75, 77, 81, 86, 90, 99, 103, 112, 122, 125, 128f., 134, 159, 171, 181, 183, 190f., 221, 230, 234, 237f., 242, 252, 260, 268, 272, 285, 295, 299, 333
Fehlgeburt 183, 184, 186, 203, 233, 248
Fertigarznei 51, 68, 76, 104f.
Fertigarzneimittel 51, 104
Fette Speisen 123, 136
Feuer 23, 33ff., 40f., 151ff.
Fisch 52, 95, 113, 135, 176, 191, 195, 205, 243, 264, 302
Fleisch 52, 54, 61, 78, 94f., 113, 123, 135, 207, 239ff., 289, 299, 302
Freunde 7, 47f., 61, 75, 90, 161, 181, 183, 221, 237, 242, 267, 272f., 285, 332
Früchte 51f., 66f., 176, 197, 243, 245, 302, 306
Frühstück 54, 242f., 302
Frust 72, 76, 111, 140, 146, 227, 303
Fu Qing Zhu Nu Ke 64
Fu-Organe 30, 65, 117
Fünf Phasen 33ff.

G

Galle 9, 30, 32
Gallenblase 72, 202
Gebärmutter (siehe auch Uterus) 68, 72f., 78, 82, 86, 94, 96, 103, 105, 111, 117, 125f., 177, 179f., 185, 227, 233, 315
Geburt 7, 14, 16, 24, 63, 71, 86, 99, 126, 159, 175f., 183ff.,

202f., 209, 213ff., 227, 229, 230, 233ff., 248, 251ff., 259f., 269, 298, 301, 306, 328
Gefrorene Speisen 176, 193
Gefühle 14f., 39, 42ff., 72ff., 77ff., 84, 95, 106, 111ff., 118ff., 129, 138, 146, 154, 158, 163f., 166ff., 176, 178ff., 184, 186, 189, 219, 221, 227f., 252f., 263, 265f., 270, 272ff., 287, 290, 303, 322, 327ff.
Gelenkschmerzen 202, 244
Gemüse 52, 54, 95, 113, 176, 184, 191, 196f., 240, 243f., 299, 302
Geschlechtsverkehr 73, 114, 151, 153f., 160, 168, 198, 203, 229, 238, 319
Gewicht 5, 13, 23ff.,28ff., 36ff., 49, 51, 54ff., 65, 68, 71f., 76f., 86, 89f., 96, 105, 109ff., 118, 123, 127, 129f., 137, 139ff., 151, 153, 168, 171, 176f., 187, 189ff., 228, 239, 254f., 260, 264, 266, 283, 297, 300, 301, 303ff., 313f., 321f., 328
Gewürzte Speisen 94, 302
Gleichgewicht 5, 13, 23ff., 28, 31, 33, 36ff., 65, 68, 71ff., 87, 105, 109ff., 118, 123, 127, 129f., 137, 139, 151, 153, 168, 171, 176f., 187, 228, 239, 254f., 260, 264, 283, 300ff., 313f., 321f., 328
Goldener Monat 7, 16, 236, 238, 240

H

Haare 74, 96, 205, 207f., 236, 238, 248, 269, 297f.
Harmonie 13, 22, 29, 36, 40, 42f., 49f., 56f., 71, 97, 112, 122, 139, 145, 218, 241, 267, 321, 324, 328
He Gu (Akupunkturpunkt) 222, 225
Heilung 15, 128, 131f., 138f., 144ff., 170, 186, 238, 254, 282, 288, 323ff.
Heißhunger 55, 68, 94f., 117, 203, 328
Herz 5, 8, 11, 12, 30, 32, 35f., 44, 54, 57, 73, 77, 144, 166, 167, 181, 185, 192, 199, 203f., 218f., 233, 243f., 251ff., 263, 272, 282f., 286ff., 297, 300, 314f., 320, 325, 329

Herzbeschwerden 73, 272
Herzgespannkraut 243f.
Himmlisches Wasser 7, 64, 71, 74, 76f., 86, 89f., 93, 96, 111, 119, 176f., 180, 260, 320
Hitze 23, 36, 40f., 52, 66f., 106, 123, 195f., 203, 239, 244f., 293, 296, 299, 301f., 315f.
Hitzewellen 36, 293, 296, 299, 302, 315f.
Holz 33ff., 54, 294
Honig 193f., 197, 340
Hormone 317
Hormonersatztherapie 314ff.
Huangdi Nei Jing (Buch des Gelben Kreises) 63
Huhn 244

I
Ingwer 52, 66f., 106, 193ff., 241f., 245, 340
Inkontinenz 313
Innere Intelligenz 215

J
Jing (Akupunkturpunkt) 21, 44, 51, 63f., 93, 97, 106, 147, 169, 222, 224, 237, 259, 263, 320, 324, 329
Jing (Essenz) 39, 93, 136, 175
Jong Quan (Akupunkturpunkt) 108, 200, 222, 227, 307

K
Kaiserschnitt 233, 236, 237
Kälte 23, 40, 41, 54, 68, 93, 203, 236, 238, 239, 242ff., 255, 302
Kalte Getränke 193, 238, 241
Kalte Speisen 68, 238, 244, 302
Karma 131
Knochen 32, 195f., 203, 208f., 225, 233, 244, 279, 297f., 302
Koffein 95

Konfuzianismus 122, 158, 170, 265
Konfuzius 43, 158, 266
Kopfschmerz 31
Krankheit 15, 30, 45f., 57, 82, 98, 127ff., 144ff., 194, 236, 293ff., 325
Kräuter 10, 12, 50f., 62, 96, 103f., 111f., 127, 134, 181, 200, 243f., 248, 316
Kräutermedizin 10, 50f., 104, 111, 127
Krebs 8, 11f., 16, 85, 117ff., 123, 127ff., 132ff., 146f., 262, 314ff.

L
Lebensmittel 22, 42, 49ff., 61, 78, 93f., 112f., 123f., 135f., 203, 229, 233, 235, 238ff., 302
Lebenszyklus 13, 65, 213, 306, 327, 330
Leber 9, 29ff., 35f., 44f., 51f., 55, 66, 71ff., 85f., 93ff., 104ff., 109ff., 117ff., 123, 126f., 129, 136f., 177, 186, 198, 200, 202, 208, 227, 241, 243, 246, 275, 296, 302, 315f., 328
Leber-Meridian 73, 94, 117, 202
Leber-Qi 31, 45, 66, 71ff., 85f., 94, 104ff., 109f., 118, 123, 126f., 136, 177, 198, 200, 208, 246, 296, 316
Longan-Früchte 66f., 176, 197, 243, 302
Loslassen 5, 184, 186, 188, 213, 215, 217, 219ff., 254, 278, 282, 288, 329
Lungen 7, 9, 11, 23, 27, 30ff., 35f., 44, 52, 54, 68f., 77, 105, 111, 118, 127, 140f., 177, 191, 203, 206ff., 213, 228, 238, 249, 253ff., 266, 282, 283, 286f., 290, 300ff., 313f., 316, 321
Lungen-Qi 44, 206

M
Magen 30, 32, 45, 72, 117f., 123, 136, 185, 193, 198, 206, 229, 236, 244, 248, 278f., 301, 304
Magen-Meridian 117, 206
Magen-Qi 45, 118, 193

Mao Tsetung 53
Massage 111f., 168, 242
Meditation 43, 97, 101, 111, 113, 137, 138, 168, 170, 178, 199, 218, 220, 247f., 277, 280, 286f.
Medizin 3, 7ff., 21f., 26ff., 36, 39ff., 46, 49ff., 54, 56, 71, 85f., 98f., 104, 106, 111f., 127f., 145, 151, 169f., 175, 177, 201ff., 214, 254, 259, 265, 297, 300f., 315, 322, 327, 330, 332, 337
Menopause 7, 14ff., 125, 259f., 264, 293f., 300
Menstruationsprobleme 45
Meridiane 12, 28ff., 65, 72, 109, 117, 307
Metall 33ff.
Milchprodukte 78, 124, 136, 176, 198f., 302
Milz 30, 32, 35f., 44, 49, 52, 55, 66, 68, 72, 77, 93ff., 104, 109f., 119, 123ff., 136f., 177, 185, 198, 206, 208, 229, 242ff., 260, 296f., 301ff., 307, 315
Milz-Meridian 206
Milz-Qi 44, 55, 93f., 104, 110, 124, 127, 136, 208, 242f., 297, 315
Mitgefühl 35, 47, 101, 131, 136, 139, 188, 218ff., 253, 264f., 275, 282, 286, 323
Mond 17, 22f., 141, 201ff.
Morgendliche Übelkeit 195, 201
Müdigkeit 25, 55, 124
Muskelkrämpfe 68
Mutterschaft 83
Myome 73, 78f., 82, 105

N

Nährstoffe 94, 134, 136, 243, 301
Nahrungsmittel 49, 51ff., 65, 68, 95, 176, 297
Nässe 40f., 49, 93f., 109, 124, 196, 248, 302, 304
Nei Guan (Akupunkturpunkt) 110
Nieren 29ff., 35f., 39, 44, 49ff., 64f., 72, 76, 86ff., 93, 95, 105ff., 117f., 125f., 136f., 153, 175ff., 180, 186, 195, 198,

200, 204f., 208, 227ff., 235, 237, 242ff., 261, 266, 269f., 275, 295, 297ff., 313, 315ff., 321, 323, 329
Nieren-Essenz 86, 136, 176, 228f., 242
Nieren-Meridian 117, 208
Nieren-Qi 36, 86f., 105f., 195

O
Ödeme 49, 197f., 201
Organsysteme 30f., 44, 50f., 54, 56, 297, 301f., 321
Orgasmus 151ff., 160, 163, 319

P
Pille 7, 51, 81, 85f., 328
Prämenstruelles Syndrom (PMS) 71, 77, 86, 227
Progesteron 78, 314
Prostatadrüse 152
Psychotherapie 47
Pubertät 16, 61, 329

Q
Qi 8, 12, 15, 26ff., 41ff.,50f., 55f., 63ff., 85ff., 93ff., 109ff., 117ff., 136ff., 146f., 175ff., 185f., 189, 193ff., 219ff., 228, 236, 241ff., 254f., 260ff., 275ff., 282, 296f., 301ff., 315ff., 324, 328f.
Qi Gong 97, 98, 100, 101, 111, 113, 124, 137, 139, 146, 303

R
Reizbarkeit 71f., 105, 109, 252, 272, 293, 296, 303
Renmai (Konzeptionsgefäß) 65, 169
Rohkost/Rohe Speisen 94, 301
Rückenschmerzen 72, 87, 106, 198, 242
Rupi 127
Ruyan 127, 146

S

Salz 49, 95, 113, 198, 235f.
SanYin Jiao (Akupunkturpunkt) 109, 198, 222ff., 307
Schlaflosigkeit 36, 243, 293f., 315
Schlafprobleme 133
Schmerzen 11f., 36, 41, 48f., 71ff., 80ff., 93ff., 99, 101, 104, 106, 109, 117ff., 127, 133, 139, 198, 202, 213, 216, 220, 222, 226, 234, 237f., 240ff., 262, 270f., 275, 303f.
Schokolade 95, 123, 136
Schokoladenzyste 98
Schönheit 89, 269, 275
Schwangerschaft 7, 16, 71, 86, 126, 182f., 186, 188ff., 217, 222, 227f., 306, 329
Schwitzen 22, 25, 96, 241, 244, 293, 296, 315, 328
Selbst 5, 13ff., 25, 27, 29, 39f., 43, 46ff., 54ff., 62, 68, 74f., 78ff., 84, 89, 90ff., 97ff., 105f., 111f., 118, 127, 131ff., 144f., 154, 160ff., 177ff., 183, 185ff., 192, 197, 201, 214ff., 221, 228.ff, 240, 249, 251f., 254ff., 260ff., 274, 276, 280ff., 288ff., 295, 299ff., 306f., 313ff., 321ff.
Selbsthilfe 5, 78, 93, 95, 97, 99, 101, 103, 105ff., 127, 133f., 203, 205, 207, 209, 211, 240, 249, 254, 299, 306, 313, 321
Selbstmassage 111f.
Sex 5, 14, 151ff., 313, 318ff.,
Sexualität 14, 16, 158ff., 320
Sexualleben 13f., 48f., 56, 157, 160, 164, 166, 168, 171, 299, 318, 327, 328
Sexuelle Identität 163, 171
Shen (Geist) 329
Spirituelle Reise 138, 320, 328
Sport 13, 40, 49, 55, 68, 78, 90, 93, 96, 100, 113, 124, 137, 176, 181, 207, 238, 246, 272, 298f., 303
Stillen 10, 45, 154, 200, 235, 245f.
Stress 42, 44, 76ff., 95, 99f., 103, 106, 120, 123, 146, 176ff., 192f., 216ff., 237, 248, 265, 295ff., 313f., 333

Stretching 198, 246, 303f.
Süßigkeiten 94, 136

T
Tagebuch 74, 80, 113
Tai Chi 97ff., 111, 113, 124, 257, 303ff.
Taoismus 122, 168, 265, 304
Tonglen 218ff.
Traditionelle Chinesische Medizin (TCM) 3, 10ff., 22ff., 29, 36, 43ff., 49ff., 85, 100, 111f., 127f., 145, 176, 200, 242, 248, 265, 297, 300, 302, 316, 321, 327, 328, 330, 332f.
Trauer 23, 35, 44, 47, 74, 77, 182, 270, 322
Trockenheit 36, 40f.
Tuina 12, 36, 41, 45, 85, 96, 127

U
Übelkeit 62, 68, 93, 104, 136, 193, 195, 201
Unfruchtbarkeit 11f., 73, 86, 117, 175, 227, 328
Ungleichgewicht 23, 25, 31, 36, 40, 43f., 51, 55, 68, 72, 77, 111, 127, 129, 300, 314, 328
Uterus 64, 179, 181, 224, 227, 235, 238, 242f., 260, 263

V
Vagina 64, 169, 233, 236, 247, 313, 319
Veränderung 33, 65, 81, 129, 132, 248, 254, 260, 269f., 275, 278f., 305
Vergeben 74, 282, 284ff., 322
Verhütungsmittel 85
Versöhnlichkeit 282f., 286, 288, 291
Verstopfung 25, 72, 197, 236, 244
Visualisieren 216f., 278f., 287

W
Wehen 5, 99, 213ff., 325
Westliche Medizin 16, 177, 203, 205, 207, 209, 211

Wu Ji Bai FengWan (Fertigarznei) 68, 76, 104
Wut 45, 72, 76, 79, 102, 111, 165, 209, 227f., 262, 270, 276, 297, 322, 325, 327

X
XiaoYaoWan (Kräutermedizin) 104, 200

Y
Yang-Kanal 169
Yi Mu Cao (Herzgespannkraut) 103f., 243f.
Yin undYang 12, 15, 23ff., 30, 56, 127, 129f., 151, 168, 170f., 219, 273f., 283, 291, 301, 316, 328
Yin-Kanal 169
Yoga 25, 78, 100, 139, 295, 299, 303

Z
Zähne 195, 205, 209, 234, 236, 279, 298
Zang-Fu-Organe 65
Zang-Organe 30
Zorn 22, 35, 47, 72, 101, 127, 146, 261, 275f., 280ff., 286, 296, 303
Zu San Li (Akupunkturpunkt) 110, 307
Zweiter Frühling 6, 7, 16, 259, 306
Zyste 98, 100, 132